Heidelberger Taschenbücher Band 42

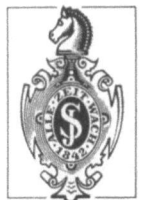

W. Fuhrmann   F. Vogel

Genetische Familienberatung

Ein Leitfaden für Studenten und Ärzte

Dritte, neubearbeitete Auflage

Mit 46 Abbildungen

Springer-Verlag
Berlin Heidelberg New York 1982

Professor Dr. Walter Fuhrmann
Institut für Humangenetik
Am Schlangenzahl 29, 6300 Gießen

Professor Dr. Friedrich Vogel
Institut für Antropologie und Humangenetik
der Universität Heidelberg
Im Neuenheimer Feld 328, 6900 Heidelberg

ISBN-13: 978-3-540-11061-3 e-ISBN-13: 978-3-642-86817-7
DOI: 10.1007/ 978-3-642-86817-7

NE: Vogel, Friedrich:; GT

Das Werk ist urheberrechtlich geschützt. Die dadurch begründeten Rechte, insbesondere die der Übersetzung, des Nachdruckes, der Entnahme von Abbildungen, der Funksendung, der Wiedergabe auf photomechanischem oder ähnlichem Wege und der Speicherung in Datenverarbeitungsanlagen bleiben, auch bei nur auszugsweiser Verwertung vorbehalten. Die Vergütungsansprüche des § 54, Abs. 2 UrhG werden durch die „Verwertungsgesellschaft Wort", München, wahrgenommen.
© by Springer-Verlag Berlin · Heidelberg 1968, 1975, 1982.

Die Wiedergabe von Gebrauchsnamen, Handelsnamen, Warenbezeichnungen usw. in diesem Werk berechtigt auch ohne besondere Kennzeichnung nicht zu der Annahme, daß solche Namen im Sinne der Warenzeichen- und Markenschutz-Gesetzgebung als frei zu betrachten wären und daher von jedermann benutzt werden dürften.

Vorwort zur dritten Auflage

In der dritten Auflage wurde das Kapitel über pränatale Diagnostik, der Entwicklung und zunehmenden Bedeutung dieser Arbeitsrichtung entsprechend, neu geschrieben und erheblich erweitert. Es wurden hier eine ausführliche Darstellung der Alphafetoprotein-Diagnostik und kurze Darstellungen der Ultraschalldiagnostik morphologischer Defekte sowie der Fetoskopie und der Blutabnahme durch das Fetoskop hinzugefügt. Nach wie vor ist diese Darstellung aber nicht als „Arbeitsanweisung" für den Fachmann gedacht; sie dient zur Information des Arztes, der sich mit Problemen der genetischen Beratung befaßt. Außerdem fügten wir ein neues Kapitel über die Verwendung bedingter Wahrscheinlichkeiten (Bayes-Prinzip) für die genauere Berechnung von Risikoziffern hinzu; zwar gibt es in der täglichen Praxis wesentlich seltener Situationen, in welchen diese Methoden sinnvoll angewandt werden können, als manche Theoretiker glauben; trotzdem aber hat ihre Bedeutung zugenommen; vor allem für X-chromosomal rezessive Krankheiten. Dort erwägt man in einer zunehmenden Zahl von Fällen den Abbruch männlicher Schwangerschaften, wenn die Mutter ein Risiko hat, heterozygot zu sein. Dieses Risiko sollte man dann aber möglichst genau bestimmen, und dazu sollen die im neuen Kap. 7 gegebenen, detaillierten Beispiele helfen.

Auch das letzte Kapitel über psychologische und soziale Aspekte der genetischen Beratung wurde wesentlich erweitert; insbesondere haben wir das zweckmäßige Vorgehen bei Beratung und pränataler Diagnostik mehr ins einzelne gehend geschildert. In dem Maße, wie die Beratung zu einem Massenphänomen wird, steigt die Gefahr, daß mancher im Einzelfall die gebotene Sorgfalt im Umgang mit den ratsuchenden Familien außer Acht läßt. Das kann leicht dazu führen, daß die im Ganzen positive Einstellung der Öffentlichkeit ins Gegenteil umschlägt und genetische Beratung sowie pränatale Diagnostik in Mißkredit geraten.

Früher kamen die Ratsuchenden meist aus der oberen Mittelschicht. Sie hatten eine gute Schulbildung und oft eine akademische Ausbildung; sie sprachen gewissermaßen die gleiche Sprache, wie der Berater. Heute besuchen uns mehr und mehr auch Unterschicht-Familien. Das ist natürlich sehr erstrebenswert; werden doch gerade diese Familien besonders schwer durch behinderte Angehörige belastet. Es schafft jedoch zusätzliche Kommunikationsprobleme, die man sehr sorgfältig beachten sollte.

Die übrigen Kapitel wurden, dem Fortschritt der Wissenschaft und unserer eigenen Erfahrung entsprechend, gründlich überarbeitet. Ein Verzeichnis von Stellen, an denen in der Bundesrepublik Deutschland umfassende ärztlich-genetische Beratung angeboten wird, ist dem Ende dieses Buches beigefügt (Appendix).

Es ist uns ein Bedürfnis, allen denjenigen Kollegen zu danken, die uns durch ihre kritischen Bemerkungen geholfen haben, diese dritte deutsche Auflage zu bearbeiten.

Januar 1982   Die Verfasser

Aus dem Vorwort zur ersten Auflage

„Vorbeugen ist besser als heilen." Jeder Arzt hält dieses Sprichwort so selbstverständlich für richtig, daß es zum Gemeinplatz abgesunken ist. Und doch ist es oft nur ein Lippenbekenntnis für Sonntagsreden, während man sich in der täglichen Arbeit fast ausschließlich mit dem bereits Erkrankten befaßt. Trifft das schon für die ärztliche Betreuung des Einzelnen zu, so gilt es noch mehr für die Familie. Vielen Ärzten ist noch nicht zu Bewußtsein gekommen, daß man vielfach dem Auftreten einer schweren, ja unter Umständen lebenzerstörenden Krankheit vorbeugen kann, indem man verhindert, daß ein kranker Mensch gezeugt wird. Viele genetisch bedingte Anomalien und Krankheiten können auf Grund unserer genetischen Kenntnisse mit einer bestimmten Wahrscheinlichkeit vorausgesagt werden. Ja, mehr noch: Unseren Patienten ist vielfach bekannt, daß solche Voraussagen möglich sind. Sie wollen die Geburt kranker Kinder verhindern, und sie fragen uns gezielt danach. Noch geschieht das allerdings — auf die Tätigkeit des einzelnen Arztes bezogen — nicht so häufig, daß er gezwungen würde, sich mit dem Problem systematisch zu befassen. Steht er aber vor der Situation, so sucht er sich vielfach mühsam an Angelesenes zu erinnern. Nicht selten liegt das Studium so weit zurück, daß genetische Einzelheiten ihm längst entfallen sind, oder — bei unserer jungen Ärztegeneration ist das die Regel — Humangenetik kam während des Studiums nicht vor. Was ist die Folge? Der Arzt weiß selbst nicht genau, wie er raten soll. Entweder entschließt er sich zu einer nichtssagenden Antwort und schiebt so das Problem von sich ab, oder er erinnert sich an Allgemeinheiten von einer „erblichen Belastung" und gibt dann meist eine falsche Antwort. Aus Gesprächen mit vielen Kollegen wissen wir, daß sie dieses Problem erkennen und daß es sie beunruhigt. Doch reicht die Zeit nicht aus, um sich gründlich genug in die humangenetische Spezialliteratur einzulesen.

Hier möchte der vorliegende Leitfaden eine Lücke füllen. Wir haben uns bemüht, ihn so einfach und kurz wie möglich zu halten und uns auf das praktisch Wichtige und häufig Vorkommende zu beschränken. Insbesondere versuchten wir, auf die Verständnisschwierigkeiten einzugehen, die dem Arzt das genetische Denken oft bereitet, und häufig gemachten Fehlern vorzubeugen. In vielen Fällen wird der Arzt erkennen, daß ihm dieser Leitfaden nicht weiterhilft, weil die Situation zu kompliziert ist. Dann sollte er — lieber einmal zu häufig als zu selten — den Humangenetiker befragen.

Wir hoffen, daß dieser Leitfaden recht vielen Ärzten eine Hilfe sein wird — zum Wohle unserer Patienten und ihrer Familien.

Gießen, im Februar 1968	W. Fuhrmann
Heidelberg	F. Vogel

Inhaltsverzeichnis

1. Der Schein kann trügen 1
2. Das Aufnehmen des Familienbefundes 12
3. Autosomal-dominanter Erbgang 17
4. Neumutation und nichterbliche Fälle (Phänokopien und somatische Mutationen) 24
5. Autosomal-rezessiver Erbgang und Heterozygotentests 35
6. Geschlechtsgebundene Erbgänge. 47
7. Wie berücksichtigt man zusätzliche Information bei der Risiko-Berechnung? 53
8. Chromosomenaberrationen 74
   A. Down-Syndrom 77
   B. Andere, numerische und strukturelle Chromosomenaberrationen 91
   C. Wiederholte spontane Aborte 97
   D. Nomenklatur für die Beschreibung von Karyotypen 98
9. Mißbildungen ohne einfachen Erbgang. 99
10. Vorgeburtliche Diagnostik genetisch bedingter Erkrankungen 114
11. Andere Leiden ohne einfachen Erbgang 131
12. Schwachsinn und Geisteskrankheiten 139
    A. Schwachsinn. 139
    B. Geisteskrankheit 145
13. Das Risiko der Verwandtenehe 150
14. Exposition gegenüber mutagenen Noxen 158
15. Teratogene Wirkungen. 164
16. Psychologische und soziale Aspekte 170
Literatur 182
Appendix: Genetische Beratungsstellen in der Bundesrepublik Deutschland 189
Sachverzeichnis 191

1. Der Schein kann trügen

Im ersten Kapitel werden viele Probleme an einem praktischen Beispiel demonstriert. Dabei ließ es sich nicht ganz vermeiden, daß Begriffe und Vorstellungen verwendet wurden, die wir erst in den folgenden Kapiteln genauer ausgeführt und erklärt haben. Der Leser möge sich also nicht abschrecken lassen und das erste Kapitel nach beendetem Studium der übrigen noch einmal lesen. Für denjenigen Leser, dem die Grundbegriffe der Genetik ganz fehlen, empfiehlt es sich, die Lektüre bei Kapitel 2 zu beginnen und Kapitel 1 als letztes zu lesen.

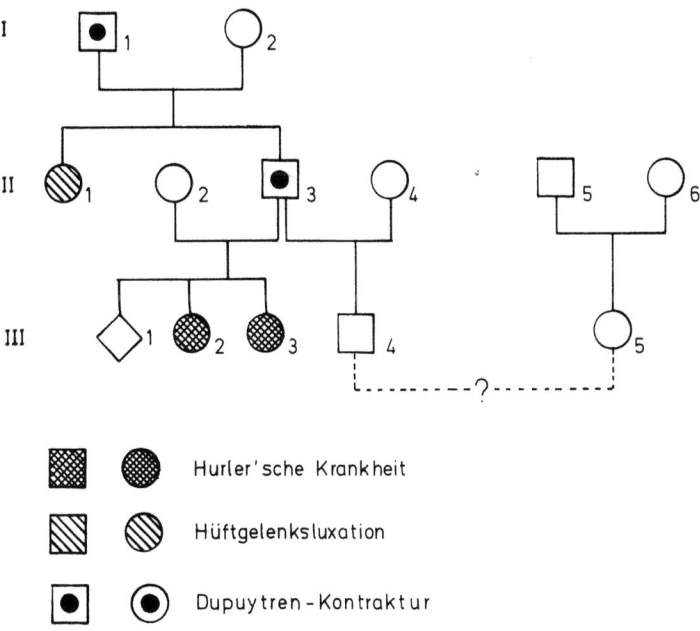

Abb. 1. Stammbaum von Fall 1. Für Einzelheiten vgl. den Text

Beispiel 1: Ein 25jähriger Akademiker erscheint zur Familienberatung. Er selbst war körperlich und geistig immer gesund und ist mit einem ebenfalls gesunden Mädchen aus angesehener Familie verlobt. Die Eltern des Mädchens, verantwortungsbewußte Menschen, interessieren sich für seine Angehörigen, und zu ihrem Schrecken tritt der in Abb. 1 gezeigte Stammbaum zutage: Zwei Halbschwestern des jungen Mannes leiden unter Hurlerscher Erkrankung; sie sind schwer behindert und entstellt. Vater und Großvater des Probanden zeigen eine Dupuytrensche Kontraktur der Hand, und zum Überfluß hat die Schwester des Vaters eine Hüftluxation.

Daß dem Vater des Mädchens nunmehr Bedenken gegen diese Heirat kamen, kann nicht überraschen; daß er sich entschloß, den Fachmann zu fragen, ist in dieser Situation eher als ein Zeichen der Besonnenheit zu werten. Es wurden also zwei verschiedene Medizinprofessoren befragt, die auf Grund ihrer Fachrichtung zuständig erschienen. Der eine antwortete, wegen der starken erblichen Belastung halte er diese Ehe für sehr bedenklich, der andere sagte: die Hurlersche Erkrankung gehört zur Gruppe der generalisierten Dysostosen. Für diese Krankheitsgruppe ist jedoch ein sehr hoher Einfluß der Erblichkeit bekannt; daher muß man von der Ehe abraten.

Infolge dieser Auskünfte übten die Eltern nun einen massiven Druck auf die Tochter aus, sie solle sich von ihrem Verlobten trennen. Dieser Familienkonflikt führte zu einem Suicid-Versuch des Mädchen, der zum Glück mißlang. Nun fand der junge Mann den Weg zur genetischen Familienberatung. In eingehender Aussprache konnte er davon überzeugt werden, daß gegen diese Verbindung aus genetischer Sicht keinerlei ernste Bedenken bestehen; dasselbe Ergebnis konnte man mit gutem Gewissen auch den Eltern des Mädchens mitteilen. *Kinder aus dieser Verbindung haben kein dem Bevölkerungsdurchschnitt gegenüber nennenswert erhöhtes Risiko, an einem schweren Erbleiden zu erkranken.*

Dieses Ergebnis überrascht auf den ersten Blick. Um es zu verstehen, muß man den Stammbaum (Abb. 1) genauer betrachten.

1. Am schwersten wiegt die Hurlersche Erkrankung. Wenn Kinder aus der fraglichen Verbindung ein reelles Risiko hätten, diese Erkrankung zu bekommen, so wäre das ein Grund, von der Heirat abzuraten. Die Frage erhebt sich also: Wie groß ist das Risiko, daß ein Kind aus dieser Ehe eine Hurlersche Erkrankung bekommen wird? Um diese Frage beantworten zu können, muß man den Erbgang kennen. Er ist autosomalrezessiv. Die Erkrankung zeigt uns also, daß die Patientinnen reinerbig (homozygot) für das betreffende Allel sind. Sie müssen das krankhafte Gen in zwei homologen Chromosomen tragen. Von diesen homologen Chromosomen kommt eines von der Mutter (Abb. 1, II, 2), das andere vom Vater (II, 3) (Kap. 5). Beide Eltern tragen demnach das krankhafte

Gen; da sie beide von der Erbkrankheit frei sind, kann man schließen, daß sie dieses Gen jeder nur in einfacher Dosis besitzen, also heterozygot sind. Jedes Kind aus dieser Verbindung hat deshalb das Risiko $1/4$, homozygot krank zu sein, das Risiko $1/2$, gesund, aber heterozygot zu sein, und die Chance $1/4$, homozygot für das normale Allel zu sein.

Betrachten wir daraufhin den jungen Mann, der heiraten möchte! Zunächst einmal ist er offensichtlich frei von dem Erbleiden; er kann also nicht homozygot für das krankhafte Gen sein. Dazu kommt, daß er nur der Halbbruder der erkrankten Mädchen ist; er hat eine andere Mutter. Sein Vater muß heterozygot sein, seine Mutter ist es höchstwahrscheinlich nicht; denn das Gen ist sehr selten. Da er vom Vater nur eines der beiden homologen Chromosomen erhalten haben kann, von denen das eine das krankhafte Gen trägt, hat er das Risiko $1/2$, dieses Gen zu besitzen und damit heterozygot zu sein.

Betrachten wir nun die Braut! Sie entstammt, soweit wir sehen, einer gesunden Familie. Mit ihrem Verlobten ist sie nicht verwandt. Aus ihrer Ehe könnten nur dann Kinder mit Hurlerscher Erkrankung hervorgehen, wenn sie selbst heterozygot für diese Krankheit wäre. Da alle speziellen Hinweise in dieser Richtung fehlen, ist das Risiko dafür nicht größer, als für jeden anderen Menschen in der Durchschnittsbevölkerung. Es läßt sich errechnen, wenn man die Merkmalshäufigkeit in der Durchschnittsbevölkerung kennt.

Für das Verständnis des Folgenden sei auf die Diskussion des HARDY-WEINBERG-Gesetzes und des Begriffes der Genhäufigkeit in Kap. 5 verwiesen.

Schätzen wir die Häufigkeit der Erkrankten auf 1 : 100 000, so ergibt das für die Genhäufigkeit: $q = \sqrt{10^{-5}} = 0{,}00317$, und für die Heterozygotenhäufigkeit: $2pq = 0{,}00634$, oder ca. 6 auf 1000. Wir wollen jetzt die Wahrscheinlichkeit errechnen, daß beide Partner heterozygot sind. Sie errechnet sich wie folgt:

0,5 (für den jungen Mann) × 0,006 (für das junge Mädchen) ≈ 0,003, oder ca. 3 auf 1000, daß beide heterozygot sind. Träfe dies zu, so hätte jedes Kind die Wahrscheinlichkeit $1/4$, zu erkranken. Wie schon gesagt, handelt es sich hier nur um eine grobe Überschlagsrechnung; um genauer rechnen zu können, brauchte man Angaben über die Genhäufigkeit, die nicht nur auf Schätzung beruhten. Immerhin zeigt uns schon diese Überschlagsrechnung eines: Das Erkrankungsrisiko für die Kinder ist außerordentlich gering — so gering, daß es nicht gerechtfertigt ist, deshalb von einer Heirat abzuraten. Insbesondere muß man ja berücksichtigen, daß jedes ungeborene Kind ein Risiko von ca. 2–3% hat, eine angeborene Mißbildung oder Erbkrankheit aufzuweisen. Im Vergleich zu dieser allgemeineren Gefahr, die jeder Mensch eingeht, wenn er Kinder zeugt, ist die spezielle Gefahr in unserer potentiellen Familie nicht merkbar erhöht.

2. Nun ist aber die Hurlersche Erkrankung nicht die einzige erbliche Anomalie in dieser Familie. Außerdem haben Vater und Großvater des jungen Mannes noch eine Dupuytrensche Kontraktur an den Händen. Die Dupuytrensche Kontraktur ist nach allen Erfahrungen autosomal-dominant erblich. Das krankhafte Gen manifestiert sich also schon in heterozygotem Zustand und wird an die Hälfte der Kinder weitergegeben (Kap. 3). Die Manifestation ist jedoch nicht bei allen Merkmalsträgern gleich stark; die „Expressivität" schwankt. Darüber hinaus tritt die Anomalie in der Regel meist in mittlerem oder fortgeschrittenem Lebensalter in Erscheinung, und auch dann nicht immer: Die Penetranz ist unvollständig. Sie zeigt eine gewisse, relative Geschlechtsbegrenzung; Männer werden häufiger befallen als Frauen.

Wendet man diese Erkenntnisse auf unseren Fall an, so ergibt sich: Der junge Mann hat die Anomalie noch nicht. Er ist aber auch noch nicht im gefährdeten Alter. Da Vater und Großvater Merkmalsträger sind, hat der Sohn ein Risiko von 50%, die Anomalie ebenfalls früher oder später zu entwickeln. Bekommt er sie, so wissen wir, daß er heterozygot ist und das Gen an durchschnittlich 50% seiner Kinder weitergibt; die Söhne, die es erhalten, werden dann irgendwann einmal als ältere Männer eine Dupuytrensche Kontraktur bekommen; die Töchter haben selbst dann eine gewisse Chance davonzukommen.

Insgesamt also, und solange wir noch nicht wissen, ob der junge Mann selbst Genträger ist, berechnet sich für jeden Sohn eine Erkrankungschance von $1/2 \times 1/2 = 1/4$, für jede Tochter das Risiko $1/2 \times 1/2 \times m = 1/4 \times m$. Dabei ist m die Manifestationswahrscheinlichkeit bei Frauen. Insgesamt ist die Aussicht für die Töchter also noch günstiger als $1/4$.

Immerhin — eine Erkrankungschance von $1/4$ ist nicht vernachlässigenswert gering; sie ist im Gegenteil sogar ziemlich erheblich. Reicht sie nicht aus, um von der Ehe oder wenigstens von Kindern abzuraten?

Handelte es sich um ein wirklich schwerwiegendes Leiden, so würden wir nicht zögern, diese Frage mit „ja" zu beantworten. Nun ist aber die Dupuytrensche Kontraktur eine, wenn auch für den Träger behindernde, so doch nicht schwerwiegende Anomalie, die sich außerdem chirurgisch gut korrigieren läßt. Man kann ein hohes Alter erreichen, ohne daß sie Leistungsfähigkeit und Lebensfreude irgendwie wesentlich beeinträchtigt.

Man wird die Ratsuchenden also auf die Möglichkeit hinweisen, daß diese Anomalie bei ihren Kindern auftreten könnte, wird aber gleichzeitig die relative Harmlosigkeit und die Therapiemöglichkeiten diskutieren. Die meisten Menschen werden dann wohl der Meinung sein, dies sei kein ausreichender Grund, auf Kinder zu verzichten.

3. Es bleibt übrig die Hüftluxation bei der Tante unseres jungen Mannes. Sie ist, soweit wir wissen, der einzige Fall mit dieser Anomalie in ihrer Familie, und das ist auch die übliche Situation. Für die Hüftluxation haben nämlich Untersuchungen an großen Serien folgendes ergeben:

An der Ausbildung dieser Anomalie ist zwar eine genetische Komponente beteiligt; sie liegt wahrscheinlich unter anderem in einer etwas flacheren Ausbildung der Gelenkpfanne und in einer Schlaffheit der Gelenkkapsel. Diese genetische Komponente ist jedoch keineswegs ausschließlich wichtig. Das zeigen Zwillingsuntersuchungen. Wenn eine Anomalie ausschließlich genetisch determiniert ist, so erwartet man in der Regel, daß eineiige Zwillinge (EZ) sich immer übereinstimmend (konkordant) verhalten. EZ sind nämlich aus der Befruchtung einer Eizelle durch ein Spermium hervorgegangen und deshalb erbgleich.

Tabelle 1. Häufigkeit der Hüftluxation bei ein- und zweieiigen Zwillingen (Nach IDELBERGER, 1951)

EZ	n	davon konkordant	%	Häufigkeit der Doppelseitigkeit des Leidens
EZ	29	12	41,4%	41%
ZZ	109	3	2,8%	

Tabelle 1 zeigt gesammelte Zwillingsdaten (auslesefreie Serien) für Hüftluxation. Die Konkordanz bei EZ ist deutlich höher als bei zweieiigen Zwillingen (ZZ), was auf genetische Faktoren hindeutet; die Konkordanz ist aber keineswegs vollständig. Für die Manifestation einer Hüftluxation sind demnach auch nichtgenetische Faktoren maßgebend.

Außerdem gehört die Hüftluxation zu derjenigen Gruppe häufiger Mißbildungen, für die ein einfacher Erbgang nicht nachweisbar (und auch aus anderen Erwägungen nicht zu erwarten) ist. Deshalb kann man die Erwartungswerte für die Belastung der verschiedenen Verwandtschaftsgrade auch nicht aus theoretischen Aufspaltungsziffern ableiten, sondern man muß sie empirisch ermitteln. Es liegen Untersuchungsreihen vor, aus denen abzuleiten ist, wie häufig eine Hüftluxation bei den verschiedenen Kategorien der Verwandten von auslesefrei gewonnenen Probanden mit der gleichen Anomalie aufgetreten ist. Auf Grund dieser Angaben ist eine „empirische Erbprognose" möglich. Tabelle 2 gibt einen Überblick über derartige Untersuchungen.

Nun zurück zu unserer Familie! Wonach wir gefragt haben, das ist die empirische Erbprognoseziffer für die zukünftigen Großneffen und -nichten der Patientin. Wie uns ein Blick auf Tabelle 2 zeigt, sind soweit entfernte Verwandtschaftsgrade darin nur in kleiner Zahl enthalten. Aber selbst nähere Verwandte haben nur ein relativ geringes Risiko, die Anomalie zu zeigen. Wir gelangen zu dem Schluß: Das Risiko, ein Kind mit Hüftluxation zu bekommen, ist für die geplante Verbindung wenn überhaupt, dann nur ganz unwesentlich gegenüber dem Bevölkerungsdurchschnitt erhöht. Es besteht aus diesem Grunde kein Anlaß, von der Ehe abzuraten.

Tabelle 2. Empirische Erbprognose bei der angeborenen Hüftluxation (Nach CARTER, 1964; Daten aus zwei Serien zusammengezogen), vgl. auch Kap. 9

Probanden, Zahl und Geschlecht	Brüder	Schwestern	Söhne	Töchter	Onkel
♂, 37	0/25 0%	2/29 6,89%	0/3 0%	0/7 0%	0/84 0%
♀, 219	1/177 0,56%	11/176 6,25%	0/48 0%	5/45 11,11%	1/445 0,22%

Probanden, Zahl und Geschlecht	Tanten	Neffen	Nichten	Vettern	Kusinen
♂, 37	0/91 0%	0/16 0%	0/13 7,59%	0/89 0%	0/94 0%
♀, 219	0/81 0%	2/100 2%	0/601 0%	2/614 0,33%	

Wir fassen das Ergebnis unserer Analyse dieses Stammbaumes (Abb. 1) noch einmal zusammen: *Die einzige ins Gewicht fallende „Gefahr" für die Kinder ist das Auftreten einer Dupuytrenschen Kontraktur in höherem Lebensalter.* Diese Gefahr ist wahrhaftig kein Grund, von einer Ehe abzuraten und damit ein intelligentes junges Mädchen zu einem Suicid-Versuch zu treiben, — der ja auch hätte gelingen können!

Welche allgemeinen Schlußfolgerungen für die genetische Familienberatung können wir aus dieser Beobachtung ableiten? Am wichtigsten sind die folgenden:

1. Es sind noch nicht sehr viele Menschen, die, bevor sie eine Ehe eingehen, eine genetische Familienberatung wünschen. Die relativ weni-

gen aber, die kommen, sind in der Regel besonders verantwortungsbewußt. Die Entscheidungen, die sie auf Grund unseres Rates zu treffen haben, sind grundlegend für ihren ganzen Lebensweg. Lebenserfüllung und Glück hängen an dieser Entscheidung.

Daraus ergibt sich für uns: *Diese Menschen haben das Recht, nach dem neuesten Stand unseres Wissens so richtig wie möglich beraten zu werden.*

2. Man kommt nicht damit aus, auf Grund einer Anhäufung irgendwelcher Anomalien in einer Familie eine „erbliche Belastung" festzustellen. Ein wichtiger Grundsatz der genetischen Familienberatung ist vielmehr: *Es gibt keine allgemeine erbliche Belastung, sondern nur spezifische Belastungen.*

In einem derartigen Fall muß man also zunächst einen Stammbaum aufstellen, in dem man die einzelnen, *gesunden und kranken* Familienmitglieder einträgt. Wie man das im einzelnen macht, soll weiter unten besprochen werden. Dann wird der Stammbaum nach den Kenntnissen der speziellen Erbpathologie ausgewertet. Wenn er Träger verschiedener Anomalien enthält, so ist als wichtigstes zu prüfen, ob diese Anomalien irgendeinen genetischen Zusammenhang miteinander haben, oder ob sie nur zufällig in dieser einen Familie zusammen vorkommen. Selbstverständlich kann man das nicht auf Grund des einen zur Untersuchung kommenden Stammbaumes unterscheiden. Wichtig ist, ob in der Literatur überzeugende statistische Hinweise für eine überzufällige Häufung der Anomalien in den gleichen Familien — oder gar bei den gleichen Menschen — vorliegen. Ein negatives Beispiel ist der hier diskutierte Stammbaum (Abb. 1): Für eine durch Zufall nicht erklärbare Häufung von Hurlerscher Erkrankung, Dupuytrenscher Kontraktur und Hüftluxation in den gleichen Familien gibt es keine Hinweise.

Ein Gegenbeispiel wäre der Formenkreis der atopischen Erkrankungen: Die atopische Dermatitis, das Asthma bronchiale und der Heuschnupfen kommen deutlich überzufällig gehäuft in den gleichen Familien vor. Man kann sie auch beim gleichen Patienten oft nebeneinander oder abwechselnd beobachten.

Ähnliches Aussehen oder gemeinsame Klassifikation in irgendeinem nosologischen Schema allein dagegen kann die Annahme einer gemeinsamen genetischen Grundlage nicht begründen. So ist das Auftreten isolierter Gaumenspalten in manchen Familien genetisch anders zu bewerten, als das häufigere familiäre Vorkommen der Kombination Lippen-Kiefer- und Gaumenspalte. Im allgemeinen gilt das, wenn auch in letzteren Familien gelegentlich Patienten auftreten, die nur die Gaumenspalte aufweisen (vgl. Kap. 9.).

3. *Wichtigste Voraussetzung einer jeden Beratung ist eine exakte Diagnose,* insbesondere ein Abgrenzung gegenüber phänotypisch ähnlichen Krankheitsbildern.

Ursprünglich hatte man die Hurlersche Erkrankung als Krankheitseinheit angesehen. Inzwischen hat man gelernt, daß in der Gruppe der Mukopolysaccharidosen mindestens ein Dutzend verschiedene Typen enthalten sind. Die Bezeichnung „Hurlersche Erkrankung" wurde für den autosomal-rezessiv erblichen Typ I beibehalten. Tabelle 3 gibt die wichtigsten Unterscheidungsmerkmale der verschiedenen Typen. Besonders wichtig ist die Unterscheidung der Hurlerschen Erkrankung von dem X-chromosomal-rezessiven Typ II (Hunter).

Wären die beiden Patienten in Abb. 1 Jungen und keine Mädchen, so müßte man diesen Typ ins Auge fassen. Auf Grund der Symptomatik ist eine Trennung der beiden Typen mit einer gewissen Wahrscheinlichkeit möglich; die Entscheidung bringt jedoch ein Nachweis des Enzymdefektes in der Fibroblasten-Kultur. Käme man zu dem Ergebnis, daß der Typ Hunter vorliegt, so müßten die Patienten das krankhafte Gen von ihrer Mutter erhalten haben. Der Fragende hat jedoch eine andere Mutter; außerdem ist er selbst von dem Merkmal frei. Er könnte also in diesem Falle nicht einmal Genträger sein.

Es ist eine durchgehende Erfahrung in der speziellen Erbpathologie des Menschen, daß jede genauere Analyse zu einer Auftrennung bisher als einheitlich betrachteter Zustandsbilder in mehrere — meist viele — genetisch voneinander unabhängige Typen führt. Dazu genügt es vielfach schon, den Erbgang zusammen mit dem klinischen Bild genau zu berücksichtigen. Bei solchen Erbkrankheiten jedoch, für die der spezifische biochemische Defekt aufgedeckt werden kann, der der gesamten Symptomatik zugrunde liegt, geht das Auftrennen in Einzeltypen meist noch wesentlich weiter. Auch phänotypisch sehr ähnliche Bilder können genetisch ganz verschiedene Ursachen haben. Man spricht von „Heterogenie".

Aus diesem Grunde ist eine exakte Diagnose so wichtig, wenn man Irrtümer bei der Beratung vermeiden will.

4. Eine andere Lehre läßt sich aus den Betrachtungen über die Dupuytrensche Kontraktur ableiten. Für den Rat, den wir zu geben haben, ist nicht nur das Erkrankungsrisiko maßgebend. Mindestens genauso wichtig ist der Grad der Behinderung, der mit der Anomalie verbunden ist. Je leichter die Behinderung, ein desto größeres Risiko wird der Fragende bereit sein, auf sich zu nehmen. Viele Humangenetiker sind der Auffassung, man solle dem Fragenden lediglich die Erkrankungswahrscheinlichkeit mitteilen, nicht aber in irgendeiner Richtung

zu- oder abraten. Die Entscheidung sei die persönliche Angelegenheit des Fragenden. Letztlich ist das zwar richtig; trotzdem soll sich unseres Erachtens der Ratgeber vor einem persönlichen direkten Rat nicht drücken. Dies ist auch schon deshalb nicht möglich, weil zu den Entscheidungsgrundlagen, die er dem Ratsuchenden vermitteln muß, auch die Angaben über die Prognose, die mögliche Schwere der Ausprägung und die Therapiemöglichkeiten gehören, die unvermeidlich auch Elemente einer subjektiven Beurteilung enthalten. Im übrigen werden persönliche und psychologische Aspekte der Beratung weiter unten erwähnt werden.

Wir wollen hier noch einmal die Fragen zusammenfassen, die man sich angesichts eines konkreten Beratungsfalles immer vorlegen sollte, und zwar in der Reihenfolge, in der sie zu beantworten sind:

Exakte Diagnose?

Stammbaum — Objektive Befunde!

Verwandtschaftsverhältnis des Fragenden (oder potentieller Kinder) mit dem Merkmalsträger?

Ist der Erbgang bekannt?

Liegen in der Literatur empirische Belastungsziffern vor?

Aus der Antwort auf diese Fragen ergibt sich als wichtigstes die *spezielle Erbprognose.*

Um aus ihr die richtigen Folgerungen zu ziehen, sollte der Ratgeber sich nun fragen:

Welches ist der Krankheitswert der Anomalie?

Dazu kommt dann immer, wie bei jeder ärztlichen Konsultation, die selbstkritische Frage:

Sind zusätzliche Untersuchungen des Patienten oder seiner Verwandten möglich und indiziert?

Und: Werde ich mit diesem Beratungsfall selbst fertig oder ist es sicherer, einen anderen Spezialisten, z.B. einen Humangenetiker zu konsultieren?

Die folgenden Kapitel sollen helfen, dem Arzt die Antwort auf diese Fragen leichter zu machen. Deshalb wollen wir die wichtigsten erfahrungsgemäß vorkommenden Situationen an Beispielen durchsprechen und versuchen, Regeln für sie zu geben. Vorher soll aber umgekehrt am Beispiel einer bestimmten Situation gezeigt werden, wieviele verschiedene Möglichkeiten im Einzelfall in Betracht zu ziehen sind. Es ist gleichzeitig der am häufigsten vorkommende Fall: In einer gesunden Familie wird ein krankes Kind geboren; die Eltern wollen wissen, ob sie mit weiteren

Tabelle 3. Differentialdiagnose der Mukopolysaccharidosen (Nach McKusick, 1978)

		Klinische Symptome	Genetik	erhöhte Ausscheidung im Urin von*	Enzymdefekt
MPS I H	Hurler-Syndrom	frühe Trübung der Cornea, schwere Ausprägung, Tod meist vor 10. Lebensjahr	autosomal-rezessiv	DS, HS	α-L-Iduronidase
MPS I S	Scheie-Syndrom	Gelenkversteifung, Hornhauttrübung, Aorteninsuffizienz, normale Intelligenz, ? normale Lebenserwartung	autosomal-rezessiv	DS, HS	α-L-Iduronidase
MPS I H/S	Hurler/Scheie-Compound	Phänotyp intermediär zwischen I H und I S	Kombination von MPS I H und I S, Gen am gleichen Genort	DS, HS	α-L-Iduronidase
MPS II XR	Hunter-Syndrom, schwer	keine Hornhauttrübung, milderer Verlauf als MPS I H, aber meist Tod vor 15. Lebensjahr	X-chromosomal-rezessiv	DS, HS	Sulfo-iduronid-Sulfatase
MPS II XR	Hunter-Syndrom, mild	Lebenserwartung 30 bis 50 Jahre, leidliche Intelligenzentwicklung	X-chromosomal-rezessiv (allel zu II A)	DS, HS	Sulfo-iduronid-Sulfatase
? II-AR	Hunter-Syndrom autosomal	Identisch mit milder oder schwerer MS II-XR	Autosomal-rezessiv	DS, HS	Sulfo-iduronid-Sulfatase
MPS III A	Sanfilippo-Syndrom A	gleicher Phänotyp: leichtere körperliche Symptomatik, schwere Defekte des Zentralnervensystems	autosomal-rezessev	HS	Heparansulfat-Sulfatase
MPS III B	Sanfilippo-Syndrom B		autosomal-rezessiv (nicht allel zu III A, Heterogenie)	HS	N-Acetyl-α-D-Glucosaminidase
MPS III C	Sanfilippo C		Autosomal-rezessiv	HS	α-Glucosaminidase?
MPS IV A	Morquio A	Schwere Skeletveränderungen typischer Art, Hornhauttrübungen, Aorteninsuffizienz	Autosomal-rezessiv	KS	Galactosamin-6-Sulfatase
MPS IV B	Morquio B	Leichte Skeletveränderungen Hornhaut-Trübungen, Zahnschmelz-Hypoplasie	Autosomal-rezessiv	KS	β-Galactosidase
MPS V	jetzt als I S eingestuft				

MPS VI schwer	Maroteaux-Lamy-Syndrom, schwere Form	schwere Skelet- und Hornhautveränderungen, normale Intelligenz	autosomal-rezessiv	DS	Arylsulfatase B
MPS VI,	Maroteaux-Lamy-Syndrom, mittelschwere Form	Mäßig schwere Veränderungen	Autosomal-rezessiv oder Kombination von Allelen für schwere und leichte Form	DS	Arylsulfatase B
MPS VI mild	Maroteaux-Lamy-Syndrom, milde Form	leichte Skelet- und Hornhautveränderungen, normale Intelligenz	autosomal-rezessiv	DS	Arylsulfatase B
MPS VII	Sly	Hepatosplenomegalie, Dysostosis multiplex, Leukocyten-Einschlüsse, Intelligenzeinschränkung	Autosomal-Rezessiv	DS, HS	β-Glucoronidase
MPS VIII	DiFerrante	Kleinwuchs, milde Dysostosis multiplex, ringförmige Metachromasie der Lymphocyten	Autosomal-rezessiv	KS, HS	Glucosamin-6-Sulfat-Sulfatase

*DS = Dermatansulfat
HS = Heparansulfat
KS = Keratansulfat

kranken Kindern rechnen müssen (Abb. 2). Die wichtigsten Möglichkeiten sind in der folgenden Aufstellung enthalten:

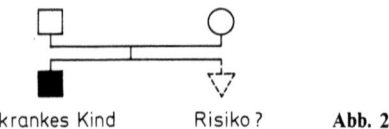

krankes Kind   Risiko?   **Abb. 2**

Einordnung des kranken Kindes: *Erkrankungsrisiko für das nächste Kind:*

a) Autosomal-rezessives Erbleiden (vgl. Kap. 5)   25%

b) Autosomal-dominantes Erbleiden mit hoher Penetranz (Neumutation; vgl. Kap. 4) $\approx$ 0%

c) Seltenes x-chromosomal-rezessives Erbleiden; der Kranke selbst männlich (vgl. Kap. 6)   Schwestern: $\approx$ 0%
 Brüder: $\leq$ 50%

d) Chromosomen-Anomalie (Kap. 8)   Unter 1% bis (in seltenen Fällen) 100%

e) Erbliche Anomalie ohne einfachen Erbgang (vgl. Kap 9, 11)   Gemäß der empirischen Belastungsziffern; oft niedriger als 10%

f) Nichterbliche Mißbildung, falls nicht besondere Verhältnisse, z.B. Krankheit der Mutter, Störung der Reproduktionsorgane etc. auf fortlaufende Gefährdung hindeuten   Gegenüber dem Bevölkerungsdurchschnitt meist nicht erhöht

2. Das Aufnehmen des Familienbefundes

Die Erhebung einer sorgfältigen Familienanamnese ist Grundvoraussetzung jeder genetischen Beratung. Wir können auf eingehende Information über die Angehörigen des Ratsuchenden auch dann nicht verzichten, wenn dieser beispielsweise selbst Träger einer Anomalie ist, deren Erbgang als gesichert gilt. Es ist immer möglich, daß einzelne Familien Sondersituationen aufweisen und beispielsweise ein in der Regel als autosomal-rezessiv bekanntes Erbleiden in einzelnen Familien dominant weitergegeben wird, was gleichzeitig natürlich bewiese, daß das klinisch gleich erscheinende Leiden eine abweichende genetische Grundlage hat. Mit der Stammbaumerhebung schaffen wir uns die notwendige Grundinformation für alle weiteren Überlegungen. Man erleichtert sich selbst und dem eventuell konsiliarisch hinzugezogenen Fachmann die Übersicht erheblich, wenn man für die Aufzeichnung des Stammbaums allgemein übliche Symbole benutzt, wie etwa die in Abb. 3 dargestellten.

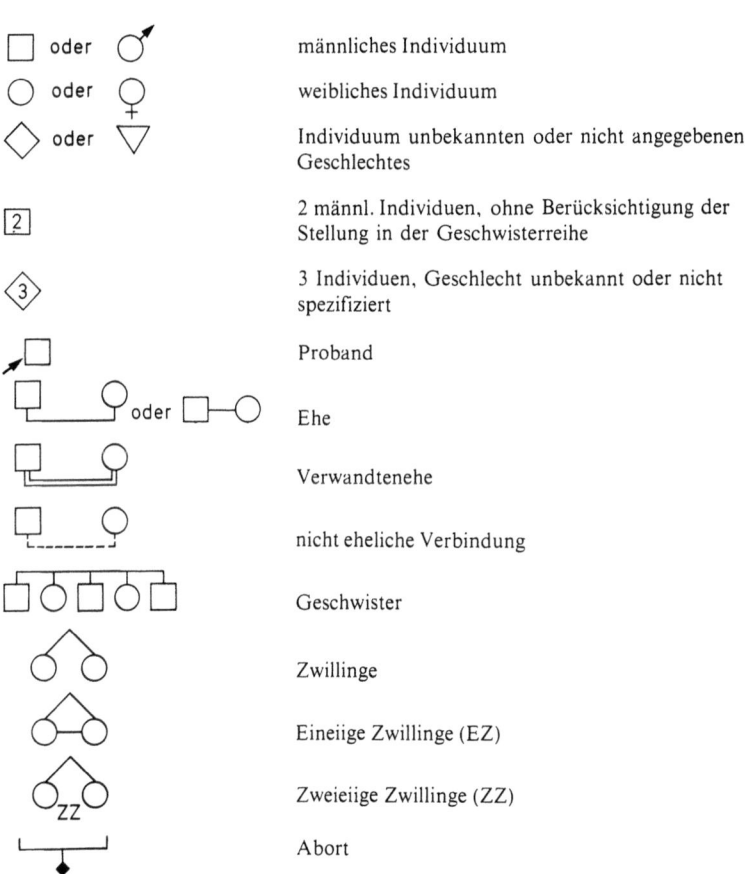

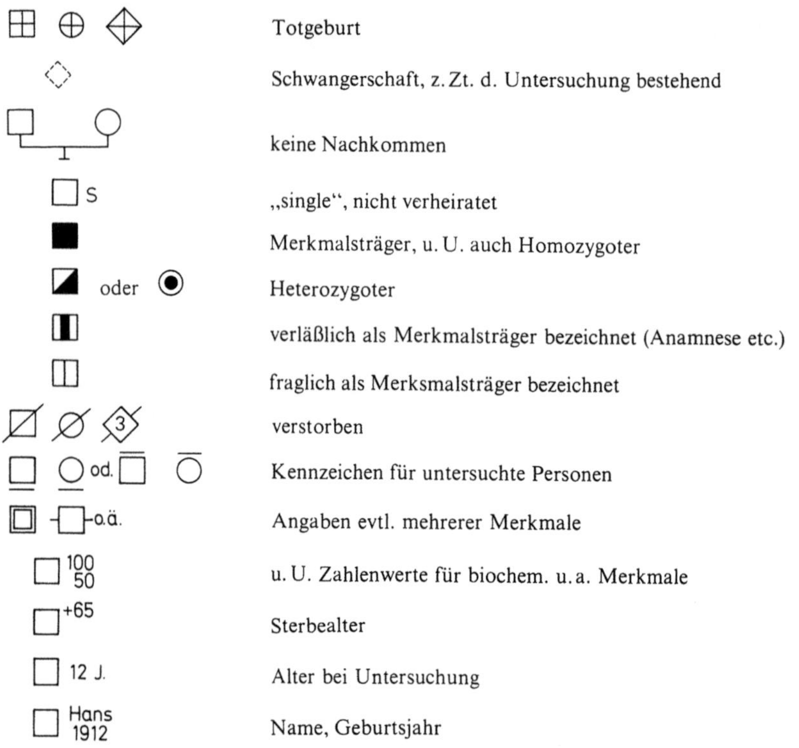

⊞ ⊕ ◈	Totgeburt
◇	Schwangerschaft, z. Zt. d. Untersuchung bestehend
⌐⊤○	keine Nachkommen
□ s	„single", nicht verheiratet
■	Merkmalsträger, u. U. auch Homozygoter
◢ oder ⦿	Heterozygoter
◧	verläßlich als Merkmalsträger bezeichnet (Anamnese etc.)
⊡	fraglich als Merksmalsträger bezeichnet
⊠ ∅ ⟨3⟩	verstorben
□ ○ od. □̲ ○̲	Kennzeichen für untersuchte Personen
□̄ ⊣□⊢ o.ä.	Angaben evtl. mehrerer Merkmale
□ 100/50	u. U. Zahlenwerte für biochem. u. a. Merkmale
□ +65	Sterbealter
□ 12 J.	Alter bei Untersuchung
□ Hans 1912	Name, Geburtsjahr

Abb. 3

Für die Aufzeichnung des Stammbaums selbst sind dann nur wenige Grundregeln zu beachten, gegen die aber gern verstoßen wird: Grundsätzlich müssen in jeder Geschwisterschaft *alle* Kinder, ob gesund oder krank, aufgeführt werden. Wo die Information lückenhaft ist, der Befragte beispielsweise die Gesamtzahl der Kinder oder das Geschlecht nicht angeben kann, ist das entsprechend einzutragen. Aus dem Stammbaum soll auch die Geburtenreihenfolge erkennbar sein. Wenn diese nicht mehr feststellbar ist, soll man das kenntlich machen, zum Beispiel wie in Abb. 4 angegeben.

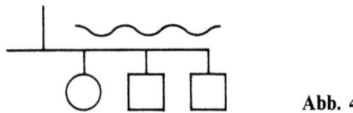

Abb. 4

Weicht die gezeichnete Reihenfolge von der bekannten tatsächlichen Reihenfolge ab, ist auch das zu vermerken. Wichtig ist es auch, Totgeburten und Aborte möglichst an der richtigen Stelle in der Geschwisterschaft einzutragen. Es kann das für die Beurteilung einmal wichtig werden. Häufig sind allerdings hier die Angaben besonders unsicher.

Der Stammbaum wird übersichtlicher, wenn man generell die väterliche Vorfahrenreihe links, die mütterliche rechts anordnet. Für die Zeichnung kann es dabei unter Umständen leichter sein, den Vater abweichend von der tatsächlichen Geburtenfolge als Letzten in seiner Geschwisterschaft zu plazieren, und die Mutter als Erste in ihrer Geschwisterschaft einzuordnen. Die tatsächliche Stellung unter den Geschwistern ist dann aber zu vermerken. Für das Gespräch ist es praktisch, zum Beispiel, den Vornamen rechts oder links oben neben das entsprechende Symbol zu setzen und das Geburtsjahr darunter zu schreiben.

Die Numerierung des Stammbaums erfolgt am einfachsten nach Generationen, ausgehend von der ältesten erfaßten Generation, mit römischen Ziffern. Innerhalb der Generationen wird von links nach rechts durchgehend arabisch numeriert. Andere Bezeichnungsweisen sind akzeptabel, solange die Übersicht gewahrt bleibt und jede Person im Stammbaum eindeutig bezeichnet ist. Die Abb. 6 (S. 20) gibt ein Beispiel.

Bei der ersten Erhebung wird man unter Umständen in Schwierigkeiten geraten und die endgültige Numerierung erst bei einer anschließenden Reinzeichnung des Stammbaums vornehmen können. Um so wichtiger ist es, neben dem Stammbaum eine Liste der einzelnen Personen aufzunehmen, die die wichtigsten Angaben enthält. Dazu gehören: Nummer im Stammbaum, Name, Vorname, evtl. Geburtsname, Geburtsdatum und Ort, ggf. Sterbedatum, Anschrift, behandelnder Arzt und Krankenhaus, dessen Anschrift, allgemeine Angaben über Gesundheitszustand, Krankheiten und die spezielle Fragestellung bzw. das speziell interessierende Erbleiden betreffende Daten. *Auch gesicherte negative Befunde sollen vermerkt werden!*

Eine solche eingehende Aufnahme der Familienanamnese erfordert Zeit und Geduld. Versäumnisse hier sind aber durch keine Sorgfalt bei späteren Berechnungen wieder auszugleichen. Um genaue Informationen zu erhalten, empfiehlt es sich, den Stammbaum Person für Person aufzunehmen und durchzusprechen. Das Ergebnis überprüft und ergänzt man am besten durch das Befragen weiterer Familienmitglieder. Die Quelle der Information soll ebenfalls notiert werden. Die besten Informationen über zurückliegende Generationen und weitläufigere Verwandte können erfahrungsgemäß die Großmütter beitragen. Selbstverständlich befragt man *beide* Ehepartner, wie man auch das Ergebnis einer Beratung später mit beiden Partnern besprechen und möglichst schriftlich festlegen wird. Soweit irgend möglich sind Personen, deren Befund für die genetische Beurteilung wichtig ist, persönlich zu untersuchen. Ist das nicht möglich, soll eine Auskunft des behandelnden Arztes eingeholt werden. Mitunter wird eine spezielle fachärztliche Untersuchung erforderlich sein. Man soll aber auch nicht übersehen, daß bei manchen Leiden eine gute Anamnese mehr ergeben kann, als ein momentaner Untersuchungsbefund. Man denke zum Beispiel an ein Anfallsleiden. Im Intervall kann der Befund hier völlig normal sein.

In vielen Fällen jedoch ist eine Untersuchung überaus wichtig. Dabei sollte man auf minimale Veränderungen achten. Bei manchen nicht voll penetranten Leiden können unter Umständen Mikrosymptome einen Genträger erkennen lassen.

Generell kann man davon ausgehen, daß ein Mensch, der eine genetische Beratung sucht, bereit ist, uns alle Informationen nach besten Kräften zu geben. Nicht immer sind aber die Angehörigen im gleichen Umfang zur Mitarbeit bereit und mitunter kann auch der Ratsuchende selbst nicht rückhaltlos offen sein. Die Umdeutung von Anomalien in Unfallfolgen kann z.B. in einer Familie so akzeptiert sein, daß das betreffende Vorkommnis nur mit Mühe zu eruieren ist.

Es ist schließlich zu fragen, wie weit wir unsere Nachforschungen ausdehnen müssen. Diese Frage ist nicht generell zu beantworten. Die Entscheidung hängt davon ab, welches Leiden wir vor uns haben, welcher Erbgang zugrunde liegt und wie weit dieser Erbgang gesichert ist. Grundsätzlich sollte sich die eingehende Erfassung auf alle Verwandten 1. und 2. Grades des oder der Ratsuchenden erstrecken, das sind Eltern, Geschwister und Kinder, sowie die Großeltern und Geschwister der Eltern. Nach Möglichkeit wird man auch Verwandte 3. Grades (z.B. Vettern und Cousinen) einbeziehen und relevante Informationen über weitere Verwandte berücksichtigen. Die Möglichkeit der Verwandtschaft zwischen den Ehepartnern bzw. den Eltern eines Probanden ist gezielt zu erfragen, dazu gehören auch Hinweise, wie z.B. die Abstammung aus benachbarten Orten oder einem Isolat.

Oft wird es nicht möglich sein, alle wünschenswerten Daten zu erhalten und zu überprüfen. Nicht so selten ist man gezwungen, sich für die Beratung nur auf die vom Ratsuchenden und evtl. seinem Partner gegebenen Informationen zu stützen. Dann kann man seinen Rat natürlich nur vorbehaltlich der Richtigkeit dieser Angaben und ggf. unter Hinzuziehung plausibler Annahmen über die weitere Familie erteilen. Darauf sollte man aber auch ausdrücklich hinweisen.

3. Autosomal-dominanter Erbgang

Auch beim Menschen gelten die einfachen, von MENDEL entdeckten Erbregeln. Die Gene (Erbanlagen) sind auf den einzelnen Chromosomen angeordnet, von denen der Mensch in jeder Körperzelle 46 besitzt. Zwei davon sind die Geschlechtschromosomen (Kap. 8a [Abb. 32]), die übrigen 44 werden Autosomen genannt. Merkmale, die durch auf diesen gelegene Gene gesteuert werden, bezeichnet man als autosomal erblich. Je zwei Autosomen sind jeweils in der Form gleich und enthalten die gleichen Genorte (homologe Chromosomen). Jeder autosomale Genort ist also in jeder Körperzelle zweimal vertreten. Findet sich an beiden Stellen die gleiche genetische Information, so nennen wir das Individuum homozygot ($\delta\mu\delta\varsigma$ = gleich). Da aber an jedem Genort verschiedene (häufig „veränderte", „mutierte") genetische Informationen (Allele) möglich sind, kann ein Individuum auch an einem Genort das eine, an dem entsprechenden Genort des entsprechenden (homologen) Chromosoms ein anderes Allel tragen. Wir nennen es dann „heterozygot" ($\xi\tau\epsilon\rho o\varsigma$ = anders). Im Falle einer einfach erblichen Krankheit kann ein Mensch also homozygot für das Normalgen oder homozygot für das krankheitsbestimmende Gen sein, oder aber beide Gene in einfacher Dosis tragen, also heterozygot für diesen Genort sein.

Bei der Keimzellbildung werden die Autosomen so verteilt, daß jede Keimzelle jeweils ein homologes Chromosom enthält und damit auch für jeden Genort die genetische Information einmal besitzt. Abgesehen von Sonderfällen (z.B. Genkopplung), die für unsere Besprechung von untergeordneter Bedeutung sind, erfolgt die Verteilung der Gene (Allele) auf die Gameten unabhängig voneinander und nach den Gesetzen des Zufalls. Auch nach der Begattung entscheidet der Zufall darüber, welches von Millionen Spermien sich mit der Eizelle zur Zygote vereinigt. Es ist danach auch gleichgültig, welches Chromosom oder Allel ursprünglich von der Mutter oder vom Vater, von der Eizelle oder dem Spermium geliefert wurde. Man kann deshalb auch die möglichen Genkombinationen und die Wahrscheinlichkeit ihres Auftretens für einen bestimmten Genort aus dem einfachen Quadratschema der freien Kombination ablesen (Abb. 5).

Dem strengen Sprachgebrauch der experimentellen Genetik folgend, liegt *dominante Vererbung* dann vor, wenn bereits die Anwesenheit der entsprechenden genetischen Information in einfacher Dosis genügt, das Merkmal voll zur Ausprägung zu bringen. Der heterozygote Träger des Gens entspricht im Erscheinungsbild (Phänotyp) also vollständig dem

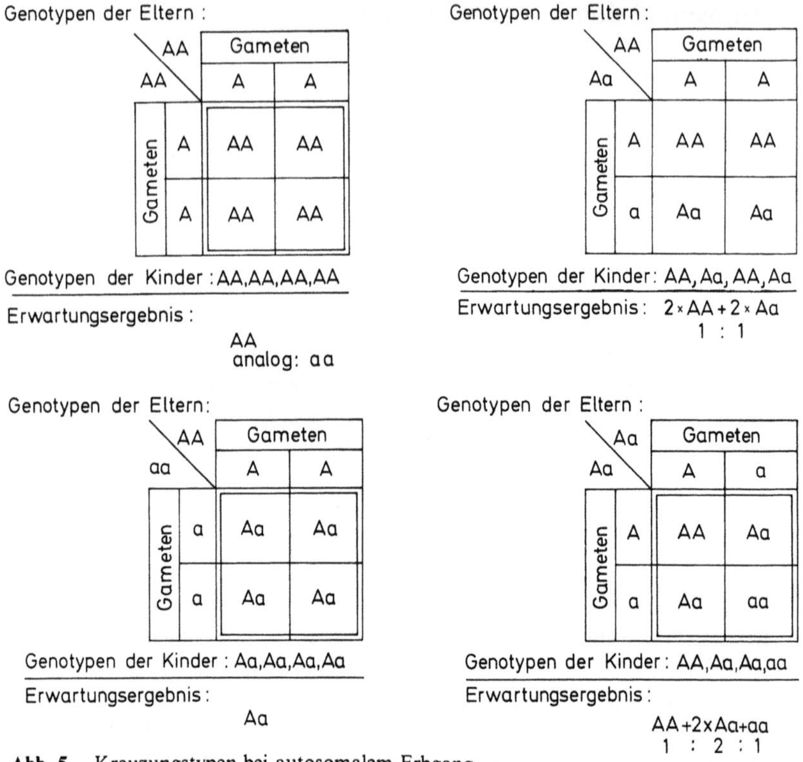

Genotypen der Eltern:

AA \ AA	Gameten A	A
Gameten A	AA	AA
A	AA	AA

Genotypen der Kinder: AA, AA, AA, AA
Erwartungsergebnis:
　　AA
　　analog: aa

Genotypen der Eltern:

AA \ Aa	Gameten A	A
Gameten A	AA	AA
a	Aa	Aa

Genotypen der Kinder: AA, Aa, AA, Aa
Erwartungsergebnis: 2×AA + 2×Aa
　　　　　　　　　　1 : 1

Genotypen der Eltern:

AA \ aa	Gameten A	A
Gameten a	Aa	Aa
a	Aa	Aa

Genotypen der Kinder: Aa, Aa, Aa, Aa
Erwartungsergebnis:
　　Aa

Genotypen der Eltern:

Aa \ Aa	Gameten A	a
Gameten A	AA	Aa
a	Aa	aa

Genotypen der Kinder: AA, Aa, Aa, aa
Erwartungsergebnis:
　　AA + 2×Aa + aa
　　1　:　2　:　1

Abb. 5. Kreuzungstypen bei autosomalem Erbgang

homozygoten Merkmalsträger. Beide sind phänotypisch nicht unterscheidbar. Diese Definition ist für die menschliche Erblehre aus praktischen Gründen nicht beibehalten worden. Bei seltenen Erbleiden sind die Homozygoten oft gar nicht bekannt, die Übereinstimmung zwischen beiden Genotypen ist also nicht nachprüfbar. Wo homozygote Kranke bekannt sind, ist das Erscheinungsbild tatsächlich häufig schwerer als beim Heterozygoten. Man müßte in diesem Falle streng genommen von intermediärem Erbgang sprechen. Scharfe Grenzen sind nicht zu ziehen. Es hat sich deshalb durchgesetzt, ein Leiden als dominant erblich zu bezeichnen, wenn die Heterozygoten deutlich vom Normalen abweichen. Man sollte sich dabei darüber klar sein, daß die Klassifizierung in dominanten und rezessiven Erbgang eine Abstraktion darstellt, die in praktischen und didaktischen Notwendigkeiten begründet ist, die biologischen Tatsachen aber oft ungenau wiedergibt.

Charakteristisch für autosomal dominanten Erbgang ist:
Die Übertragung des Merkmals erfolgt von einem der Eltern auf etwa die Hälfte der Kinder. Daraus ergibt sich, daß für jedes Kind eines Merkmalsträgers die Erkrankungswahrscheinlichkeit $^1/_2$ beträgt. *Beide Geschlechter sind gleich häufig erkrankt. Die Weitergabe erfolgt gleich häufig durch kranke Mütter oder Väter.*

Geschwister oder Kinder von Kranken, die selbst nicht erkrankt sind, obwohl sie das Alter überschritten haben, in dem sich das betreffende Merkmal sonst stets manifestiert, können annehmen, daß sie das kranke Gen nicht besitzen. Ihre Kinder sind nicht gefährdet.

Diese Feststellungen sind durch die Voraussetzung eingeschränkt, daß es sich um ein Merkmal handele, das sich bei allen Trägern der Anlage bis zu einem bekannten Alter stets manifestiert. Bei zahlreichen autosomal-dominanten Erbleiden kommt es aber vor, daß eine Person, die die Anlage sicher ererbt und wieder weitergegeben hat, selbst phänotypisch gesund bleibt. Die *Manifestation* der Anlage blieb aus, es liegt *unvollständige Penetranz* vor. Man muß deshalb in seine Analyse die Frage einbeziehen, ob das betrachtete Erbleiden volle Penetranz zeigt. Diese Information erhält man zunächst aus der allgemeinen Erfahrung und den Angaben der Spezialliteratur. Genauso wichtig oder wichtiger kann aber der Stammbaum der betreffenden Sippe selbst sein, wenn man ihn weit genug mit hinreichender Sicherheit verfolgen kann. Ehe man auf unvollständige Penetranz schließen darf, benötigt man aber gesicherte und exakte Untersuchungsbefunde der scheinbar übersprungenen Personen.

Abweichungen vom gleichmäßigen Befall beider Geschlechter können dadurch entstehen, daß ein Leiden aus physiologischen oder anderen Gründen ein Geschlecht stärker gefährdet als das andere oder zum Beispiel das Austragen einer Gravidität bei kranken Frauen unmöglich macht.

Im klassischen Fall eines autosomal-dominanten Erbleidens mit voller Penetranz wird die Erbbedingtheit des Leidens auch vom Laien leicht erkannt. Schon sehr begrenzte Familiendaten können eine befriedigende genetische Voraussage gestatten.

Beispiel 2: Bei einer Frau und ihrem Sohn fanden sich in fast identischer Weise Hypoplasien aller fünf Finger beiderseits mit stärkerem Befall der ulnaren Strahlen. Zahlreiche Interphalangealgelenke waren versteift. Auch die Beweglichkeit der Handgelenke war eingeschränkt. Die dritten bis fünften Zehen waren beiderseits hypoplastisch. Im Röntgenbild zeigte sich Verkürzung und Verplumpung zahlreicher kurzer Röhrenknochen und knöcherne Verschmelzung im Bereich der aplastischen Interphalangealgelenke sowie im Bereich der Hand- und Fußwurzelknochen. Durch ein altes Photo konnte belegt

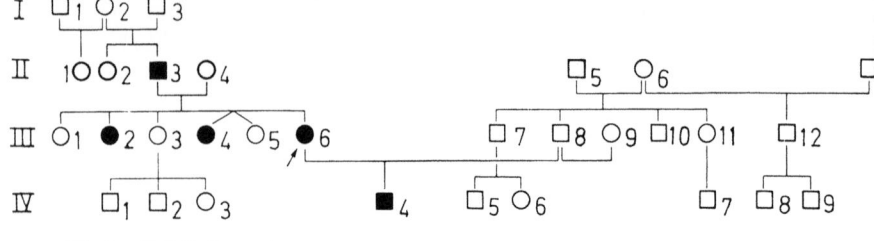

Abb. 6. Fall 2, Stammbaum

werden, daß schon der Vater der Frau die gleichen Fehlbildungen der Hände aufwies. Drei seiner sechs Kinder waren nach überzeugender Beschreibung in gleicher Weise betroffen (Abb. 6).

Obwohl die Patientin ebenso wie ihr Vater im Leben ihren Weg gefunden haben, hat sie auf weitere Kinder verzichtet. Die Erkrankungschance von $^1/_2$ wäre auch für den vorhandenen Sohn voraussagbar gewesen (Abb. 7a u. b).

Unter Einschluß „normaler" Merkmale sind beim Menschen fast 1500 Merkmale bekannt, die einem autosomal-dominanten Erbgang folgen. Eine Auflistung dieser Merkmale findet sich in MCKUSICKS Buch „Mendelian inheritance in man", das regelmäßig in ergänzten Auflagen erscheint (z. Zt. liegt die 5. Auflage 1978 vor).

Der Umstand, daß jeder Genträger selbst klar erkennbar ist, erleichtert die genetische Voraussage sehr. Eine rechtzeitige genetische Beratung kann deshalb auch gerade bei diesem Erbgang das Auftreten erbkranker Kinder besonders wirkungsvoll verhüten. Berechnungen, die die Wirksamkeit eugenischer Maßnahmen nachweisen sollen, stützen sich deshalb auch meist auf Beispiele aus diesem Formenkreis. Allgemein ist dem aber aus der Sicht der Populationsgenetik, also der Verteilung und dem Gleichgewicht der Erbanlagen in der Bevölkerung, entgegenzuhalten, daß gerade schwere autosomal-dominante Erbleiden, die sich früh manifestieren, bereits dadurch ihre Träger oft ohnehin von der Fortpflanzung fernhalten. Tritt die Manifestation jedoch erst ein, nachdem ein wesentlicher Teil der Fortpflanzungsperiode verstrichen ist, so wirkt dieses Regulativ nicht. Die natürliche Selektion hat keinen Ansatzpunkt. Das Gen kann sich unter Umständen stark verbreiten. Ein Beispiel hierfür ist die Verbreitung des erblichen Veitstanzes, der *Chorea Huntington*. Hier läßt sich praktisch jeder beobachtete Fall an einen weit zurückreichenden Stammbaum anschließen. Neumutanten sind im Verhältnis dazu extrem selten. Eine vernünftige Aufklärung kann deshalb ohne Zwangsmaßnahmen für die Betroffenen selbst wie für die Bevölkerung segensreich wirken.

Die große Schwierigkeit jeder genetischen Beratung bei der Chorea Huntington liegt ja darin, daß Nachkommen eines Choreatikers zum Zeitpunkt der eigenen Eheschließung und während der ganzen normalen Fortpflanzungsperiode nicht wissen können, ob sie selbst Genträger sind. Die Krankheit manifestiert sich sehr oft erst nach dem 40. Lebensjahr. Es gibt auch bislang kein Untersuchungsverfahren, das eine frühzeitige Erkennung der Genträger gestattet. Vor Beginn des Gefährdungsalters kann man für den Sohn oder die Tochter eines Choreatikers nur theoretisch ein Risiko von $^1/_2$ errechnen, daß er oder sie das pathologische Gen besitzt. Für jedes Kind aus der beabsichtigten Ehe mit einem nicht verwandten Partner aus unbelasteter Familie ergäbe sich, falls der Ratsuchende tatsächlich das pathologische Gen trüge, wieder ein Risiko von $^1/_2$, ebenfalls Träger des pathologischen Gens zu werden. Bei voller Penetranz des Leidens besteht also für Kinder des Ratsuchenden, solange dessen Genotyp noch unbekannt ist, insgesamt ein Risiko zu erkranken von $^1/_2 \times {^1/_2} = {^1/_4}$. Dieses Risiko ist geringer, wenn der Ratsuchende bereits einen Teil des Gefährdungsalters durchlebt hat, ohne zu erkranken. Die Berechnung derartig modifizierter Risiken wird in Kap. 7 dargestellt werden.

Mit zunehmender Kenntnis der Erbgrundlagen des Leidens und der Verbreitung der Familienplanung haben die Angehörigen dieser Sippen im Durchschnitt nun offenbar *die Zahl ihrer Nachkommen stärker eingeschränkt als die übrige Bevölkerung.* Das gilt nach den Arbeiten von REED und NEEL für Gesunde und später Erkrankte in diesen Familien in gleicher Weise. Als Folge muß die Häufigkeit dieses Gens abnehmen. Die Furcht vor dem Leiden, in jüngerer Zeit zusammen mit einer vernünftigen Aufklärung, hat einen deutlichen eugenischen Effekt gehabt. Dabei dürfte aber im Mittelpunkt der Erwägung des einzelnen durchaus das Wohl der eigenen Familie gestanden haben.

Für die Familienberatung spielt der Krankheitswert eines Merkmals eine entscheidende Rolle. Im ersten Kapitel wurde darauf im Zusammenhang mit der autosomal-dominant erblichen Dupuytrenschen Kontraktur bereits hingewiesen. Die relativ geringe Behinderung und die Möglichkeit einer chirurgischen Korrektur berechtigen hier, ein Erkrankungsrisiko ganz anders zu bewerten als zum Beispiel bei der einer Therapie so wenig zugänglichen und in den Folgen so schwerwiegenden Chorea Huntington.

Die Familienberatung wird in der Beurteilung des Krankheitswertes bei dominanten Erbleiden dadurch sehr erleichtert, daß der Ratsuchende das Leiden meist aus der engsten Familie genau kennt oder selbst Träger der Anomalie ist und so recht gut beurteilen kann, ob er die Behinderung

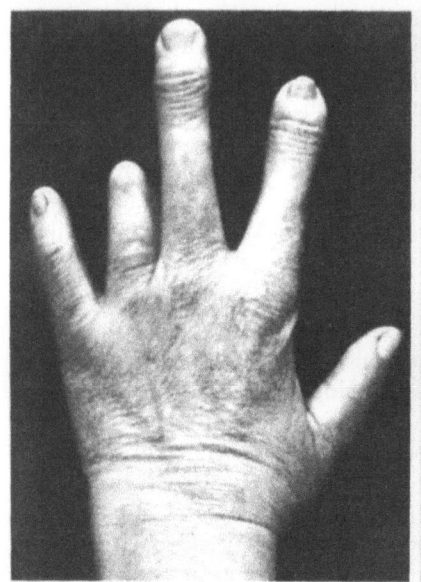
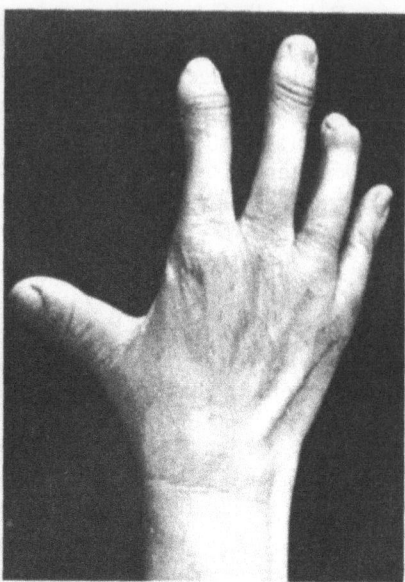

Abb. 7a

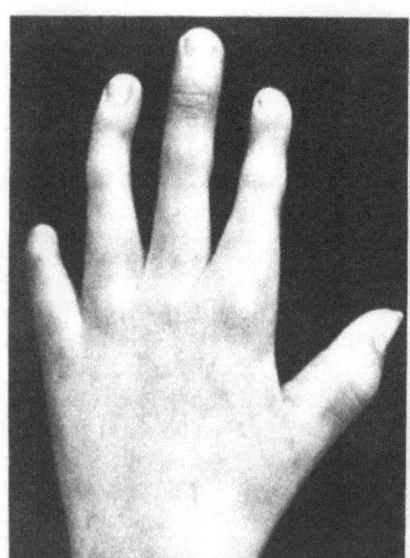
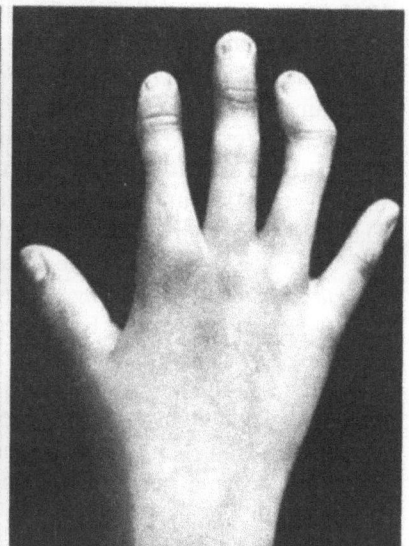

Abb. 7b

Abb. 7. **a** Hände der Probandin III, 6; **b** Hände des Sohnes IV, 4
(Aus FUHRMANN u. Mitarb., 1965)

als schwerwiegend empfindet oder ob er glaubt, sie auch für seine Kinder in Kauf nehmen zu können. Belastet wird die Beratungssituation andererseits mitunter dadurch, daß man den Fragenden, wie zum Beispiel im Falle der Chorea Huntington, erst auf ein für ihn selbst noch bestehendes Risiko der Erkrankung hinweisen muß, oder ihn, wie z. B. bei der Neurofibromatose (v. RECKLINGHAUSEN) über mögliche Verschlechterungen des eigenen Befundes oder schwerere Ausprägung der Krankheit bei Nachkommen aufklären muß, um ihm eine sachgemäße Entscheidung zu ermöglichen.

Dazu kommt, daß der Defekt innerhalb einer Familie auf die gleiche Mutation zurückgeht. Deshalb ist zu erwarten, daß die Krankheit — insbesondere was Erkrankungsalter und Schwere des Verlaufes angeht — sich innerhalb der Familie relativ ähnlich verhält.

Als Grundregeln sind also anzumerken:

Die Erkrankungswahrscheinlichkeit für jedes zu erwartende Kind eines Trägers eines autosomal-dominant vererbten Leidens mit voller Penetranz beträgt $1/2$. Personen, die selbst das Erbleiden nicht haben, können es auch nicht weitergeben.

Kinder aus der Verbindung zweier (heterozygoter) Merkmalsträger haben die Wahrscheinlichkeit $3/4$ zu erkranken. In dieser Zahl ist das Risiko von $1/4$ enthalten, daß ein Kind aus solcher Verbindung homozygot krank ist. Stammt also der Ratsuchende von Eltern ab, die beide das Erbleiden haben, so muß man daran denken, daß er selbst homozygot sein könnte. In diesem Fall werden alle seine Kinder heterozygote Merkmalsträger sein. Soweit Homozygote für dominante Erbleiden beobachtet wurden, zeigten sie meist eine viel schwerere Ausprägung des Leidens. Beispiele sind die homozygoten Nachkommen aus Ehen zwischen zwei heterozygoten Patienten mit der Hypercholesterinämie oder mit der Achondroplasie. Bei letzterer führt der Zwergwuchs gelegentlich gleichartig Betroffene zusammen. Sonst hat dieser Ehetyp bei seltenen Erbleiden zahlenmäßig nur eine geringe Bedeutung. Oft sind hier auch die homozygoten Nachkommen gar nicht lebensfähig.

Aus diesen einfachen Regeln lassen sich alle weiteren Beziehungen ableiten. Schwierigkeiten treten nur auf, wenn bei autosomal dominantem Erbgang die Penetranz nicht vollständig ist oder für die Voraussage wichtige mögliche Überträger das Manifestationsalter noch nicht überschritten haben. Auch phänotypisch gesunde Personen haben in solchen Familien ein errechenbares Risiko, Genträger und mögliche Überträger zu sein (Kap. 7).

4. Neumutationen und nichterbliche Fälle (Phänokopien und somatische Mutationen)

Die im letzten Kapitel abgeleiteten Folgerungen gelten nur dann, wenn autosomal-dominanter Erbgang in der Familie, die beraten zu werden wünscht, direkt nachgewiesen wurde. Häufig jedoch stimmt zwar die Symptomatik des Probanden völlig mit der in anderen Sippen mit autosomal-dominantem Erbgang beobachteten überein; weitere Fälle aber sind trotz sorgfältiger Nachforschung bei seinen Verwandten nicht aufzufinden. Insbesondere sind beide Eltern gesund. Dieser Befund kann im wesentlichen vier Gründe haben:

1. Es liegt eine phänotypisch ähnliche oder gleiche, autosomal-rezessiv erbliche Form vor. Wenn äußerlich gleiche Krankheitsbilder genetisch verschiedene Ursachen haben, so sprechen wir von *Heterogenie*. Dieses Phänomen ist sehr häufig; ob es vorliegt, muß von Fall zu Fall auf Grund speziell-erbpathologischer Erkenntnisse entschieden werden. Wenn sich beim Studium der Spezialliteratur herausstellt, daß diese Frage noch nicht durch Analyse weiterer Familienbefunde entschieden ist, spricht es etwa für diese Interpretation, wenn die Eltern Vetter und Kusine sind. Umgekehrt aber: sind die Eltern nicht miteinander verwandt, so spricht dies keinesfalls gegen rezessiven Erbgang. In den meisten praktisch vorkommenden Fällen läßt sich jedoch aus der Spezialliteratur entnehmen, ob eine rezessive Form vorkommt und wodurch sie sich eventuell von der dominanten unterscheidet.

2. Es ist zweitens möglich, daß *unvollständige Penetranz* vorliegt (Kap. 3). Dann wird das Merkmal in der Regel, wenn schon die Eltern davon frei sind, bei Geschwistern der Eltern, Großeltern usw. nachweisbar sein.

Daneben gibt es aber noch zwei Möglichkeiten, die wir an dieser Stelle genauer besprechen wollen: *Neumutationen* und *Phänokopien*.

3. *Neumutationen:* Mutiert in der zur Befruchtung gelangenden Keimzelle eines der Eltern das betreffende Gen von der normalen zur abweichenden Form und verbindet sich diese Keimzelle dann mit einer anderen, bezüglich des gleichen Gens normalen Keimzelle zur Zygote, so ist die Zygote und damit der aus ihr entstehende Mensch für diese Mutation heterozygot. Er zeigt das Merkmal, wenn die Mutation dominant ist, und vererbt sie auch an die folgenden Generationen weiter. Einen Stammbaum dieser Art zeigt Abb. 8; die Aniridie ist sonst regel-

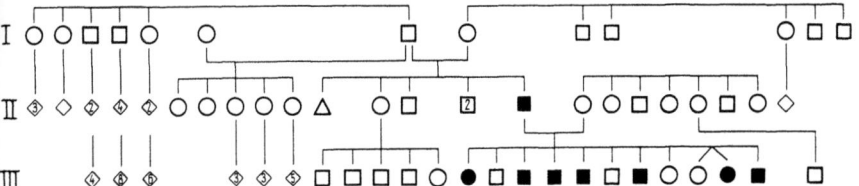

Abb. 8. Auftreten eines autosomal-dominanten Merkmales (Aniridie; beiderseitiges Fehlen der Augeniris) durch Neumutation in der Keimzelle eines der Eltern. Der erste Merkmalsträger in Generation II gibt das Gen an 7 seiner 11 Kinder weiter (Nach MØLLENBACH, 1947, aus VOGEL, 1961)

mäßig autosomal-dominant; es ist weder etwas von Phänokopien (vgl. unten), noch von einer phänotypisch ähnlichen, autosomal-rezessiven Form bekannt. Darüber hinaus ist der autosomal-dominante Erbgang in diesem speziellen Stammbaum durch die Kinder des ersten Merkmalsträgers (Generation III) über jeden Zweifel hinaus bewiesen. Eine Familienberatung wird jedoch in der Regel schon dann nötig, wenn ein krankes Kind in einer bisher gesunden Familie geboren wird; hier also bei Geburt des einzigen Kranken in Generation II. In diesem Falle hätte man die Geburt von kranken Kindern in Generation III voraussagen und den Patienten vor der Fortpflanzung warnen können.

Hätten dagegen seine Eltern gefragt, wie hoch das Risiko für ein weiteres Kind aus ihrer Ehe ist, ebenfalls eine Aniridie aufzuweisen, so hätte man sie beruhigen können: Eine Mutation ist ein Einzelereignis, das nur eine einzige Keimzelle trifft. Wir haben noch keine Hinweise dafür, daß die Wahrscheinlichkeit für die Wiederholung dieses Ereignisses in den übrigen Keimzellen der gleichen Person (oder ihres Ehepartners) gegenüber dem Bevölkerungsdurchschnitt erhöht ist. (Nur ganz ausnahmsweise sind Familien bekannt geworden, wo in der 1. Generation gleich zwei Merkmalsträger auftraten. Wenn die Vaterschaft gesichert ist, muß man an eine Mutation in einem sehr frühen Stadium der Gonaden-Entwicklung denken). Eine sichere Schätzung des Wiederholungsrisikos ist dann nicht möglich. Die Mutationswahrscheinlichkeit (Mutationsrate) für das dominante Gen — oder die dominanten Gene — der Aniridie liegt aber nach übereinstimmenden Schätzungen aus Dänemark und den USA bei zwei bis drei Neumutationen auf eine Million zur Befruchtung gelangender Gameten.

Derartige Neumutationen kommen bei autosomal-dominanten Erbleiden im Verhältnis zur Gesamtzahl der Kranken von Fall zu Fall verschieden oft vor. Dabei gilt eine einfache Regel:

Neumutationen sind desto häufiger, je schwerer das betreffende Erbleiden schon in frühem Alter das Leben seines Trägers beeinträchtigt und je weniger sich die Merkmalsträger fortpflanzen.
Der Grund ist leicht einzusehen: Wenn Träger eines krankhaften Genes weniger Kinder haben als der gesunde Durchschnitt, und wenn keine Neumutationen hinzukommen, so muß das Gen von Generation zu Generation seltener werden, bis es endlich ganz ausstirbt. Da die schweren dominanten Erbleiden nicht ausgestorben sind, obwohl sie die Fortpflanzung ihrer Träger nachweislich beeinflussen und immer beeinflußt haben, ist es zunächst plausibel anzunehmen, daß sie immer wieder durch Neumutationen Nachschub bekommen. Wie wir an einem Beispiel sahen, lassen sich diese Neumutationen auch direkt nachweisen.

Im Laufe der Generationen stellt sich ein Gleichgewicht in der Bevölkerung ein, bei dem der Abgang durch Selektion gegen das Gen in einer Generation gerade so groß wird wie der Zugang durch Neumutationen. Je weniger die Merkmalsträger der vorigen Generation sich fortgepflanzt haben, desto mehr wird sich die jetzige Generation aus Neumutanten zusammensetzen — bis hin zu den Extremfällen, wo sich die Kranken niemals fortpflanzen und wo alle Merkmalsträger einer Generation Neumutanten sind.

Hier ist in der Regel nicht mehr erkennbar, ob man es wirklich mit Neumutationen oder aber mit Anomalien anderer, nichtgenetischer Ursache zu tun hat. Ein Beispiel ist das *Retinoblastom*, der bösartige Augentumor der kleinen Kinder. Vor Einführung der Enukleation des Bulbus durch A. v. GRAEFE vor hundert Jahren starben die Patienten; erst als einige Operierte überlebten und Kinder hatten, stellte sich heraus, daß sie teilweise dominante Neumutanten waren. Beispiele für Neumutanten, die noch heute in der Regel kinderlos bleiben, und bei denen die genetische Ursache nur ausnahmsweise durch ganz gelegentliche Fortpflanzung erkennbar wurde, sind die Akrozephalosyndaktylie (Apert) und die Myositis ossificans. Als Gegenbeispiel eines ziemlich häufigen, schweren dominanten Erbleidens, bei dem noch niemals überzeugende Neumutationen beobachtet wurden, sei die Chorea Huntington, der erbliche Veitstanz, genannt. Dies ist eine degenerative Erkrankung des Gehirnes, vor allem extrapyramidaler Kerne (Nucleus caudatus; Putamen), die sich durch besondere Spontanbewegungen zusammen mit einem geistigen und psychischen Abbau auszeichnet.

Hier liegt der Durchschnitt des Erkrankungsalters in der Mitte des 5. Lebensjahrzehntes — bei großer Schwankungsbreite nach beiden Seiten. Die Patienten haben also vorher ausreichend Gelegenheit, sich fortzupflanzen. Daß die Chorea trotz einer offenbar vernachlässigenswert geringen Mutationsrate so relativ häufig ist, überrascht einen trotzdem; vielleicht haben manche Patienten sich unter bestimmten Lebensbedingungen sogar stärker fortpflanzen können als der Durchschnitt, bevor sie manifest erkrankten.

Die erwähnten Krankheitsbilder stecken die beiden Extreme ab; der größte Teil der bekannten dominanten Erbleiden rangiert nach dem Verhältnis von Neumutanten zu Kranken mit ersichtlich dominantem Erbgang irgendwo dazwischen. Beispiele sind etwa die dominant erblichen Chondrodysplasien (Zwergwuchsformen durch Verminderung des Epiphysenwachstums. Die Patienten haben einen normal großen Rumpf, aber stark verkürzte Extremitäten). Ein anderes Beispiel ist das Marfan-Syndrom (Verschiebung der Augenlinse; besonders lange Extremitäten mit „Spinnenfingrigkeit"; Anomalien der Aorta und des Herzens). Als drittes sei die Osteogenesis imperfecta genannt (Typ Lobstein), eine abnorm hohe Knochenbrüchigkeit infolge eines Defektes der Knochenbildung, die mit blauen Skleren und oft mit Innenohr-Schwerhörigkeit kombiniert ist. Ein anderes Krankheitsbild, das hierher gehört, ist die Neurofibromatose: Im Extremfall kann der ganze Körper des Patienten mit gutartigen Tumoren (Neurofibromen) bedeckt sein, während andere Patienten nur einzelne Tumoren, dafür aber viele Milchkaffeefarbene Flecke besitzen. Als letztes sei hier die Dystrophia myotonica erwähnt, ein Krankheitsbild, bei dem sich eine Tonusstörung der Muskulatur (Myotonie) mit fortschreitenden atrophischen Veränderungen sowie mit noch weiteren Symptomen verbindet.

Bei der Achondroplasie und dem Apert-Syndrom muß man auch an ähnlich aussehende seltenere autosomal-rezessive Formen denken. Solche Ausnahmen müssen im konkreten Fall mit in Betracht gezogen werden.

Beispiel 3 (Abb. 9): Das Mädchen fiel schon nach der Geburt durch ein Mißbildungssyndrom auf: Es hatte einen Turmschädel, und außerdem waren alle Finger und Zehen zusammengewachsen. Man stellte die Diagnose Akrozephalosyndaktylie (Apert-Syndrom) und veranlaßte eine Chromosomenuntersuchung, die einen normalen Karyotyp ergab. Das ist nicht verwunderlich; denn das Apert-Syndrom entsteht durch dominante Neumutation, und dabei ist keine strukturelle Anomalie zu erwarten.

Die Patienten mit Apert-Syndrom sind im allgemeinen so stark behindert, daß nur ausnahmsweise Fortpflanzung beobachtet wurde. Unser Kind starb schon am 3. Lebenstag.

Nun wurde der Stammbaum aufgestellt (Abb. 9). Der Vater war bei Geburt des Kindes 29 Jahre, die Mutter 25 Jahre alt. Zwei Mädchen, 5 und 4 Jahre alt, waren schon vorhanden. Das älteste hatte eine Hüftluxation beiderseits gehabt, die nur operativ behoben werden konnte. Beim zweiten hatte man gleich nach der Geburt eine Spreizhose angelegt, da sich auch hier eine Hüftluxation zeigte. Jetzt laufen beide Mädchen normal. Eine Schwester

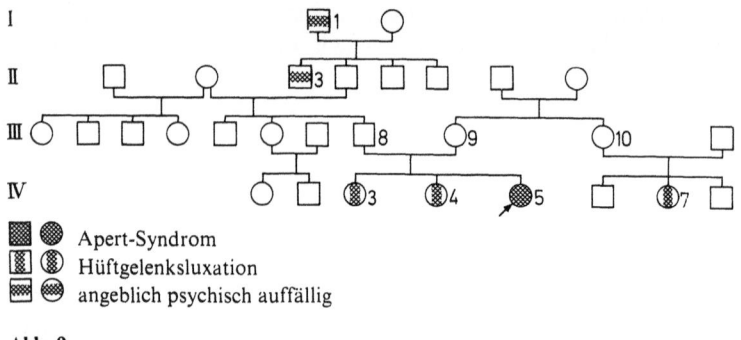

- ■ ● Apert-Syndrom
- ▨ ◉ Hüftgelenksluxation
- ▨ ● angeblich psychisch auffällig

Abb. 9

der Mutter (III, 10) hat drei Kinder, von denen das eine (IV, 7) ebenfalls eine Hüftluxation zeigt.

Weitere, auf den ersten Blick auffällige Befunde zeigen der Großvater und ein Bruder des Vaters des Ehemannes. Beide sollen „nervenkrank" gewesen sein. Bei genauerer Befragung stellt sich heraus, daß keiner von ihnen je in nervenärztlicher oder psychiatrischer Behandlung war. Sie seien aber „nervös" gewesen. Der Großvater habe die Familie schikaniert; der Onkel habe es trotz Abitur nicht recht zu etwas gebracht und sei zuletzt als Fremdenführer tätig gewesen. Zur Zeit lebe er (mit ca. 60 Jahren) in einem Altersheim und leide gelegentlich an Anfällen von Bewußtlosigkeit.

Dieser letztgenannte Befund ist typisch für die Art, in der sich nachdenkliche Laien „erbliche Belastungen" zurechtlegen. Es ist natürlich möglich, daß hinter den Angaben irgendeine unbekannte psychische Erkrankung steckt; wahrscheinlich ist eher eine Besonderheit der Persönlichkeit, wie sie nicht eben selten vorkommt.

Für die Familienberatung — wenn der Proband nicht selbst an einer psychiatrischen Erkrankung leidet — sind derartige Angaben belanglos.

Es bleibt das Apert-Syndrom zusammen mit den Fällen von Hüftluxation. Ein Zusammenhang besteht nach den Erfahrungen der speziellen Erbpathologie nicht; auch für die Beratung müssen wir beide getrennt betrachten. Die erste Frage lautet: Wie groß ist die Gefahr, daß ein weiteres Kind mit Apert-Syndrom in der gleichen Ehe geboren wird?

Da es sich nach den Ergebnissen der humangenetischen Analyse um eine dominante Neumutation handelt und da disponierende Faktoren, die die Mutationsrate in den Keimzellen bestimmter Personen erhöhen, nicht bekannt sind, darf man annehmen, daß das Risiko für das nächste Kind in der Größenordnung der spontanen Mutationsrate liegt, die für das Apert-Syndrom mit 3–4 Mutationen/1 Million zur Befruchtung gelangender Gameten geschätzt wurde. Dieses Risiko ist in der Tat vernachlässigenswert gering, insbesondere wenn man berücksichtigt, daß ohnehin jedes ungeborene Kind eine Gefahr von 2–3% unterliegt, eine schwere Anomalie oder Mißbildung zu haben.

Ganz anders läge das Problem, wenn das Kind selbst herangewachsen wäre und nun fragen würde, wie hoch die Erkrankungschance für seine eigenen Kinder ist. Das Risiko wäre $1/2$ für jedes Kind.

Das andere Problem in dieser Familie bieten die beiden Kinder mit Hüftluxation. Empirische Belastungsziffern finden sich in Tabelle 2, S. 6. Für nachgeborene Geschwister besteht demnach ein Risiko zwischen ≈ 1 und 6%, an einer Hüftluxation zu leiden. Dieser Wert gilt aber nur unter der Voraussetzung, daß nur ein Kind mit der Anomalie geboren wurde. In unserer Familie sind es aber nicht nur zwei befallene Kinder, sondern ein Kind der Schwester der Mutter ist ebenfalls erkrankt. Empirische Belastungsziffern für diese besondere Situation gibt es nicht; man muß jedoch mit Sicherheit annehmen, daß das Erkrankungsrisiko für ein weiteres Kind etwa verdoppelt ist. Man wird aber andererseits auf die guten Behandlungsmöglichkeiten und — Ergebnisse hinweisen.

Phänokopien und somatische Mutationen

Wenn ein sporadischer Fall den Phänotyp eines dominanten Erbleidens aufweist, so bedeutet das nicht unbedingt, daß eine dominante Neumutation vorliegt. Es kann auch eine „Phänokopie" sein. Man versteht darunter „eine durch Außenfaktoren bewirkte Veränderung in der Merkmalsbildung (Phänogenese) eines Genotyps, die zu einer Nachbildung des Manifestationsmusters eines anderen Genotyps führt" (HADORN, 1955).

Man kann durch äußere Einwirkungen während der Frühschwangerschaft Mißbildungen erzeugen, und beim Menschen liegen entsprechende Spontanbeobachtungen vor. Es ist allerdings nie etwas erzeugt worden, das etwa den oben erwähnten Syndromen, die man als Systemerkrankungen bezeichnen kann, auch nur entfernt ähnlich gesehen hätte. Bei ihnen dürfen wir wirklich annehmen, daß sporadische Fälle auf Neumutationen zurückgehen. Etwas anderes ist es mit Mißbildungen wie etwa der Spalthand oder dem Spaltfuß. Hier gibt es Sippen mit regelmäßig dominantem Erbgang und sehr vielen befallenen Mitgliedern. Bei ihnen pflegt die Spaltbildung an allen 4 Extremitäten gleich ausgebildet zu sein. Sporadische Fälle mit der gleichen systematischen Ausprägung wird man als dominante Neumutanten ansehen. Wenn dagegen die Spaltbildung nur eine Hand oder nur einen Fuß betrifft, was gar nicht selten vorkommt, so wird man eher an eine exogene Ursache denken. Eine Faustregel besagt: *Finden sich Mißbildungen der Extremitäten (oder des sonstigen Körpers) doppelseitig und symmetrisch ausgeprägt, so denkt man eher an eine genetische Ursache. Finden sie sich mehr asymmetrisch oder einseitig, so liegt es näher, an exogene Ursachen zu denken.*

Daß diese Faustregel viele Ausnahmen hat, zeigte die Thalidomid-Embryopathie, eine rein exogene Störung, die trotzdem oft symmetrisch ausgeprägt war. Andererseits gibt es bei unvollständiger Penetranz auch asymmetrische genetisch bedingte Mißbildungen. In anderen Fällen wird man eher an somatische Mutationen denken. Das sind Mutationen, die Erbanlagen in Zellen außerhalb der Keimbahn betreffen. Heute ist man der Auffassung, daß viele, wenn nicht die meisten Tumoren durch somatische Mutation verursacht werden.

Ein Beispiel, bei dem es nur durch spezielle auf dieses Problem gerichtete statistische Untersuchungen möglich war, das Problem der erblichen und nichterblichen Fälle zu lösen, ist das *Retinoblastom* (R.). Die wesentlichen Ergebnisse der Analyse sollen hier zusammen mit den sich daraus ergebenden Folgerungen für die Beratung etwas ausführlicher behandelt werden, denn dieses Beispiel zeigt besonders deutlich, wie sehr man u. U. auch bei dem gleichen Krankheitsbild je nach der im Einzelfall besonderen Situation differenzieren muß. Am R. erkranken meist Kinder in den ersten Lebensjahren. Bei ca. 25% sind — gleichzeitig oder nacheinander — beide Augen befallen; der Rest bleibt einseitig. Unbehandelt führt der Tumor fast immer zum Tode; Spontanheilungen durch Nekrose des Tumorgewebes gehören zu den größten Seltenheiten. Die Häufigkeit liegt um 1 : 20 000 Geburten.

Seitdem man gelernt hatte, das erkrankte Auge zu enukleieren und damit einen großen Teil der Patienten zu heilen, beobachtete man immer zahlreichere Familien mit mehreren Kranken. Die genetische Analyse ergab einen autosomal-dominanten Erbgang mit ca. 90% Penetranz (Kap. 3), d. h. von den Heterozygoten bleiben aus noch unbekannten Gründen etwa 10% von dem Tumor verschont. Nun findet man aber nur bei einer kleinen Minderzahl von Kranken (ca. 4%; die Zahlen wechseln etwas) überhaupt weitere Fälle in der Familie; die übrigen sind sporadisch. Das eigentliche genetische Problem liegt in diesen sporadischen Fällen.

Sind sie alle dominante Neumutanten? Das hätte schwerwiegende Konsequenzen für ihre Kinder: Durchschnittlich 50% von ihnen würden das R.-Gen mitbekommen, und von diesen würden wieder 90% erkranken; Grund genug, um von einer Fortpflanzung abzuraten.

Als man systematisch die Kinder in früheren Jahren operierter Patienten nachuntersuchte, stellte sich zum Glück heraus, daß die Situation nicht ganz so ungünstig ist. Zwar sind die doppelseitig erkrankten sporadischen Fälle tatsächlich alle als Neumutanten zu betrachten, mit allen sich daraus für die Erbprognose ergebenden Folgen. Von den einseitigen sporadischen Fällen dagegen sind nur etwa 10–15% Neumutanten. Der Rest besteht aus Phänokopien unbekannter Ursachen (Vgl. VOGEL, 1979).

Demnach braucht man unter ihren Kindern nur mit $\approx 6\%$ Kranken zu rechnen ($=45\%$ von 10–15%).

Leider kann man unter den sporadisch auftretenden einseitig erkrankten Kindern die Neumutanten von den nichterblichen Fällen auf Grund ihres Phänotyps nicht unterscheiden.

Aus dem Gesagten ergeben sich nun die Regeln für die genetische Familienberatung (vgl. auch Abb. 10 a–e).

1. Relativ einfach liegen die Dinge in Familien, in denen das R. bereits mehrfach vorgekommen ist.

a) Der Fragende war selbst am R. (einseitig oder doppelseitig) erkrankt; ein Elternteil und/oder eines oder mehrere Geschwister waren befallen.

Damit ist erwiesen, daß der Fragende an der dominant-erblichen Form litt; jedes seiner Kinder hätte somit das Risiko von 45% (1 : 1-Verhältnis bei dominantem Erbgang und 90% Penetranz), an R. zu erkranken.

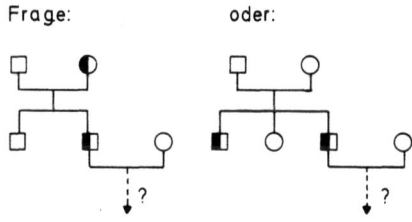

Abb. 10 a

Antwort: Erkrankungsrisiko
für jedes Kind: 45 %

Prinzipiell das gleiche gilt, wenn Eltern und Geschwister gesund sind, jedoch andere nahe Verwandte (Großeltern; Geschwister der Eltern usw.) erkrankt waren.

Auch hier liegt die dominant erbliche Form vor, wenn sich auch das Gen bei einem oder einigen seiner Träger nicht manifestiert hat.

b) Wir nehmen jetzt an, der Fragende sei selbst gesund; es seien aber mehrere unmittelbare Familienangehörige erkrankt, etwa ein Elternteil und ein Geschwister. Zwei Möglichkeiten gibt es: Entweder der Fragende hat von seinem erkrankten Elternteil das gesunde Allel bekommen oder er trägt das R.-Gen, das sich nicht manifestiert hat. Das erste ist bei 50%, das zweite bei 5% aller Kinder der Fall. Der Fragende hat also ein Risiko von $\frac{50}{50+5} = 91\%$, vom R.-Gen frei zu sein. Dann sind alle seine Kinder gesund. Ist er Genträger, wofür das Risiko 9% beträgt, werden 45% seiner Kinder erkranken. Insgesamt hat also jedes seiner Kinder das Risiko von 4,05% zu erkranken. Das ist u. E. kein Grund, von der Fortpflanzung abzuraten; es ist jedoch ein Grund, von Geburt an bis zum Ende der Gefährdungszeit eine regelmäßige ärztliche Überwachung durchzuführen, zumal die modernen Behandlungsmethoden, u. a. Röntgenbestrahlung und Lichtkoagulation, heute oft eine Heilung unter Erhaltung der Sehfähigkeit erlauben.

Je mehr gesunde Kinder der Fragende schon hat, desto günstiger ist die Chance für die nachfolgenden Kinder gesund zu sein; denn von den gesunden Trägern des mutierten Gens sind diejenigen bereits aus der statistischen Grundgesamtheit ausgeschieden, deren erstes Kind an R. erkrankt war. Wie man das bei der Errechnung von Erkrankungsrisiken berücksichtigt, wird in Kap. 7 dargestellt werden. In dem Augenblick, in dem er ein krankes Kind bekommt, wissen wir, daß jedes weitere Kind ein Erkrankungsrisiko von 45% hat (Abb. 10b).

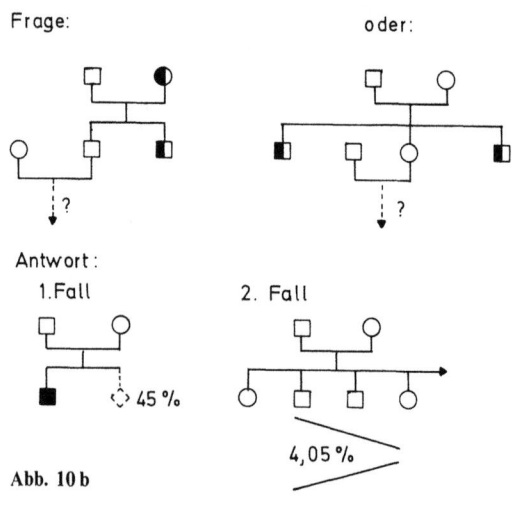

Abb. 10 b

2. Nun gehen wir zur Beratung bei sporadischen Fällen über, bei denen bisher kein weiterer Fall in der Familie vorgekommen ist.
a) Der Fragende war selbst an einem einseitigen R. erkrankt. Kein weiteren Fall in der Familie. Er fragt nach dem Erkrankungsrisiko für seine Kinder.

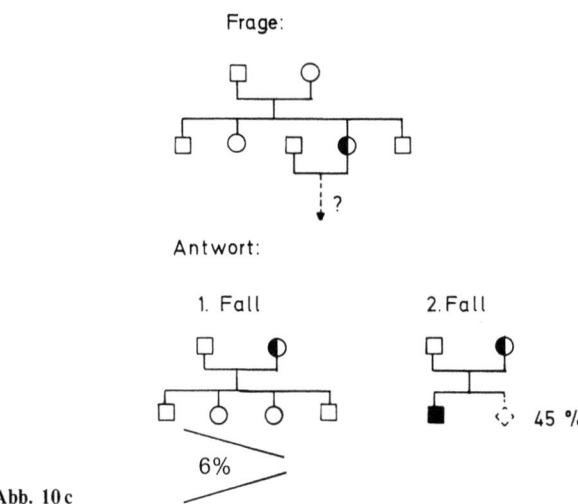

Abb. 10c

Wie wir sahen, sind ca. 10–15% der sporadischen, einseitigen Fälle dominante Neumutanten, deren Kinder ein Erkrankungsrisiko von 45% haben. 85–90% sind nichterbliche Fälle; ihre Kinder bleiben gesund. Da wir diese beiden Gruppen aber nicht unterscheiden können, also nicht wissen, zu welcher der Fragende gehört, ergibt sich ein Risiko von ≈ 6%, ein befallenes Kind zu bekommen. Es bietet keine ausreichende Handhabe, von Kindern abzuraten. Man wird den Fragenden jedoch auf die Gefahr aufmerksam machen und eine regelmäßige augenärztliche Überwachung aller Kinder dringend empfehlen.

Die Chance, zur Gruppe der nichterblichen Fälle zu gehören, steigt mit jedem gesunden Kind; für die Berechnung im einzelnen sei wieder auf Kap. 7 verwiesen. Je mehr gesunde Kinder also der Fragende schon hat, desto geringer ist die Wahrscheinlichkeit für die nachfolgenden Kinder, zu erkranken. Dagegen beweist schon das erste kranke Kind, daß der erkrankte Elternteil Träger einer dominanten Neumutation ist; weitere Kinder haben ein Erkrankungsrisiko von 45%.

b) Der Fragende war selbst an doppelseitigem R. erkrankt. Keine weiteren Erkrankungen in der Familie.

Frage:

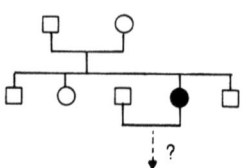

Antwort:
Patient ist Träger einer Neumutation.
Erkrankungsrisiko für jedes Kind ca: 45%.

Abb. 10 d

Frage

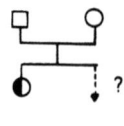

Antwort:
Das Erkrankungsrisiko beträgt sicher nicht viel über: 1-2%

Abb. 10 e

Alle sporadischen doppelseitigen Fälle sind als dominante Neumutationen anzusehen; jedes Kind hat also ein Erkrankungsrisiko von 45%.

c) Wir wenden uns nun einem praktisch sehr wichtigen Teil zu, der jedoch theoretisch nicht so ohne weiteres zu entscheiden ist: Der Fragende ist selbst wie alle seine Angehörigen gesund. Eines seiner Kinder erkrankt an R. Wie ist das Risiko für weitere Kinder einzuschätzen? (s. Abb. 10 e).

Mit überwiegender Wahrscheinlichkeit handelt es sich bei dem Kind entweder um eine Neumutation oder um einen nicht erblichen Fall. In beiden Fällen ist es sehr unwahrscheinlich, daß weitere Kinder ebenfalls erkranken. Allerdings muß auch mit der Möglichkeit gerechnet werden, daß ein Elternteil das Gen trägt, daß aber die Manifestation ausblieb. Dann hätte jedes Kind ein Erkrankungsrisiko von 45%. Wie wir nach der Theorie erwarten würden, so zeigt jedoch auch die praktische Erfahrung, daß dieser Fall sehr selten ist: Nach KAELIN (1955) waren von 959 Geschwistern sporadischer Fälle nur 13 (1,36%) an R. erkrankt. Gegen diese Zusammenstellung von KAELIN ist eingewendet worden, sie sei nicht auslesefrei und gebe ein zu günstiges Bild. Bei einer neueren, auslesefrei gewonnenen holländischen Serie waren jedoch von 887 nachgeborenen Geschwistern sporadischer Fälle 10 (1,13%) erkrankt, was mit KAELINS Schätzung übereinstimmt. Das Risiko ist also sehr gering; ein Grund, von Fortpflanzung abzuraten, besteht nicht. Nachfolgende Kinder sollten jedoch regelmäßig augenärztlich untersucht werden.

Auch hier ist es gut, das Risiko für nachgeborene Geschwister ein- und doppelseitiger Fälle getrennt zu betrachten; das Erkrankungsrisiko für Geschwister doppelseitiger sporadischer Fälle ist etwas (wenig) höher.

3. Schließlich sei noch der Fall betrachtet, daß die gesunde Schwester oder der gesunde Bruder eines sporadischen R.-Patienten nach den Erkrankungsrisiken für die eigenen Kinder fragt.

In diesem Falle werden die Kinder genau wie der Fragende selbst sehr wahrscheinlich vom R.-Gen frei sein. Es besteht jedoch die entfernte Möglichkeit, daß sich das Gen weder bei dem Fragenden, noch bei einem seiner Eltern manifestiert hat, daß es aber zum R. bei einem der Kinder führen wird. In einer daraufhin untersuchten Serie hatten 42 Geschwister sporadischer Fälle (28 einseitig und 14 doppelseitig) 90 Kinder, von denen eines erkrankt war.

Es besteht also kein Grund, von der Fortpflanzung abzuraten; dagegen empfiehlt sich augenärztliche Kontrolle der Kinder.

5. Autosomal-rezessiver Erbgang und Heterozygotentests

Bei autosomal-rezessivem Erbgang stammen die erkrankten Personen in der Regel von gesunden Eltern ab, die selbst heterozygot sind, d. h. das betrachtete Gen in einfacher Dosis tragen. Das „normale" Allel überdeckt mit seinem normalen Genprodukt den Defekt. Die typische Situation ist in der Abb. 11 dargestellt.

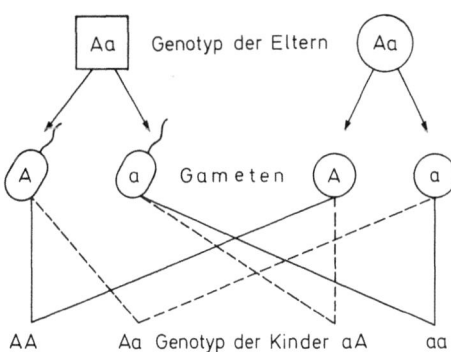

Abb. 11. Der häufigste Kreuzungstyp bei autosomal-rezessivem Erbgang

Es folgt, daß jedes Kind aus einer solchen Verbindung das Risiko $1/4$ hat, das pathologische Gen in doppelter Dosis zu erhalten und damit als homozygoter Genträger krank zu sein. $2 \times 1/4 = 1/2$ beträgt die Wahrscheinlichkeit für jedes Kind, daß es wieder wie die Eltern heterozygoter Genträger wird und $1/4$ dafür, daß ein Kind homozygot gesund ist, das

Gen also nicht besitzt und auch nicht weitergeben kann. *Kranke und Gesunde erscheinen im Durchschnitt in solchen Familien im Verhältnis 1:3.* Wieder sind Weitergabe und Erkrankungswahrscheinlichkeit unabhängig vom Geschlecht.

Unter den Verwandten der Befallenen werden wir weitere Kranke in erster Linie unter den Geschwistern zu erwarten haben, wiederum mit der Wahrscheinlichkeit $^1/_4$ für jedes Geschwister.

Bei der geringen Kinderzahl der meisten Familien in der modernen Industriegesellschaft heißt das aber, daß die Mehrzahl der Kranken anscheinend „sporadisch" auftritt. Sie sind die einzigen Kranken in der Familie und der Sippe, obwohl ihre Krankheit allein auf einer fehlerhaften Erbanlage beruht. Es ist also falsch, aus der Tatsache, daß weitere Kranke nicht auffindbar sind, ableiten zu wollen, das Leiden sei nicht erblich!

Als einfaches Beispiel kann uns eine Reihe von Zweikindfamilien mit heterozygoten Eltern dienen: Nur bei einer von 16 Familien werden zwei Kinder krank sein. 6mal wird nur ein Kind („sporadisch") erkrankt sein, in neun Familien werden nach den Gesetzen des Zufalls keine Kranken aufgetreten sein (vgl. Abb. 12).

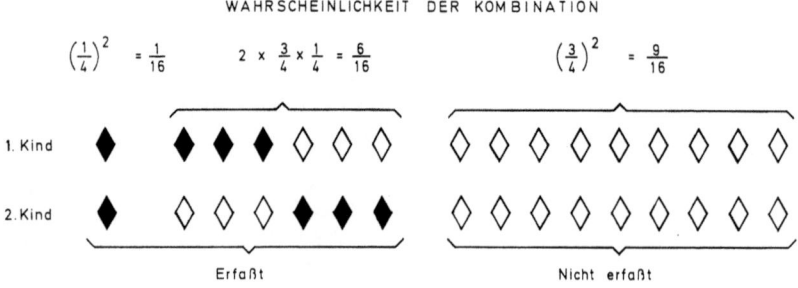

Abb. 12. Erwartungswerte für Geschwisterschaften mit zwei, einem und keinem Kranken bei autosomal-rezessivem Erbmodus und Zweikindfamilien, wenn beide Eltern heterozygot sind (Aa × Aa)

Das Beispiel ruft uns noch einmal in das Gedächtnis, daß die angeborenen Erkrankungsrisiken stets nur als *Wahrscheinlichkeiten* aufzufassen sind, von denen im Einzelfall der kleinen Familie weitgehende Abweichungen zu erwarten sind. Es zeigt weiter, daß in den durch das Auftreten wenigstens eines kranken Kindes erfaßten Familien das

Verhältnis zwischen Kranken und Gesunden nicht mehr 1 : 3 beträgt. Kranke sind wesentlich häufiger, da alle Eltern mit zufällig nur gesunden Kindern gar nicht als Heterozygote erfaßt werden. Für statistische Untersuchungen kann man diesen „Erfassungsfehler" rechnerisch korrigieren.

Das pathologische Gen kann bei autosomal-rezessivem Erbgang unerkannt durch sehr zahlreiche Generationen weitergegeben werden. Erst die Verbindung zwischen zwei Personen, die zufällig für das gleiche pathologische Gen heterozygot sind, führt mit der Wahrscheinlichkeit von $1/4$ für jedes Kind zum Auftreten Homozygoter und damit Erbkranker.

Je seltener nun aber ein Gen in der Bevölkerung ist, um so geringer wird die kombinierte Wahrscheinlichkeit, daß zufällig beide Ehepartner Träger dieses Gens sind (genau gesagt entspricht diese Wahrscheinlichkeit dem Quadrat der Heterozygotenhäufigkeit in der Bevölkerung). Bei einer Verwandtenehe hängt dagegen die Wahrscheinlichkeit, daß beide Ehepartner durch gemeinsame Abstammung ein einmal in dieser Familie vorhandenes pathologisches Gen bekommen haben, nur vom Grade ihrer Verwandtschaft ab. Je seltener also ein Gen in der Bevölkerung ist, um so seltener werden zufällige Verbindungen Heterozygoter sein und um so größer wird der Anteil von Verwandtenehen an allen Ehen zwischen Heterozygoten werden. Wir werden die Bedeutung der Verwandtenehen weiter unten genauer zu besprechen haben (Kap. 13). Hier kam es uns nur darauf an, ganz allgemein zu begründen, daß Patienten mit seltenen Erbleiden häufiger aus Verwandtenehen hervorgehen, als es rein zufällig zu erwarten wäre. *Sind also die Eltern eines Kranken, bei dem nach dem klinischen Bild ein Erbleiden zur Diskussion steht, untereinander verwandt, so stärkt das unseren Verdacht auf autosomal-rezessiven Erbgang.* Das gilt insbesondere, wenn auch Geschwister erkrankt sind. Der umgekehrte Schluß ist nicht berechtigt: Fehlende Blutsverwandtschaft der Eltern spricht nicht gegen das Vorliegen eines autosomal-rezessiven Erbleidens.

In der genetischen Beratung wird nun oft die Frage gestellt, wie groß die Wahrscheinlichkeit für eine bestimmte Person aus der Verwandtschaft eines Erbkranken sei, daß sie heterozygoter Genträger ist. Gehen wir davon aus, daß nach dem klinischen Bild einwandfrei feststeht, daß bei dem Kranken ein autosomal-rezessives Erbleiden vorliegt, zum Beispiel eine Phenylketonurie (Phenylbrenztraubensäure-Schwachsinn, Føllingsche Krankheit). In der weiteren Familie seien keine weiteren Kranken aufgetreten. Dann läßt sich die gestellte Frage eindeutig beantworten. Die sich für jeden selbst gesunden Verwandten allein aufgrund der gemeinsamen Abstammung ergebende Wahrscheinlichkeit, das Gen zu besitzen, ist im Modellstammbaum der Abb. 13 eingetragen. Die im Schema genannten Werte müssen in besonderen Fällen unter Umständen modifiziert werden. Sind beispielsweise die Eltern des Patienten selbst Vettern ersten Grades, so ist es wahrscheinlich, daß die Großelternteile, die Geschwister waren, die Genträger sind. Für sie ist die Wahrscheinlichkeit hierfür also größer als $1/2$ und nähert sich 1. Entsprechend größer ist die „Gefährdung" für Verwandte, die sich von

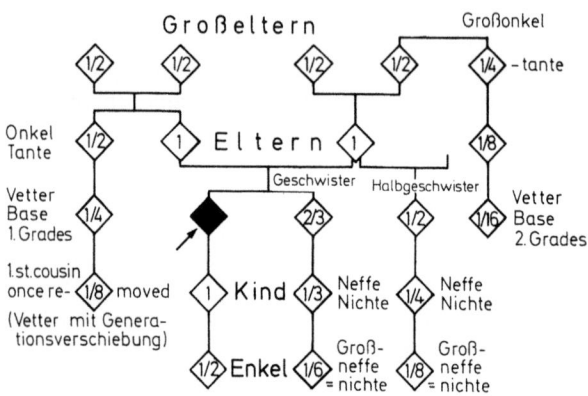

Abb. 13. Wahrscheinlichkeit, heterozygoter Genträger zu sein, für Verwandte des Homozygoten, z. B. bei einem autosomal-rezessiven Erbleiden. — Das Geschlecht ist nicht vermerkt, da es ohne Bedeutung ist. Der Übersichtlichkeit wegen sind gesunde, nicht verwandte Ehepartner nicht angegeben. — Die Werte für weitere Verwandtschaftsgrade sind leicht zu ermitteln, in dem man den nächsten Weg im Stammbaum verfolgt und berücksichtigt, daß die Chance für ein Kind, ein bestimmtes Gen von einem Elternteil zu erhalten jeweils $1/2$ ist. Der abweichende Wert bei Geschwistern von Merkmalsträgern ergibt sich dadurch, daß eine Klasse von Kindern (die kranken) vor der Berechnung ausgeschieden sind (vgl. Abb. 11)

dieser Linie ableiten. Für den „angeheirateten" Großelternteil wird das Risiko entsprechend kleiner und nähert sich dem Wert der allgemeinen Heterozygotenhäufigkeit. Entsprechend sind die Werte für nur über diese Großelternteile verwandte Angehörige abzuändern.

Abgesehen von diesem Fall ist den angegebenen Werten natürlich die allgemeine Wahrscheinlichkeit für jede Person hinzuzurechnen, das Gen rein zufällig zu besitzen. Diese ergibt sich aus der Genhäufigkeit in der betreffenden Bevölkerung. Der Berechnung liegt die Annahme eines genetischen Gleichgewichts für das betreffende Gen zugrunde. Die

Genotypenhäufigkeit errechnet sich dann aus der von HARDY und WEINBERG gefundenen Beziehung nach der Formel:

$AA : Aa : aa$
$p^2 : 2pq : q^2$; $p+q=1$

p und q bedeuten hier die Häufigkeit des normalen und des pathologischen Allels an dem betreffenden Genort. p^2 und q^2 sind die Häufigkeiten der beiden homozygoten Typen, $2pq$ die Häufigkeit der Heterozygoten. Für die bereits erwähnte Phenylketonurie zum Beispiel betrüge bei einer Häufigkeit der Kranken (q^2) von 0,0001 die Genhäufigkeit (q) 0,01 und die Heterozygotenhäufigkeit $(2pq) = 2 \times 0,99 \times 0,01 = 0,0198$, d. h. etwa $1/50$[1].

Bereits bei der Besprechung des autosomal-dominanten Erbgangs wurde darauf hingewiesen, daß die Begriffe rezessiv und dominant Vereinfachungen darstellen, deren Definition exakt nur auf Extremfälle zutrifft. Es wundert uns dann nicht mehr, zu erfahren, daß bei einer ganzen Anzahl von Leiden mit autosomal-rezessivem Erbgang bei genauer Untersuchung auch die Heterozygoten geringe Abweichungen von der Norm erkennen lassen. Streng genommen müßte man nun wieder von intermediärem Erbgang sprechen. Besser und üblich ist die Bezeichnung autosomal-rezessiver Erbgang mit Erkennbarkeit der Heterozygoten. Während in manchen Fällen bereits eine sorgfältige klinische Untersuchung „Mikrosymptome" als Hinweise auf das Vorhandensein des pathologischen Gens in einfacher Dosis erbringen kann, gelingt dieser Nachweis meist nur durch Einsatz spezieller Untersuchungsmethoden. In letzter Zeit sind große Anstrengungen gemacht worden, derartige *Heterozygotentests* zu entwickeln. Erfolge sind vor allem bei den erblichen Stoffwechselleiden erzielt worden. Der Nachweis gelingt entweder durch verfeinerte Nachweismethoden bei normaler Belastung oder durch zusätzliche Beanspruchung der kritischen Stoffwechselwege, die dann bei Heterozygoten Abweichungen erkennbar werden lassen, –

---

[1] Tatsächlich ist die Situation bei der Phenylketonurie etwas komplizierter, da für das Symptom Hyperphenylalaninämie anscheinend Heterogenie besteht, d. h. das Symptom auch durch andere Gene bedingt sein kann. Neben der Føllingschen Krankheit gibt es auch eine gutartige Hyperphenylalaninämie. Wahrscheinlich müssen deshalb auch die Häufigkeitsschätzungen für Phenylketonurie korrigiert werden. Es ist das hier nicht berücksichtigt, da die genetischen Beziehungen der Phenylketonurie zur Hyperphenylalaninämie noch nicht restlos geklärt sind, die Häufigkeiten, wie sie an Neugeborenen festgestellt wurden, von Bevölkerung zu Bevölkerung verschieden sind, und es uns hier nur auf die beispielhafte Rechnung ankam.

oder durch direkte Messung der Enzymaktivität etwa an kultivierten Fibroblasten.

Die Sicherheit eines solchen Tests ermittelt man durch Vergleich eines Kollektivs Heterozygoter, deren Status aus genetischen Gründen bekannt ist, zum Beispiel Eltern von Kranken, mit einer Gruppe Gesunder.

Nehmen wir eine heute nicht seltene Situation zum Beispiel:

Der selbst gesunde Bruder eines an Phenylketonurie erkrankten Patienten möchte heiraten und fragt, wie groß das Risiko sei, daß er selbst das Gen weitergäbe, und welche Gefahr für seine Kinder bestünde.

Aus der Kenntnis des Erbgangs der Phenylketonurie allein können wir ableiten (vgl. Abb. 11 und Abb. 13), daß der Fragende mit einer Wahrscheinlichkeit von $^2/_3$ das kranke Gen von einem seiner Eltern erhalten hat. In der besprochenen Weise könnten wir für den prospektiven Ehepartner die Heterozygotenwahrscheinlichkeit ebenfalls errechnen und können dann auch die Wahrscheinlichkeit für jedes Kind ermitteln, schließlich homozygot für das Erbleiden zu sein. Bei vielen Erbleiden wird man sich auf dieses Vorgehen beschränken müssen. Wenn es ein seltenes Leiden ist, wird man sich mit der Empfehlung begnügen können, daß der Frager selbst nicht die Ehe mit einem Blutsverwandten schließt und sich auch vergewissert, daß der Ehepartner in seiner Verwandtschaft nicht Kranke mit dem gleichen Erbleiden hat. Es wird dann ein Risiko von etwas über $^1/_3$ bestehen, daß die Kinder schließlich auch Genträger sind. Die Wahrscheinlichkeit für das Auftreten von Erbkranken unter den Kindern wird zwar höher als bei anderen Ehen in der gleichen Bevölkerung, absolut aber doch noch gering sein. Genauer berechnet ergäbe sich für unseren Fall die Wahrscheinlichkeit von $^2/_3 \times {}^1/_{50} = {}^1/_{75}$ (S. 37), dafür, daß beide Ehepartner Heterozygote sind (gegenüber $^1/_{50} \times {}^1/_{50} = {}^1/_{2500}$ in der Bevölkerung).

Da dann wieder für das Kind aus dieser Ehe das Erkrankungsrisiko von $^1/_4$ bestünde, wäre die kombinierte Wahrscheinlichkeit $^1/_4 \times {}^1/_{75} = {}^1/_{300}$. Die Wahrscheinlichkeit für das Auftreten eines kranken Kindes wäre damit zwar etwa 33mal so groß wie bei den Kindern „unbelasteter" Ehepartner (1:10000), aber doch so gering, daß man von einer solchen Ehe nicht abraten müßte.

Im Falle der Phenylketonurie ist aber eine exaktere Angabe möglich. Das Leiden beruht auf einem Enzymdefekt, der den normalen Abbau des Phenylalanins zum Tyrosin verhindert (Abb. 14):

Die Störung der Hirnentwicklung hängt mit dem Anstau des Phenylalanins und anderer von ihm abgeleiteter abnormer Stoffwechselpro-

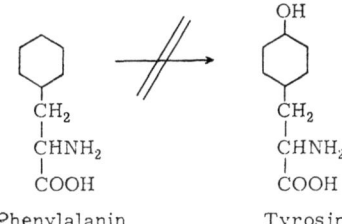

Abb. 14. Enzymdefekt bei der Phenylketonurie: Der Umbau von Phenylalanin zu Tyrosin ist behindert

dukte zusammen. Die Tyrosinkonzentration ist bei dem Patienten erniedrigt. Das bei dem Patienten fehlende wirksame Enzym, die Phenylalaninoxidase, ist offenbar auch bei den Heterozygoten vermindert. In nüchternem Zustand ist deshalb auch bei ihnen die Phenylalaninkonzentration im Serum im Mittel leicht erhöht. Die Verteilungen überlappen sich aber derart, daß keine eindeutige Trennung der Kollektive möglich ist (Abb. 15).

Belastet man nun aber die Untersuchten mit einer Standarddosis von L-Phenylalanin und bestimmt in Abständen die Konzentration des Phenylalanins im Plasma, so rücken die Kollektive auseinander.

Neben dem stärkeren Anstieg der Phenylalaninkonzentration bei den Heterozygoten findet sich bei ihnen, wie zu erwarten, auch ein gegenüber dem Normalen verminderter Anstieg der Tyrosinkonzentration (Abb. 16). Die Trennschärfe des Tests läßt sich deshalb dadurch weiter verbessern, daß man einen Quotienten Phenylalaninkonzentration/Tyrosinkonzentration bildet.

Mit Hilfe dieser Tests ist es möglich, eine weitergehende Aussage über den Genotyp des zu Beratenden zu machen. Bei etwa 20% der für das Phenylketonuriegen Heterozygoten können sich aber in den Tests Werte finden, die von denen der normal Homozygoten nicht sicher zu unterscheiden sind. Es ist also unter Umständen möglich, mit großer Sicherheit zu sagen, daß eine Einzelperson heterozygoter Genträger ist; die Aussage, daß der Untersuchte das Gen auch nicht in einfacher Dosis besitzt, ist bestenfalls mit 80% Wahrscheinlichkeit möglich.

Obwohl es also relativ gut möglich ist, die Gesamtgruppe der Heterozygoten abzugrenzen, ist eine definitive Aussage über den Status einer speziellen, untersuchten Person oft nur mit Vorbehalt durchführbar. Im Falle der Phenylketonurie ist eine wesentlich genauere Aussage durch Untersuchung des Enzyms im Lebergewebe möglich. Da hierzu eine Leberbiopsie (Nadelbiopsie oder offene Biopsie) notwendig ist, bleibt diese Methode auf besondere Situationen beschränkt.

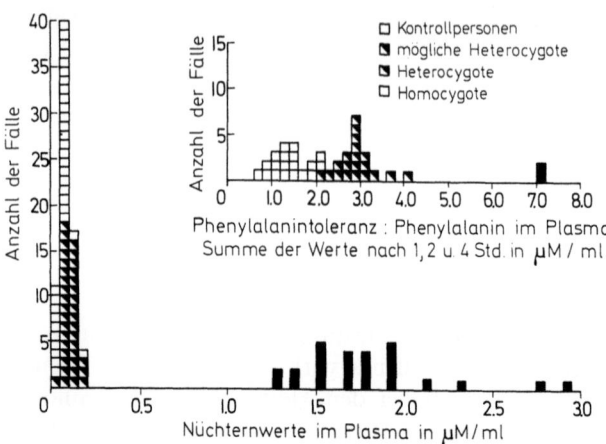

Abb. 15. *(äußere Zeichnung)* Phenylalaninkonzentration (mg-%) im Plasma von Phenylketonurikern, genetisch nachgewiesenen Heterozygoten und Kontrollpersonen (Nüchternwerte ohne Phenylalanin-Belastung); *(innere Zeichnung)* Phenylalanin im Plasma bei den drei genannten Gruppen nach Belastung mit 2 mmol L-Phenylalanin/kg K.-Gew. Summe der Werte nach 1, 2 und 4 Std in μM-ml (Nach JERVIS aus LINNEWEH, 1964)

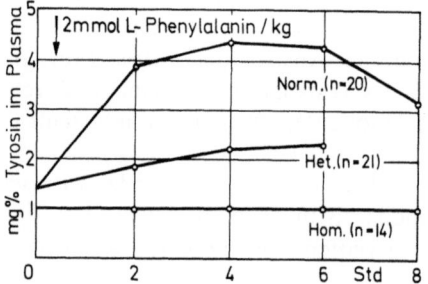

Abb. 16. Tyrosin-Konzentration (mg-%) im Plasma von Phenylketonurikern, Heterozygoten und Kontrollpersonen im Phenylalanin-Toleranztest (2 mmol L-Phenylalanin/kg K.-Gew. (Nach JERVIS aus LINNEWEH, 1964)

Bei anderen Erbleiden ist die Aussagekraft bei Untersuchung eines Einzelpatienten unter Umständen besser, meist aber noch geringer. Trotz dieser Einschränkung können aber derartige Tests die genetische Beratung erheblich erleichtern. Weiter kann man sie einsetzen, um die Wahrscheinlichkeit dafür zu verbessern, daß der nach der Familienanamnese unbelastete, vorgesehene Ehepartner eines Heterozygoten wirklich nicht (zufällig) ebenfalls heterozygoter Genträger ist. Das gleiche gilt für die Spenderauswahl für eine heterologe Insemination nach Erkrankung eines Kindes an einem autosomal-rezessiven Erbleiden. Bei der Auswahl der Spender zur heterologen Insemination wird diesem Problem bislang zu geringe Aufmerksamkeit geschenkt.

Das Ziel derartiger Forschungen ist natürlich eine sichere Erkennung *aller* Heterozygoten. Tabelle 4 gibt eine Übersicht über verschiedene Prinzipien des Heterozygoten-Nachweises zusammen mit ausgewählten Beispielen. Für die bei einzelnen Krankheiten zur Verfügung stehenden Methoden sei auf die Spezialliteratur verwiesen (z. B. STANBURY et al., 1978)

Beim Arzt wie beim Patienten kann nun die Frage auftauchen, ob es vom populationsgenetischen Standpunkt her überhaupt verantwortet werden kann, daß ein heterozygoter Genträger eines schweren Erbleidens eine Ehe eingeht. Nun ist es sicher richtig, daß der Ausschluß der meisten Genträger von der Fortpflanzung zum Rückgang der Häufigkeit eines Erbleidens führen würde. Bedenkt man aber die große Zahl der unerkannt in der Bevölkerung lebenden Genträger, so ist der Anteil der erfaßten und zur Beratung kommenden Heterozygoten bei seltenen Erbleiden so gering, daß auch ihr Ausschluß in überschaubaren Zeiträumen keinen erkennbaren Effekt zeigen könnte. Außerdem wurde kürzlich am Beispiel einer nordamerikanischen Bevölkerung errechnet, daß nicht weniger als 11% der Bevölkerung für eine von 14 rezessiven Stoffwechselerkrankungen heterozygot waren, für die ein Screening kurz nach der Geburt durchgeführt wurde. Für Deutschland dürften ähnliche Zahlen gelten. Die Beratung wird mit voller Berechtigung allein darauf abzielen, Ehen zwischen Heterozygoten zu vermeiden, um das Auftreten kranker Kinder zu verhindern. In bereits bestehenden derartigen Ehen wird man zum Verzicht auf weitere Kinder raten müssen, wenn nicht eine pränatale Diagnose (vgl. Kap. 10) möglich ist. Werden trotzdem Kinder gezeugt, so muß man auf exakte Überwachung drängen, um durch Frühdiagnose eine bei Stoffwechselleiden eventuell mögliche Therapie rechtzeitig einzuleiten.

Abschließend seien noch zwei seltenere Situationen besprochen:

Bei Erbleiden, die ihren Träger nicht zu stark beeinträchtigen, kann es geschehen, daß ein Kranker selbst heiraten will. In diesem Falle ist der Betreffende bei autosomal-rezessivem Erbgang selbst homozygot, kann also nur das kranke Gen weitergeben. Alle Kinder sind Heterozygote. Hinzu käme die Gefahr, daß der Partner heterozygot für das gleiche Gen ist. Dieses Risiko entspricht bei unbelastetem, nicht mit dem Kranken verwandten Partner der allgemeinen Heterozygoten-

Tabelle 4. Einige Prinzipien des Nachweises von Heterozygotie

Nachweis-Prinzip	Substrat	Beispiel
Abnorme Konzentration von Metaboliten im Blut, evtl. nach Belastung des betroffenen Stoffwechselweges	Serum	Phenylketonurie (abnorm hoher Phenylalaninspiegel nach Belastung)
Verminderte Enzymaktivität	Erythrozyten	Galaktosämie/(gal-1-p-uridyltransferase oder Galaktokinase reduziert)
	Leukozyten	Glykogenspeicherkrankheit Typ II (Pompe); α-glucosidase reduziert
	Fibroblasten und Amnionzellen	Lesch-Nyhan-Syndrom (Mosaike für HPRT-Defekt) und eine zunehmende Anzahl anderer Enzymdefekte
	Lebergewebe, – Zellen	Phenylketonurie (Phenylalanin-Hydroxylase reduziert)
Funktionell abnorme Enzyme	Serum	Pseudocholinesterase-Varianten mit abnormer Substrathemmung
Abnorm erhöhte Enzymaktivität (z. B. durch Membrandefekt, Leakage)	Serum	X-chromosomale Muskeldystrophie Typ Duchenne (Kreatin-Phosphokinase (CPK) im Serum erhöht)
Mangelnde Aktivität von Funktionsproteinen (z. B. Gerinnungsfaktoren)	Plasma oder Serum	Hämophilie; Prothrombinmangel; Faktor VII-Mangel
Verminderte Konzentration von Transportproteinen	Serum	A-beta-Lipoproteinämie; Hypo-alpha-lipoproteinämie (Tangier-Krankheit)
Nachweis abnormer Proteine, z. B. durch veränderte Wanderungsgeschwindigkeit in der Elektrophorese	Hämolysat	Hämoglobinopathien (z. B. Sichelzellanämie)
Morphologische Anomalie	Retina	X-chromosomaler Augen-Albinismus (abnorme Pigmentierungsmuster)

wahrscheinlichkeit in der Bevölkerung. Multipliziert man diese wiederum mit $1/2$, so erhält man den Erwartungswert für kranke Kinder aus dieser Ehe. Ist aus einer solchen Ehe aber einmal ein krankes Kind hervorgegangen, so ist damit erwiesen, daß der Partner heterozygot ist. Für jedes weitere Kind besteht dann die Erkrankungswahrscheinlichkeit von $1/2$. Bei der oben diskutierten Phenylketonurie kann man heute die phänotypischen Auswirkungen des krankhaften Gens weitgehend verhindern, wenn man die Kinder bis etwa zum 10.–14. Lebensjahr phenylalaninarm ernährt. Später können sie normale Nahrung zu sich nehmen; das reife Gehirn erleidet keinen Schaden mehr. Plant jedoch eine homozygote Frau eine Schwangerschaft, so muß sie möglichst schon vor der Konzeption mit einer sorgfältig überwachten Diät beginnen, um das Risiko einer Schädigung des Feten durch die Stoffwechselanomalie der Mutter möglichst gering zu halten.

Aus einer Ehe von zwei für das gleiche Gen homozygot Kranken können natürlich nur kranke Kinder hervorgehen, da ja keiner der Partner an diesem Genort das gesunde Allel besitzt.

Eine scheinbare Abweichung kann (wenn Illegitimität auszuschließen ist) dadurch zustande kommen, daß beide Ehepartner zwar ein klinisch gleiches autosomal-rezessives Erbleiden besitzen, es aber bei jedem von ihnen auf Störung an einem anderen Genort beruht (Heterogenie, vgl. S. 9). Ein Beispiel bietet der Stammbaum von MÜHLMANN für autosomal-rezessive Taubstummheit (Abb. 17).

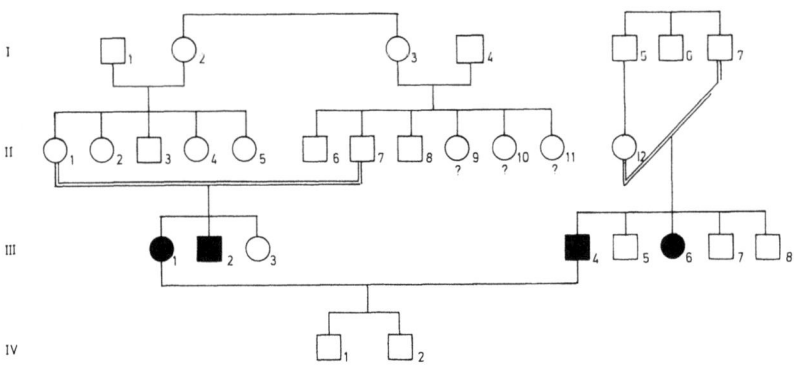

Abb. 17. Stammbaum, der Heterogenie für die Taubstummheit beweist. Beide Eltern entstammen einer Verwandtenehe, und doch sind die Kinder gesund (Nach MÜHLMANN, 1930; vereinfacht)

Ein besonderer Hinweis bezüglich der Schwerhörigkeit — Taubheit — sei hier eingeschlossen. (Vgl. auch KÖNIGSMARK + GORLIN 1976). Sie ist eine der verbreitesten, schwerwiegenden Behinderungen in unserer Bevölkerung. 40–60% aller in der Kindheit manifesten Fälle sind genetisch bedingt. Je besser es gelingt, die exogenen Formen zu verhüten (Rubeolenembryopathie, Streptomycin- oder ähnliche Therapie), desto größer wird der relative Anteil genetischer Formen. Dennoch kommen erheblich weniger Schwerhörige und Taubstumme zur genetischen Beratung, als man erwarten sollte. Im Hinblick auf die besonderen Kommunikationsprobleme sollten hier vielleicht spezielle Beratungsmöglichkeiten geschaffen werden. Etwa 2/3 aller erblichen Hörstörungen sind autosomal-rezessiv erblich, knapp 1/3 autosomal-dominant und etwa 2% X-chromosomal-rezessiv. Häufig ist Schwerhörigkeit Teil eines Syndroms und dementsprechend ist das Wiederholungsrisiko zu beurteilen. Mehr als 70 genetisch verschiedene Formen der Hörstörung sind bekannt. Eine sorgfältige Analyse des Stammbaums und assoziierter Symptome und Stigmata gestatten häufig eine genaue Prognose und bei Ehen zwischen Hörbehinderten, die aus Gründen der Kommunikationsmöglichkeiten nicht so selten sind, ein Urteil darüber, ob, wie im Beispiel, vielleicht Heterogenie besteht.

Tabelle 5. Wiederholungsrisiko für Schwerhörigkeit/Taubheit bei Geschwistern und/oder Kindern von Betroffenen. (Verkürzt aus BIEBER und NANCE nach FAY und ROSE)

Typ der Ehe und der Familienanamnese (FA)	Zahl der vorhandenen tauben Kinder	Zahl der insgesamt vorhandenen (untersuchten) Kinder (S)				
		0	1	2	3	4
beide Eltern normal hörend						
positive FA	1	—	0.20	0.19	0.17	0.16
negative FA	1	—	0.10	0.08	0.07	0.05
Ein Elternteil taub						
alle Kinder normal	0	0.07	0.04	0.03	0.02	0.01
wenigstens 1 Kind taub	>0	—	0.40	0.40	0.40	0.40
Beide Eltern schwerhörig/taub						
alle Kinder normal	0	0.10	0.04	0.03	0.02	0.01
alle Kinder taub	S	0.10	0.62	0.80	0.92	0.97
taube und normal hörende Kinder	>0, <S	—	—	0.33	0.33	0.33

Wenn keine spezielle Form vorliegt, kann man nur auf empirische Werte zurückgreifen. Die folgende Tabelle ist verkürzt einer Übersicht von BIEBER und NANCE in JACKSON und SCHIMKE, 1979, entommen. (Bezüglich der theoretischen Grundlagen der Veränderung der Erbprognose mit jedem weiteren gesunden oder kranken Kind sei auf die in Kapitel 7 näher diskutierten Überlegungen verwiesen.)

Bei einer zunehmenden Zahl autosomal-rezessiver Erbkrankheiten ist es jetzt möglich, den Enzymdefekt schon während der Embryonalentwicklung zu diagnostizieren; die Schwangerschaft kann also abgebrochen werden, wenn die Diagnose positiv ist (vgl. Kap. 10 über vorgeburtliche Diagnose). Da die Möglichkeiten auf diesem Gebiet jetzt rasch zunehmen, ist der Arzt gut beraten, wenn er sich von Fall zu Fall informiert, ob eine solche Möglichkeit schon besteht. Nach MCKUSICK (1978) sind bis jetzt etwa 1100 autosomal-rezessive Erbkrankheiten bekannt.

6. Geschlechtsgebundene Erbgänge

Der Mensch gehört zu den Lebewesen mit genotypischer Geschlechtsbestimmung. Männer und Frauen unterscheiden sich genotypisch dadurch voneinander, daß Männer ein X- und ein Y-Chromosom besitzen, während Frauen zwei X-Chromosomen haben. Jede fruchtbare Ehe entspricht somit einer Mendelschen Rückkreuzung:

Mütterliche Gameten:	Väterliche Gameten:	
	X	Y
X	$\frac{1}{4}$ XX	$\frac{1}{4}$ XY
X	$\frac{1}{4}$ XX	$\frac{1}{4}$ XY
Gesamt:	$\frac{1}{2}$ XX ♀	$\frac{1}{2}$ XY ♂

Ein Gen, das auf einem der beiden Geschlechtschromosomen gelegen ist, muß einen ganz anderen Erbgang aufweisen als ein autosomales Gen. Dieser Erbgang läßt sich leicht aus dem Schema der Geschlechtsbestimmung ableiten.

Es hat sich nun praktisch erwiesen, daß ein Y-chromosomaler Erbgang — mit einer einzigen möglichen, unwichtigen Ausnahme — nicht vorkommt. Wir brauchen uns hier also nur mit den X-chromosomalen

Erbgängen zu befassen, von denen der *X-chromosomal-rezessive* praktisch die größte Bedeutung hat.

Die wesentlichen Kreuzungen dieses Erbganges sind:

1. Mutter homozygot normal (XX). Vater hemizygot krank (X'Y)[2]. Alle Söhne dieser Verbindung sind gesund; denn sie erhalten das normale Gen mit einem X-Chromosom der Mutter. Alle Töchter sind jedoch heterozygot (X'X); dabei ist das krankhafte Gen auf dem vom Vater ererbten X'-Chromosom lokalisiert. Die Töchter werden dieses Chromosom X' mit dem krankhaften Gen auf die Hälfte ihrer Söhne weitervererben.

2. Mutter heterozygote Konduktorin (X'X), phänotypisch gesund; Vater gesund (XY). Hier ist die Hälfte der Söhne krank (X'Y), während alle Töchter gesund sind. Die Hälfte der Töchter ist jedoch heterozygot (Konduktorinnen).

3. Heiratet eine homozygot kranke Frau einen gesunden Mann, so sind alle Söhne krank und alle Töchter gesunde Konduktorinnen.

Die übrigen möglichen Kreuzungstypen ergeben sich sinngemäß; sie spielen praktisch meist keine Rolle.

X-chromosomal-rezessiver Erbgang ist also dadurch gekennzeichnet, daß — besonders bei seltenen Leiden — fast nur Männer als Kranke erscheinen. Die Übertragung jedoch erfolgt nur über die gesunden Töchter kranker Väter und über die Hälfte der gesunden Schwestern kranker Männer. Dabei sind alle Töchter kranker Väter Konduktorinnen. Unter den Schwestern von Merkmalsträgern sind jedoch dann keine Konduktorinnen, wenn das Leiden des Bruders auf eine Neumutation zurückzuführen ist.

Daraus ergeben sich die Richtlinien für die theoretische Erbprognose und die Familienberatung:

Betrachten wir ein bekanntes Erbleiden, etwa die Hämophilie A, und nehmen wir an, die Tochter eines Bluters frage uns, wie hoch das Risiko ist, daß ihr Kind ein Bluter wird. Die Antwort lautet: Dieses Risiko beträgt etwa 25% für jedes Kind: Dafür, daß das Kind ein Sohn wird, beträgt die Wahrscheinlichkeit etwa 50%, und wenn es ein Sohn ist, so hat dieser das Risiko $1/2$, das krankhafte Gen von seiner Mutter zu erhalten; denn sie ist heterozygot für dieses Gen.

Umgekehrt sind die Söhne von Blutern gesund. Sie können auch sicher sein, daß sie das krankhafte Gen nicht tragen und es daher auch

---

[2] X' bezeichnet im folgenden das Chromosom, das das kranke Gen trägt, X das normale Chromosom.

an keinen ihrer Nachkommen weitervererben werden. Ein solcher Sohn kann nur dann ein Bluter sein, wenn zufällig seine Mutter heterozygot für das Blutergen ist. Dieser Fall kann jedoch in der Regel vernachlässigt werden. Ganz anders ist allerdings die Lage, wenn Vater und Mutter etwa Blutsverwandte, z.B. Vetter und Kusine ersten Grades sind.

Nun nehmen wir an, die Schwester eines Bluters wolle heiraten und frage um Rat wegen der Gefahr für ihre Kinder. Die Antwort ist zunächst einfach: Wenn wir zunächst von der weiter unten behandelten Möglichkeit absehen, daß der Bruder sein Leiden einer Neumutation in der Eizelle verdankt, muß er das Blutergen von einer heterozygoten Mutter ererbt haben. Diese ist also heterozygot. Jede ihrer Töchter hat die Wahrscheinlichkeit 1/2, das Blutergen zu erhalten, also ebenfalls heterozygot zu sein. Wenn sie es aber ist, wird $1/4$ ihrer Kinder ($1/2$ ihrer Söhne) erkranken. Für jedes Kind besteht also insgesamt das Risiko $1/8$, für jeden Sohn das Risiko $1/4$, ein Bluter zu sein.

Vielfach gibt man sich mit dieser Aussage zufrieden. Hat eine Frau schon mehrere gesunde, aber keine kranken Söhne geboren, so kann diese zusätzliche Information dazu verwendet werden, ihr Risiko, heterozygot zu sein, genauer zu berechnen: Wäre sie heterozygot, so hätte jeder Sohn ein Risiko von $1/2$, erkrankt zu sein. Mit jedem gesunden Sohn dagegen steigt ihre Chance, homozygot normal zu sein. Die Berechnung basiert auf dem Bayesschen Theorem (Kap. 7).

Die Versuche, die Faktor VIII-Aktivität im Plasma für eine Differenzierung zwischen homozygot normalen und heterozygoten Frauen zu verwenden, waren in der Vergangenheit mehr oder weniger erfolglos; denn die Variabilität der Faktor VIII-Aktivität in beiden Gruppen ist sehr groß, und ausgedehnte Überschneidungen verhinderten eine saubere Klassifikation einzelner Fälle. Techniken, bei denen das Verhältnis zwischen Menge des Proteins mit Faktor VIII-Antigenität und Faktor VIII-Aktivität im Plasma verwendet wird, führen jedoch zu einer zuverlässigen Trennung. Eine gewisse, geringe Überschneidung scheint allerdings auch bei Anwendung dieser Methode bestehen zu bleiben. Wer Hämophilie-Familien zu beraten hat, der sollte eng mit einem auf diesem Gebiet erfahrenen Gerinnungslabor zusammenarbeiten.

Besonders zu berücksichtigen ist, wie oben schon erwähnt, die Möglichkeit, daß der Patient sein Leiden einer Neumutation verdankt. Diese Möglichkeit wird man dann erwägen, wenn er der einzige Merkmalsträger in seiner weiteren Verwandtschaft, also ein sporadischer Fall ist. Derartige sporadische Fälle kommen bei der Hämophilie A und B, aber auch bei anderen relativ häufigen X-chromosomalen Erbleiden, z.B.

der Duchenne-Form der Dystrophia musculorum progressiva, ziemlich oft vor; sie sind viel häufiger als die großen Stammbäume mit vielen Kranken, wie man sie aus den Lehrbüchern kennt. Man muß hier zwei Möglichkeiten ins Auge fassen: Entweder die Mutter ist homozygot normal und die krankhafte Mutation ist in ihrer Keimzelle entstanden. Dann haben Schwestern des Probanden die fast hundertprozentige Sicherheit, homozygot normal zu sein und keine Kinder mit dem betreffenden Erbleiden zu bekommen. Oder die Mutter ist heterozygot; etwa weil die Mutation in der Keimzelle eines ihrer Eltern entstanden ist — oder vielleicht war auch ihre eigene Mutter schon heterozygot. Dann hat die Schwester des Kranken das Risiko $^1/_2$, das krankhafte Gen zu besitzen.

Diese beiden Möglichkeiten sind unter Umständen schwer voneinander zu trennen. Bei der Hämophilie A allerdings glauben wir zu wissen, daß der größte Teil der Mutationen in Keimzellen von Männern auftritt, z.B. bei mütterlichen Großvätern unserer Patienten. Wenn das zutrifft, so müssen (fast) alle Mütter sporadischer Kranker heterozygot sein; ihre Gerinnungsbefunde bestätigen diese Schlußfolgerung. Das bedeutet z.B., daß bei einer Frau, die einen Sohn mit Hämophilie A geboren hat, das Risiko für jeden weiteren Sohn, auch Bluter zu sein, $^1/_2$ beträgt — unabhängig davon, ob schon weitere Bluter in der Familie vorhanden sind und ob der Sohn vom gleichen oder von einem anderen Mann ist. Auch beim Lesch-Nyhan-Syndrom, einer seltenen Störung des Purin-Stoffwechsels, kommen offenbar die allermeisten Neumutationen in Keimzellen von Männern vor; Mütter sporadischer Fälle sind also fast immer heterozygot.

Anders liegen die Dinge bei der Muskeldystrophie Typ Duchenne. Hier sieht es nach statistischen Untersuchungen so aus, als ob ein großer Teil der sporadischen Fälle seine Entstehung einer Mutation in der Keimzelle der Mutter verdankte. Das Problem, ob eine Mutter heterozygot ist, muß also in jedem Fall neu geprüft werden. Eine Bestimmung von Enzymen im Blut, besonders der Kreatin-Phosphokinase (CK) kann hier weiterhelfen. Auch diese Bestimmung bringt jedoch oft keine Entscheidung. Zudem verliert sie jenseits des 20.–30. Lebensjahres der Frau an Aussagekraft. (S. a. Kap. 7).

Für die übrigen, selteneren X-chromosomalen Leiden ist Näheres über Neumutationen nicht bekannt, wenn man auch immer mit ihrem Vorkommen rechnen muß. Auffälligere Heterozygoten-Befunde gibt es bei einigen von ihnen.

Der zweite geschlechtsgebundene Erbgang von Bedeutung ist der *X-chromosomal-dominante Erbgang*.

Er unterscheidet sich vom X-chromosomal-rezessiven Erbgang dadurch, daß nicht nur die Hemizygoten, sondern auch die (weiblichen) Heterozygoten Krankheitserscheinungen aufweisen. Unter den Merkmalsträgern finden sich demnach — auch bei selteneren Anomalien — neben Männern auch Frauen. Alle Söhne befallener Männer sind jedoch merkmalsfrei. Dafür sind alle Töchter von männlichen Merkmalsträgern und die Hälfte ihrer Schwestern ebenfalls Merkmalsträger. Unter den Kindern der weiblichen Kranken findet sich eine 1:1-Aufspaltung wie bei autosomal-dominantem Erbgang, also ohne Rücksicht auf das Geschlecht.

Also: Männliche Merkmalsträger können ihre Krankheit nur von der Mutter geerbt haben. Unter ihren Geschwistern findet sich eine 1:1-Aufspaltung ohne Rücksicht auf das Geschlecht. Weibliche Merkmalsträger können das Merkmal vom Vater wie von der Mutter geerbt haben.

Daraus ergibt sich schon, daß es bei Vorliegen von spärlichem Material schwierig sein kann, X-chromosomalen von autosomal-dominantem Erbgang abzugrenzen.

Die bekanntesten Anomalien, die diesen Erbgang zeigen, sind eine Vitamin D-resistente Rachitisform mit Hypophosphatämie und Formen der ektodermalen anhidrotischen Dysplasie sowie die genetischen Defekte des Enzyms Glukose-6-Phosphat-Dehydrogenase. Bei diesen wie bei anderen Beispielen gibt es eine Regel:

Bei X-chromosomal-dominantem Erbgang sind die männlichen Hemizygoten meist schwerer betroffen als die weiblichen Heterozygoten.

Für die genetische Familienberatung ergeben sich aus den oben abgeleiteten formalen Kriterien die folgenden Konsequenzen:

1. Befallene Männer geben das Gen an alle Töchter weiter; diese werden im Durchschnitt leichter erkrankt sein als ihre Väter.

2. Befallene Frauen geben das Gen an die Hälfte ihrer Söhne und an die Hälfte ihrer Töchter weiter. Die Söhne werden in der Regel schwerer befallen sein als die Patientinnen selbst und ihre Töchter.

3. Bei vollständiger Dominanz haben Personen, die selbst phänotypisch gesund sind, unabhängig von ihrem Geschlecht eine Erwartung von praktisch 100%, Kinder zu bekommen, die frei von dem betreffenden Merkmal sind.

4. Bei sporadischen Fällen prüft man zunächst, ob die Symptomatik einschließlich der biochemischen Ergebnisse wirklich mit der nachgewiesener erblicher Fälle übereinstimmt, wodurch eine Phänokopie unwahrscheinlich wird. Dann ist zu untersuchen, ob beide Eltern wirklich frei von Mikrosymptomen sind. Ist das der Fall, so darf mit wesentlich

höherer Sicherheit als meist beim X-chromosomal-rezessiven Erbgang auf eine Neumutation in der Keimzelle eines der Eltern geschlossen werden. Weitere Kinder aus einer gleichen Verbindung hätten demnach nur ein vernachlässigenswert geringes Risiko, zu erkranken. Für die Nachkommen der Merkmalsträger dagegen gelten die oben angeführten Gesichtspunkte; es besteht kein Unterschied zu den Kindern aus Familien, in denen schon mehrere Kranke beobachtet wurden.

Ein Sonderfall des X-chromosomal-dominanten Erbganges liegt dann vor, wenn die Hemizygoten nicht lebensfähig sind, während die Heterozygoten phänotypische Anomalien zeigen. In diesem Fall wird das Merkmal von den Müttern auf die Hälfte ihrer Töchter übertragen. Die Söhne sind alle gesund. Es gibt überhaupt nur kranke Frauen. Die Patientinnen können, müssen aber nicht unbedingt eine vermehrte Neigung zu Aborten erkennen lassen.

Dieser Erbgang konnte wahrscheinlich gemacht werden u. a. bei der Incontinentia pigmenti Bloch-Sulzberger, einer Hauterkrankung mit zusätzlichen Symptomen, z. B. an den Zähnen, und dem Oro-fazio-digitalen (OFD-)Syndrom, einer Kombination von medianer Lippen-Kiefer-Gaumenspalte, Lappung der Zunge, Bildung atypischer Fenula im Munde, und Syndaktylien besonderer Ausprägung (für Einzelheiten vgl. FUHRMANN u. Mitarb., 1966).

Der Tod der Hemizygoten vor der Geburt hat eine erhebliche Selektion gegen ein solches Gen zur Folge. Daß es im Verhältnis zur Gesamtzahl der Kranken sehr viele Neumutanten, also sporadische Fälle gibt, ist deshalb nicht verwunderlich. Bei der Beratung ihrer Eltern muß berücksichtigt werden: beim OFD-Syndrom schwankt die Expressivität z. B. sehr stark. Die Symptome einer abgelaufenen Incontinentia pigmenti können bei erwachsenen Frauen sehr diskret und unter Umständen nicht mehr erkennbar sein. Die Mutter sollte also genau untersucht werden. Trotzdem kann es im Einzelfall sehr schwer oder gar unmöglich sein zu erkennen, ob wirklich eine Neumutation vorliegt oder ob die Mutter heterozygot ist und somit für das nächste Kind das Erkrankungsrisiko $1/2$ (für Töchter) besteht. Vorausgegangene Aborte müssen diesen Verdacht erhöhen.

Nach MCKUSICK (1978) sind bisher ungefähr 200 durch X-chromosomale Mutationen verursachte genetische Varianten und Erbleiden bekannt.

7. Wie berücksichtigt man zusätzliche Information bei der Risiko-Berechnung?

Die Berechnung eines theoretischen Risikos bei einfachem Mendelschen Erbgang folgt zunächst stets den Prinzipien, die in den bisherigen Kapiteln entwickelt wurden. Stehen keine weiteren relevanten Daten zur Verfügung, so wird das so ermittelte „a priori"-Risiko auch der abschließenden Beratung zugrunde gelegt. Mitunter aber lassen sich aus dem Stammbaum, aus zusätzlichen Überlegungen und ergänzenden Untersuchungen Informationen gewinnen, die eine genauere Bestimmung des Risikos erlauben.

Ein Beispiel: In Kapitel 4 entwickelten wir einige Grundlagen der Beratung bei dominantem Erbgang am Beispiel des Retinoblastoms. So sahen wir, daß etwa 10% der sporadischen, einseitigen Fälle dominante Neumutanten sind. Das Erkrankungsrisiko für jedes ihrer Kinder beträgt $\approx$ 45% (50% wegen des dominanten Erbganges und $\approx$ 90% Penetranz). Die restlichen 90% der sporadischen Fälle sind jedoch durch somatische Mutationen nur im Gewebe des Auges verursacht; das Erkrankungsrisiko für ihre Kinder geht nicht über das Risiko in der Allgemeinbevölkerung hinaus. Unser Problem ist, daß wir diese beiden Gruppen aufgrund ihres Phänotyps nicht voneinander unterscheiden können[3]. Wie schon in Kapitel 4 erwähnt, bieten uns jedoch die gesunden Kinder zusätzliche Informationen: Das erste Kind wird nämlich bei allen nicht erblichen Fällen, aber nur bei 55% der erblichen Fälle gesund bleiben. Das erste und zweite Kind werden bei 55% von diesen 55% (=30,25%) von R. frei sein. Dagegen haben, unabhängig von der Kinderzahl, alle nichterblichen Fälle Kinder ohne R. Mit zunehmender Zahl gesunder Kinder *steigt* also die Chance des Ratsuchenden, zur Gruppe der nichterblichen Fälle zu gehören. Damit *fällt* natürlich das Erkrankungsrisiko für seine weiteren Kinder. Diesen Zusammenhang kann man statistisch berücksichtigen. Das soll anhand einer Graphik erläutert werden (Abb. 18).

In diesem Quadrat symbolisiert die weiße Fläche die nichterblichen, die hell schattierte Fläche die erblichen Fälle. Nachdem das erste Kind die Gefährdungsperiode durchlebt hat, sind aus der Gruppe aller einseitigen, sporadischen Fälle unter den Eltern diejenigen *ausgeschieden,* deren Kind

---

[3] Es sei denn, wir finden zwei oder noch mehr Primärtumoren in dem einen erkrankten Auge. Dann muß man eine Keimzell-Mutation annehmen. Dieser Gesichtspunkt wird im Folgenden nicht berücksichtigt werden (vgl. VOGEL, 1979).

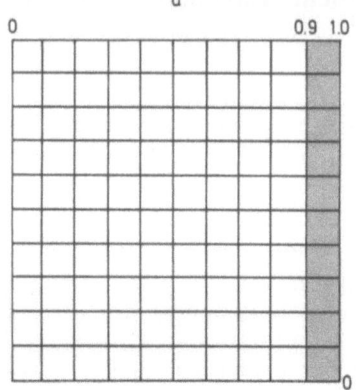
Abb. 18a

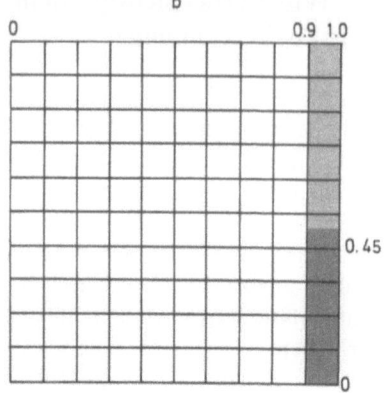
Abb. 18b

am R. erkrankt ist; das sind 45% der erblichen Fälle (Abb. 18b, dunkel schattierte Fläche). Diese 45% sind nun eindeutig als erbliche Fälle gekennzeichnet — mit entsprechenden Folgen für das Risiko ihrer weiteren Kinder. Der Risikoberechnung für Ratsuchende mit gesunden Kindern dagegen muß ich nun die Fläche unter *Ausschluß* des dunkel schattierten Bereiches zugrunde legen. Die erblichen Fälle sind also jetzt nicht von $^{10}/_{100}$, sondern nur noch von $^{5,5}/_{95,5}$ aller Quadrate repräsentiert, entsprechend einer Abnahme von 10% auf 5,8%. Damit sinkt das Risiko für weitere Kinder von 4,5% auf (5,8% × 4,5%) = 2,6%; eine nicht unerhebliche Abnahme[4]. Man kann diese Zusammenhänge auch in Form von Formeln ausdrücken, worauf hier jedoch verzichtet sei. Murphy hat eine übersichtliche Berechnung in Tabellenform angegeben, der wir hier auch folgen wollen:

	Ratsuchender ist erblicher Fall	Ratsuchender ist nichterbl. Fall
a) A priori-Wahrscheinlichkeit (des Ratsuchenden in diese Gruppe zu gehören)	0,1	0,9

---

[4] Die kombinierte Wahrscheinlichkeit, ein erblicher Fall zu sein und trotzdem ein gesundes Kind zu haben, nennt der Statistiker bedingte Wahrscheinlichkeit (conditional probability). Dieses Konzept wurde zuerst von Bayes entwickelt.

b) bedingte Wahrscheinlichkeit (daß das erste Kind nicht krank ist bei entspr. Gruppenzugehörigkeit des Ratsuchend.)	0,55	1,0
c) kombinierte Wahrscheinlichkeit (für Zutreffen von a und b)	$0,1 \times 0,55 = 0,055$	$0,9 \times 1,0 = 0,9$
d) a posteriori-Wahrscheinlichkeit (er hat ein gesundes Kind und ist erblicher Fall bzw. nichterblicher Fall)	$\dfrac{0,055}{0,055 + 0,9} = 0,058$	$\dfrac{0,9}{0,055 + 0,9} = 0,942$

Aus der Tabelle ergibt sich: Der Ratsuchende ist aufgrund der *gesamten* zur Verfügung stehenden Information mit der Wahrscheinlichkeit 0,942 ein nicht-erblicher Fall, und mit der Wahrscheinlichkeit 0,058 ein erblicher Fall. Das Risiko für das nächste Kind beträgt damit nicht mehr $0,1 \times 0,45 = 0,045$ oder 4,5%, sondern $0,058 \times 0,45 = 0,026$ oder 2,6%.

In entsprechender Weise kann die Rechnung durchgeführt werden, wenn bereits zwei oder mehr gesundgebliebene Kinder vorhanden sind. Das Auftreten *eines* kranken Kindes dagegen würde den Ratsuchenden als erblichen Fall ausweisen und das Risiko für jedes weitere Kind auf 45% beziffern lassen.

In formal genau der gleichen Weise lassen sich andere Fälle behandeln. Praktisch die größte Bedeutung hat hier die Beratung von Frauen, die heterozygot für ein X-chromosomal rezessives Erbleiden sind und deshalb erkrankte Söhne haben können. Hier wird es umso dringender notwendig, das Risiko möglichst genau zu bestimmen, als man an vielen Stellen dazu übergeht, Schwangerschaften mit einem männlichen Kind nach vorgeburtlicher Diagnose des Geschlechts abzubrechen, wenn eine Diagnose der Erbkrankheit nicht möglich ist, aber ein hohes Risiko besteht, daß der Sohn Merkmalsträger wird.

Betrachten wir den Stammbaum Abb. 19! Hier sind wir praktisch sicher, daß Alma heterozygot ist. So hat ihre Tochter *Barbara* aufgrund des 2. Mendelschen Gesetzes eine a priori-Wahrscheinlichkeit von 0,5 (50%), ebenfalls heterozygot zu sein. Daraus ergibt sich ein Risiko von $0,5 \times 0,5 = 0,25$ für jeden ihrer Söhne, Merkmalsträger zu sein. Weitere Information steht aber nicht zur Verfügung; so müssen wir dieses Risiko der Beratung zugrunde legen.

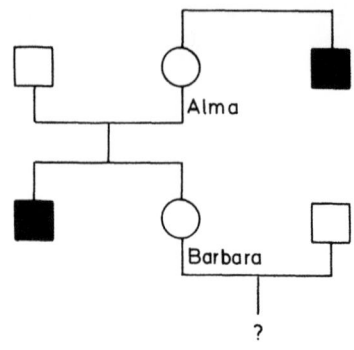

Barbara Überträgerin: 0.5

Risiko für Sohn: 0.5 x 0.5 = <u>0.25</u>   Abb. 19

Anders sieht es aus, wenn Barbara schon einen gesunden Sohn hat; denn ihre bedingte Wahrscheinlichkeit, einen gesunden Sohn zu haben, obwohl sie heterozygot ist, beträgt 0,5. Es ergibt sich das Rechenschema nach Abb. 20. Analog würde man rechnen, wenn Barbara schon zwei gesunde Söhne hätte; die bedingte Wahrscheinlichkeit einer Überträgerin für zwei gesunde Söhne beträgt $0,5^2 = 0,25$, für drei gesunde Söhne $0,5^3$, usw.

Nehmen wir nun an, Barbaras Tochter *Christa* sei die Ratsuchende (Abb. 21)! In diesem Fall gehen wir, von oben nach unten fortschreitend, schrittweise vor: Wir errechnen zunächst eine ,,provisorische" a posteriori-Wahrscheinlichkeit für Barbara und verwenden dann den so errechneten Wert dazu, um die a priori-Wahrscheinlichkeit für Christa zu ermitteln. In unserem Fall ist diese provisorische a posteriori-Wahrscheinlichkeit ($^1/_3$) identisch mit der aus Abb. 20 abgeleiteten. Da jede heterozygote Frau das mutierte Gen mit einer Wahrscheinlichkeit von $^1/_2$ auf jede ihrer Töchter überträgt, ergibt sich die a priori-Wahrscheinlichkeit für Christa, heterozygot zu sein, als $0,5 \times {}^1/_3 = {}^1/_6$. Die weitere Rechnung erfolgt nach dem nun schon bekannten Schema.

Manchmal kann man noch weitere Information aus dem Stammbaum heranziehen. In Abb. 22 hat Barbara zum Beispiel nicht nur einen gesunden Sohn, sondern auch eine weitere *Tochter,* Charlotte, die ihrerseits einen gesunden Sohn besitzt. Auch dieser gesunde Enkel beeinflußt ihre Wahrscheinlichkeit, heterozygot zu sein, und damit das

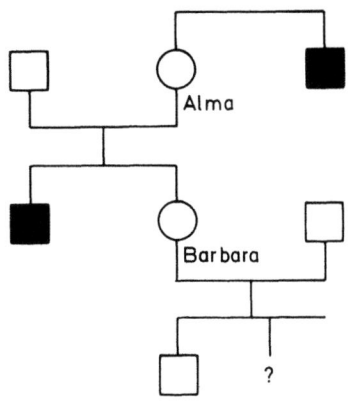

	Barbara Überträgerin	Barbara Nicht Überträgerin
A priori Wahrscheinlichkeit	0.5	0.5
Bedingte Wahrscheinlichkeit	0.5	1.0
Kombinierte Wahrscheinlichkeit	0.5 x 0.5 = 0.25	0.5 x 1.0 = 0.5
A posteriori Wahrscheinlichkeit	$\frac{0.25}{0.75}$ = 0.333	$\frac{0.5}{0.75}$ = 0.667
Risiko:	0.333 x 0.5 + 0.667 x 0 =	0.167

Abb. 20

Risiko für die Söhne Christas. Das einzige wirkliche Problem bildet hier die Errechnung der bedingten Wahrscheinlichkeit für Barbara, einen gesunden Sohn und eine Tochter mit einem gesunden Sohn zu haben, wenn sie heterozygot ist; die übrige Berechnung ist nun schon vertraute Routine. Diese Wahrscheinlichkeit bildet offenbar das Produkt aus zwei Wahrscheinlichkeiten: Die Wahrscheinlichkeit, einen gesunden Sohn zu haben, beträgt 0,5, wie gehabt. Damit müssen wir nun die Wahrscheinlich-

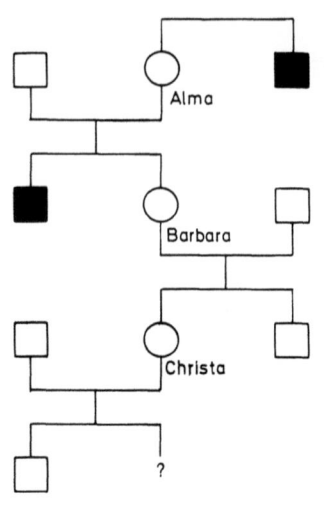

	Barbara Überträgerin	Barbara Nicht Überträgerin
1.	0.5	0.5
2.	0.5	1.0
3.	0.5 × 0.5 = 0.25	0.5 × 1 = 0.5
Provisional 4.	$\frac{0.25}{0.75} = \frac{1}{3}$	$\frac{0.5}{0.75} = \frac{2}{3}$

	Christa Überträgerin	Christa Nicht Überträgerin
1.	$\frac{1}{3} \times 0.5 = \frac{1}{6}$	$\frac{5}{6}$
2.	0.5	1.0
3.	$\frac{1}{6} \times 0.5 = \frac{1}{12}$	$\frac{5}{6} \times 1.0 = \frac{5}{6}$
4.	$\frac{\frac{1}{12}}{\frac{11}{12}} = \frac{1}{11}$	$\frac{10}{11}$

Risiko: $\frac{1}{11} \times 0.5 = \frac{1}{22} = \underline{0.045}$

Abb. 21

1 A priori Wahrscheinlichkeit
2 Bedingte Wahrscheinlichkeit
3 Kombinierte Wahrscheinlichkeit
4 A posteriori Wahrscheinlichkeit

keit für eine Tochter mit gesundem Sohn multiplizieren. Die Wahrscheinlichkeit für Charlotte, einen gesunden Sohn zu haben, beträgt 1, wenn sie homozygot normal ist, und 0,5, wenn sie heterozygot ist. Für jede dieser beiden Möglichkeiten besteht bei Charlotte die Wahrscheinlichkeit 0,5. Es ergibt sich $0,5 \times 1 + 0,5 \times 0,5 = 0,75 = {}^3/_4$. Dieser Wert muß jetzt mit der Wahrscheinlichkeit 0,5 für den *Sohn* von Barbara, gesund zu sein, multipliziert werden: $^1/_2 \times {}^3/_4 = {}^3/_8$. Das ist die bedingte Wahrscheinlichkeit für Barbara, Überträger zu sein. Aus ihr und der a priori-Wahrscheinlichkeit $^1/_2$ errechnet sich die provisorische a posteriori-Wahrscheinlichkeit für Barbara $^3/_{16}$. Dieser Wert dient uns zur Errechnung des Risikos für Christas Sohn. An dieser Stelle sollte ausdrücklich bemerkt werden,

	Barbara Überträgerin	Barbara Nicht Überträgerin
1.	$\frac{1}{2}$	$\frac{1}{2}$
2	$\frac{1}{2} \times \frac{3}{4} = \frac{3}{8}$	1
3	$\frac{3}{16}$	$\frac{1}{2}$
4	$\dfrac{\frac{3}{16}}{\frac{11}{16}} = \frac{3}{11}$	$\frac{8}{11}$

	Christa Überträgerin	Christa Nicht Überträgerin
1	$\frac{3}{11} \times \frac{1}{2} = \frac{3}{22}$	$\frac{19}{22}$
2	$\frac{1}{2}$	1
3	$\frac{3}{22} \times \frac{1}{2} = \frac{3}{44}$	$\frac{19}{22} \times 1 = \frac{19}{22}$
4	$\dfrac{\frac{3}{44}}{\frac{3}{44} + \frac{38}{44}} = \frac{3}{41}$	$\frac{38}{41}$

Risiko: $\frac{3}{41} \times \frac{1}{2} = \underline{\underline{\frac{3}{82}}}$

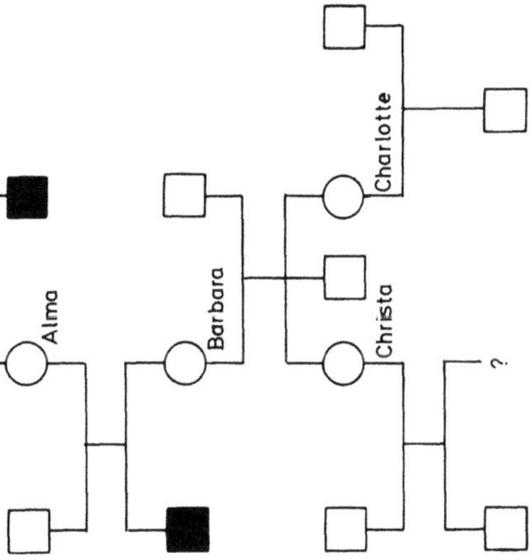

1 A priori Wahrscheinlichkeit
2 Bedingte Wahrscheinlichkeit
3 Kombinierte Wchrscheinlichkeit
4 A posteriori Wahrscheinlichkeit

Abb. 22

daß der Befund von Charlottes Sohn dazu verwendet wurde, die bedingte Wahrscheinlichkeit für Barbara, zwei Generationen zurück, zu bestimmen. Man arbeitet also nicht in jedem Fall den Stammbaum von oben nach unten auf. Es kann auch der Fall eintreten, daß man zunächst aufwärts gehen muß, um dann wieder abwärts zu gehen.

Auf prinzipiell ähnliche Weise lassen sich alle auftretenden Probleme lösen, wenn bekannt ist, ob die mögliche Überträgerin in einer der vorhergehenden Generationen (Alma) heterozygot ist oder nicht. Man benötigt dazu nur Informationen aus dem Stammbaum selbst; es sind keinerlei zusätzliche Annahmen erforderlich. In unserem Beispiel war Alma dadurch als sicher heterozygot gekennzeichnet, daß nicht nur ihr Sohn, sondern auch ihr Bruder Merkmalsträger war. Es hätte auch ihr Vater oder ihr Vetter sein können; entscheidend ist nur, daß sie eindeutig als heterozygot gekennzeichnet ist.

Sehr häufig kommt es jedoch vor, daß die mögliche Überträgerin *nicht* eindeutig heterozygot ist. In Abb. 23 z. B. könnte Alma heterozygot sein; in diesem Fall hätte Barbara eine a priori-Wahrscheinlichkeit von 0,5, heterozygot zu sein. Daneben müssen wir aber auch mit der Möglichkeit rechnen, daß Barbaras Bruder erkrankt ist, weil die Eizelle seiner Mutter eine Neumutation enthielt. Neumutationen sind Einzelereignisse; Barbara wäre also mit Sicherheit normal homozygot. Da wir nicht direkt erkennen können, welcher dieser beiden Möglichkeiten zutrifft, müssen wir versuchen, die Wahrscheinlichkeit für die eine oder die andere Möglichkeit zu ermitteln.

Dabei helfen uns Erwägungen über das genetische Gleichgewicht zwischen Mutation und Selektion. Diese Erwägungen sind schon in Kapitel 4 angeklungen, als wir feststellten, daß bei dominanten Erbleiden ein desto höherer Anteil aller in einer Bevölkerung beobachteten Fälle auf Neumutationen zurückgehen muß, je schwerer dieses Erbleiden die Fortpflanzungsfähigkeit seiner Träger beeinträchtigt. Auch bei X-chromosomal-rezessiven Erbleiden gilt im Prinzip die gleiche Regel. Allerdings können ja die männlichen Merkmalsträger ihre Krankheit nur dann durch Neumutation erhalten haben, wenn diese Mutation in der Keimzelle der Mutter erfolgt ist; denn Männer übertragen ihre X-Chromosomen nicht auf ihre Söhne. Wollen wir also die Wahrscheinlichkeit dafür abschätzen, daß etwa der erkrankte Sohn in Abb. 23 das Ergebnis einer Neumutation in der Eizelle von Alma ist, so benötigen wir dafür nicht nur Information über die Fortpflanzungsfähigkeit der Merkmalsträger, sondern auch über die relative Mutationsrate in Keimzellen von Männern und Frauen. Der große englische Genetiker Haldane, dem wir — neben vielen anderen — die grundlegenden Konzepte über Mutationen beim Menschen verdanken, hat die folgende Formel abgeleitet:

$$m = \frac{(1-f)\,\mu}{2\mu + v}$$

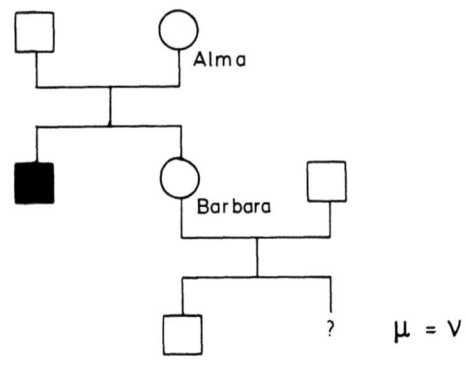

	Barbara Überträgerin	Barbara Nicht Überträgerin
A priori Wahrscheinlichkeit	$\frac{2}{3} \times \frac{1}{2} = \frac{1}{3}$	$\frac{2}{3}$
Bedingte Wahrscheinlichkeit	$\frac{1}{2}$	1
Kombinierte Wahrscheinlichkeit	$\frac{1}{3} \times \frac{1}{2} = \frac{1}{6}$	$\frac{2}{3}$
A posteriori Wahrscheinlichkeit	$\frac{\frac{1}{6}}{\frac{1}{6} + \frac{4}{6}} = \frac{1}{5}$	$\frac{4}{5}$

Risiko $\quad \frac{1}{5} \times \frac{1}{2} = \underline{\underline{\frac{1}{10}}}$

Abb. 23

Dabei ist $m =$ Anteil der durch Neumutation in der Eizelle der Mutter verursachten unter allen Trägern einer (seltenen) X-chromosomal rezessiven Erbkrankheit; $f =$ Fortpflanzungsrate der Merkmalsträger im Verhältnis zum Bevölkerungsdurchschnitt; $\mu =$ Mutationsrate in Keimzellen von Frauen; $v =$ Mutationsrate in Keimzellen von Männern. Wenn sich die Kranken überhaupt nicht fortpflanzen können, — wie das etwa bei der

Duchenne-Muskeldystrophie der Fall ist, — so vereinfacht sich diese Formel zu:

$$m = \frac{\mu}{2\mu + v}, \text{ oder, wenn } \mu = v, \text{ zu } m = \frac{1}{3}.$$

Diese Formel kann nun dazu verwendet werden, um die allgemeine Regel auch für die Berechnung der a priori-Wahrscheinlichkeit von Alma (Abb. 23), heterozygot sein, abzuleiten (Abb. 24). Diese Rechnung wurde für zwei verschiedene Annahmen durchgeführt: Zunächst für die Annah-

	Sohn		Tochter	
Mutter	Erkrankt	Normal	Überträgerin	Nicht Überträgerin
Überträgerin	$\frac{1}{2}(1+\mu)$	$\frac{1}{2}(1-\mu)$	$\frac{1}{2}(1+\mu)$	$\frac{1}{2}(1-\mu)(1-v)$
Nicht Überträgerin	μ	$1-\mu$	$\mu + v$	$1 - \mu - v$

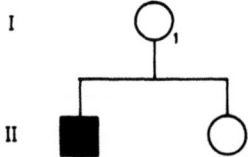

	I_1 Überträgerin	I_1 Nicht Überträgerin
A priori Wahrscheinlichkeit	$2(\mu + v)$	$1 - 2(\mu + v)$
Bedingte Wahrscheinlichkeit	$\frac{1}{2}(1 + \mu)$	μ
Kombinierte Wahrscheinlichkeit	$(\mu + v)(1 + \mu)$	$\mu[1 - 2(\mu + v)]$
A posteriori Wahrscheinlichkeit	$\frac{(\mu+v)(1+\mu)}{\mu + (1-\mu)(\mu+v)} = \frac{\mu+v}{2\mu+v}$	$\frac{\mu + (1+\mu)(1+v)}{\mu + (1-\mu)(\mu+v)} = \frac{\mu}{2\mu+v}$
$\mu = v$	$\frac{2}{3}$	$\frac{1}{3}$
$v = 10\mu$	$\frac{11}{12}$	$\frac{1}{12}$

Abb. 24

me, die Mutationsraten seien bei beiden Geschlechtern gleich hoch ($\mu = v$), und sodann für die Alternativ-Hypothese, die Mutationsrate sei bei Männern etwa zehnmal so hoch wie bei Frauen ($v = 10\mu$). Im ersten Fall errechnet sich für Alma die Wahrscheinlichkeit $^2/_3$, heterozygot zu sein; im zweiten Fall beträgt diese Wahrscheinlichkeit $^{11}/_{12}$.

Leider können wir bisher nicht sicher sein, ob nun die Mutationsrate in Keimzellen beider Geschlechter gleich oder verschieden ist. Wie wir aus der Molekularbiologie wissen, tritt die große Mehrzahl aller Mutationen im Laufe der *Replikation der DNA* in Erscheinung. Da die Zahl der Zellteilungen und damit der DNA-Replikationszyklen in der Keimzellentwicklung des Mannes wesentlich höher ist als in der Keimzellenentwicklung der Frau, ist es plausibel anzunehmen, daß auch die Zahl der Genmutationen im Verhältnis zur Zahl der zur Befruchtung gelangenden Keimzellen beim Manne wesentlich höher ist. Diese Vermutung wird nicht nur durch Erfahrungen aus der Mutationsforschung bei der Maus, sondern auch durch statistische Ergebnisse beim Menschen bestätigt. So sprechen die Befunde bei der Hämophilie A und bei dem ebenfalls X-chromosomalen rezessiv erblichen Lesch-Nyhan-Syndrom für eine wesentlich höhere Mutationsrate bei Männern; obwohl das genaue Verhältnis nicht bekannt ist, erscheint die Schätzung $v = 10\mu$ realistisch. Dazu kommt, daß bei vielen autosomal-dominanten Neumutationen die Mutationsrate mit dem Alter des Vaters stark ansteigt; es konnte gezeigt werden, daß auch dieser Befund eigentlich nur mit einer höheren Mutationsrate in Keimzellen von Männern verträglich ist. Andererseits haben wiederholte Analysen für die Duchenne-Muskeldystrophie ergeben, daß bei dieser Krankheit die Mutationsrate bei beiden Geschlechtern etwa gleich hoch sein könnte. Die Annahme einer höheren Mutationsrate bei Männern auch für die Duchenne-Muskeldystrophie fand in einer neueren Arbeit von BUCHER et al., 1980 eine gewisse Stütze durch biochemische Untersuchungen. Vorläufig wird man also beide Möglichkeiten beachten und sowohl unter der Annahme $\mu > v$ als unter der Annahme $\mu = v$ rechnen müssen[5]. Auf jeden Fall zeigen diese Betrachtungen, daß die Risikorechnung, wenn Neumutationen möglich sind, nie so genau ist, als wenn alle wesentliche Information im Stammbaum selbst verfügbar ist.

---

[5] Wir selbst können den Verdacht nicht loswerden, daß der scheinbar abweichende Befund bei der Duchenne-Muskeldystrophie durch einen systematischen Fehler in der Materialerfassung, beispielsweise durch Vermischung mit autosomal-rezessiv erblichen Fällen verursacht sein könnte. Vielleicht verursacht aber eine besondere Art von Mutationen (ungleiches Crossing over in weiblichen Keimzellen?) in der Tat eine etwa gleiche Mutationsrate in beiden Geschlechtern?

Mit dieser reservatio mentalis verfolgen wir nun unseren Gedankengang weiter, indem wir den Stammbaum (Abb. 25) betrachten. Da die Duchenne-Muskeldystrophie die praktisch wichtigste Krankheit ist, die zu einer genetischen Beratung führt, rechnen wir mit der Annahme gleicher Mutationsraten in beiden Geschlechtern. Es ergibt sich ein Risiko

	Alma Überträgerin	Alma Nicht Überträgerin
1	$\frac{2}{3}$	$\frac{1}{3}$
2	$\frac{1}{2}$	1
3	$\frac{2}{3} \times \frac{1}{2} = \frac{1}{3}$	$\frac{1}{3} \times 1 = \frac{1}{3}$
4	$\frac{\frac{1}{3}}{\frac{1}{3}+\frac{1}{3}} = \frac{1}{2}$	$\frac{1}{2}$

	Barbara Überträgerin	Barbara Nicht Überträgerin
1	$\frac{1}{2} \times \frac{1}{2} = \frac{1}{4}$	$\frac{3}{4}$
2	$\frac{1}{2}$	1
3	$\frac{1}{4} \times \frac{1}{2} = \frac{1}{8}$	$\frac{3}{4} \times 1 = \frac{6}{8}$
4	$\frac{\frac{1}{8}}{\frac{1}{8}+\frac{6}{8}} = \frac{1}{7}$	$\frac{6}{7}$

Risiko: $\frac{1}{7} \times \frac{1}{2} = \frac{1}{14}$

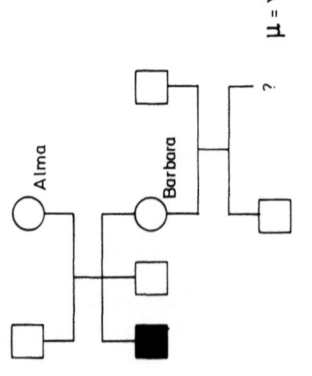

1 A priori Wahrscheinlichkeit
2 Bedingte Wahrscheinlichkeit
3 Kombinierte Wahrscheinlichkeit
4 A posteriori Wahrscheinlichkeit

Abb. 25

von $^1/_{14} = 7{,}1\%$ für Barbaras zweiten Sohn, Merkmalsträger zu sein. Es betrüge 13,4% unter der Annahme $v = 10\mu$.

Schließlich soll noch ein weiterer Fall betrachtet werden (Abb. 26): Barbara habe außer dem erkrankten und einem gesunden Bruder noch eine Schwester, Bettina, die ihrerseits zwei gesunde Söhne besitze. Bettina ist entweder normal homozygot ($^1/_2$, wenn Alma Überträger ist); in diesem Fall müssen auch ihre beiden Söhne gesund sein. Oder sie ist heterozygot; in diesem Fall hat sie eine Chance von $^1/_4$, zwei gesunde Söhne zu bekommen. Insbesondere geht sie mit dem Faktor $^1/_2 + (^1/_4 \times ^1/_2) = ^5/_8$ in die bedingte Wahrscheinlichkeit für Alma mit ein. Die übrige Berechnung ist nun schon Routine. Unter der Hypothese $\mu = v$ ergibt sich ein Risiko von $^5/_{94}$ für den 2. Sohn Barbaras.

Es ist das Ziel der Beratung von Heterozygoten bei X-chromosomal erblichen Krankheiten, den Heterozygotenstatus durch direkte Untersuchung biochemischer und anderer physiologischer Parameter genauer zu bestimmen. Wenn das eindeutig möglich ist, — wie etwa durch Enzymbestimmung in Fibroblasten beim Lesch-Nyhan-Syndrom, — so erübrigen sich komplizierte statistische Betrachtungen. Vielfach jedoch findet sich ein mehr oder weniger breiter Überschneidungsbereich zwischen den Heterozygoten und den normalen Homozygoten. Das gilt z. B. für die beiden am häufigsten angewandten Methoden, — die Bestimmung des Enzyms Kreatin-Phosphokinase (CPK) bei der Duchenne-Muskeldystrophie und die Bestimmung des Faktors VIII bei der Hämophilie A. Solche Überschneidungsbereiche bleiben vorläufig, wenn auch in geringerem Umfange, auch dann bestehen, wenn man die Nachweismethoden verbessert, etwa bei der Hämophilie A durch die vergleichende Messung der Faktor-VIII-Aktivität und des immunologisch nachweisbaren Faktor VIII-Proteins. Auch derartige Befunde lassen sich jedoch in die Risiko-Berechnung einbeziehen, wenn man einerseits die Verteilung der Werte bei normalen Homozygoten, andererseits ihre Verteilung bei genetisch gesicherten Heterozygoten kennt. Die Berechnung erfolgt dann auf die in nachstehender Tabelle angegebene Weise. Die a priori-Wahrscheinlichkeit Barbaras, heterozygot zu sein, wird durch einen Faktor korrigiert, der sich aus dem Häufigkeits-Verhältnis des biochemischen Befundes bei sicheren Heterozygoten und bei normalen Homozygoten ergibt. In dem hier angenommenen Falle ist der biochemische Befund bei Heterozygoten dreimal so häufig wie bei homozygot Normalen. Es ergibt sich die Risikoberechnung in Abb. 27. Das Risiko von Barbaras 2. Sohn, Merkmalsträger zu sein, beträgt nunmehr $^3/_{14}$ (21,4%) im Vergleich zu 10%, wenn wir keinen biochemischen Heterozygoten-Befund von Barbara

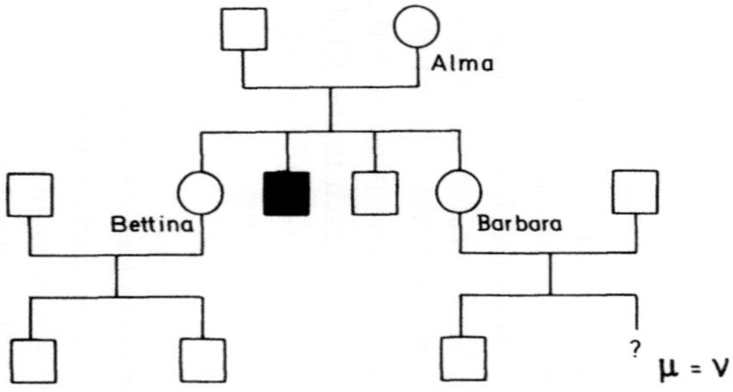

	Alma Überträgerin	Alma Nicht Überträgerin
1	$\frac{2}{3}$	$\frac{1}{3}$
2	$\frac{1}{2} \times \frac{5}{8} = \frac{5}{16}$	1
3	$\frac{2}{3} \times \frac{5}{16} = \frac{5}{24}$	$\frac{1}{3} \times 1 = \frac{8}{24}$
4	$\frac{5}{13}$	$\frac{7}{13}$

	Barbara Überträgerin	Barbara Nicht Überträgerin
1	$\frac{5}{13} \times \frac{1}{2} = \frac{5}{26}$	$\frac{21}{26}$
2	$\frac{1}{2}$	1
3	$\frac{5}{26} \times \frac{1}{2} = \frac{5}{52}$	$\frac{21}{26} \times 1 = \frac{42}{52}$
4	$\frac{5}{47}$	$\frac{42}{47}$

Risiko: $\frac{5}{47} \times \frac{1}{2} = \frac{5}{94}$

1 A priori Wahrscheinlichkeit
2 Bedingte Wahrscheinlichkeit
3 Kombinierte Wahrscheinlichkeit
4 A posteriori Wahrscheinlichkeit

Abb. 26

Beispiel für Errechnung der Wahrscheinlichkeit für eine Frau, heterozygot zu sein, wenn ihre a priori Wahrscheinlichkeit 1/3 betrüge:

	Biochemischer Wert ⟶						
	1	2	3	4	5	6	7
Sichere Heterozygote (%)		10	20	30	20	10	10
Sichere normale Homozygote (%)	30	30	20	10	10	-	-

Die Ratsuchende habe den Wert 4.

Dieser Wert wird bei 30 % aller sicheren Heterozygoten, aber nur bei 10 % der Homozygoten gefunden.

Daher beträgt ihre Wahrscheinlickeit, heterozygot zu sein:

$$\frac{\frac{1}{3} \times 0{,}3}{\frac{1}{3} \times 0{,}3 + \frac{2}{3} \times 0{,}1} = \frac{3}{5}$$

besäßen und für sie mit einer genetischen a priori-Wahrscheinlichkeit von $1/3$ rechnen müßten. Also ein erheblicher Unterschied.

Wir verzichten bewußt darauf, etwa für die Duchenne-Muskeldystrophie oder für die Hämophilie A Tabellen mit CPK- oder Faktor VIII-Werten für Heterozygote zu geben. Diese Heterozygoten-Nachweise sind noch zu sehr im Fluß, die Befunde sind von einem Laboratorium zum anderen verschieden, es befinden sich ergänzende Methoden zum Heterozygoten-Nachweis in der Erprobung. Wer derartige Familien beraten will, der sollte sich mit einem Laboratorium zusammentun, das Erfahrungen in der Bestimmung dieser Werte besitzt.

Wie man sieht, kann die Berechnung — auch bei dem hier empfohlenen systematischen und übersichtlichen Vorgehen — recht kompliziert werden. Deshalb hat Emery zur teilweisen Vereinfachung eine Formel angegeben, die es gestattet, mit den am häufigsten auftretenden Situationen leichter fertig zu werden. Diese Situationen sind in Abb. 28 wiedergegeben; die Formel, auf deren Ableitung wir hier verzichten müssen, lautet:

$$w = \frac{(1+sa)(1+\lambda)}{(1+sa+tb)(1+\lambda)\times 2} ab.$$

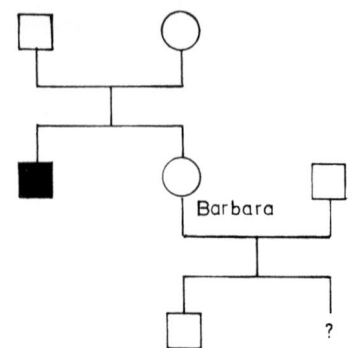

μ = ν

Zusätzliche Annahme:

Barbara zeigt ein biochem. Ergebnis, das bei Frauen, die eine a priori-Wahrscheinlichkeit von 1/3 haben, ein Risiko von 3/5 gibt, heterozygot zu sein.

	Barbara Überträgerin	Barbara Nicht Überträgerin
A priori Wahrscheinlichkeit	$\frac{3}{5}$	$\frac{2}{5}$
Bedingte Wahrscheinlichkeit	$\frac{1}{2}$	1
Kombinierte Wahrscheinlichkeit	$\frac{1}{2} \times \frac{3}{10} = \frac{3}{10}$	$\frac{2}{5}$
A posteriori Wahrscheinlichkeit	$\frac{\frac{3}{10}}{\frac{3}{10} + \frac{2}{5}} = \frac{3}{7}$	$\frac{4}{7}$

Risiko: $\frac{3}{7} \times \frac{1}{2} = \frac{3}{14}$

Abb. 27

Dabei bedeuten die Buchstaben:

w = Wahrscheinlichkeit für eine (durch einen Pfeil gekennzeichnete) Ratsuchende, heterozygot zu sein
$a = h_m \times 2^q, \quad b = h_c \times 2^r$
q = Zahl gesunder Brüder }
r = Zahl gesunder Söhne } der Ratsuchenden
h = relative Häufigkeit der beobachteten Höhe des biochemischen Parameters (bei Duchenne-Muskeldystrophie z. B. CPK-Wert),

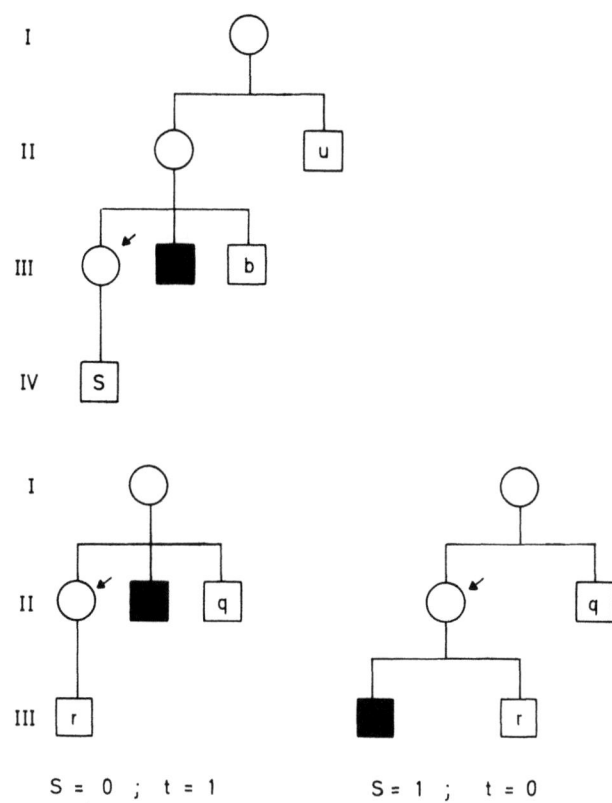

Abb. 28

bei homozygot normalen Frauen im Vergleich zu sicheren Heterozygoten)

h_c, h_m = Werte für h bei der Ratsuchenden und ihrer Mutter
λ = Verhältnis der Mutationsrate in männlichen und weiblichen Keimzellen
s = 1, wenn ein Sohn betroffen ist, = 0, wenn ein Bruder betroffen ist
t = 0, wenn ein Sohn betroffen ist, = 1, wenn ein Bruder betroffen ist.

Nicht nur bei X-chromosomalen, sondern auch bei autosomal-dominanten wie bei autosomal-rezessiven Erbleiden läßt sich das Prinzip der bedingten Wahrscheinlichkeit anwenden. Die meisten, theoretisch möglichen Fälle sind jedoch praktisch von sehr geringer Bedeutung[6].

---

[6] Der Interessierte sei auf die Monographie von MURPHY und CHASE (1975) verwiesen.

Praktisch wichtig ist noch die Berücksichtigung des Lebensalters des Ratsuchenden bei Krankheiten, die erst im Laufe des Erwachsenenalters klinisch manifestiert werden. Ein Beispiel dafür ist die Chorea Huntington. Die Verteilung des Manifestationsalters zeigt Abb. 29a. Nehmen wir an, der 35-jährige noch nicht erkrankte Sohn eines Choreatikers frage um Rat wegen des Risikos für seine Kinder. Im Alter von 35 Jahren zeigen bereits 30% aller Heterozygoten mindestens erste Krankheitszeichen. Es ergibt sich die Rechnung in Abb. 29c. Seine a priori-Wahrscheinlichkeit,

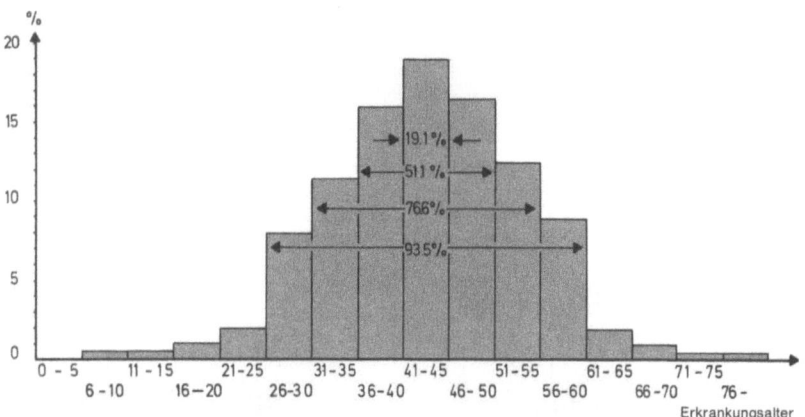

Abb. 29a

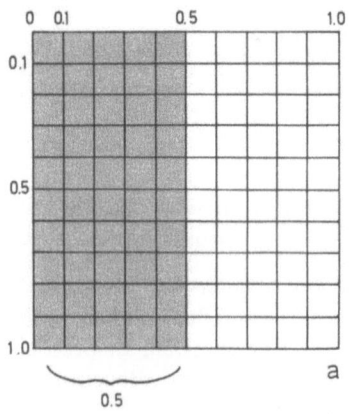 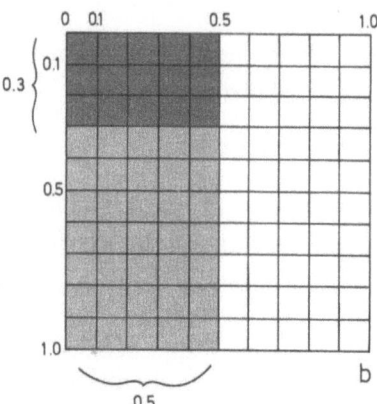

Abb. 29b

CHOREA HUNTINGTON

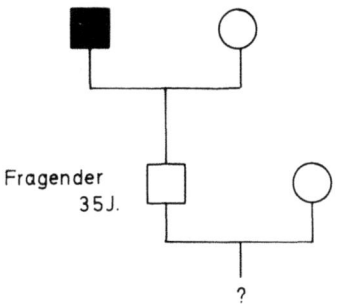

	Fragender heterozygot	Fragender homozygot normal
A priori Wahrscheinlichkeit	0.5	0.5
Bedingte Wahrscheinlichkeit	0.7	1.0
Kombinierte Wahrscheinlichkeit	0.5 × 0.7 = 0.35	0.5
A posteriori Wahrscheinlichkeit	$\frac{0.35}{0.85} = 0.412$	$\frac{0.5}{0.85} = 0.588$
Risiko für ein Kind:	0.412 × 0.5 + 0.588 × 0 =	__0.206__

Abb. 29 c

heterozygot zu sein, beträgt natürlich 0,5. Dazu kommt die bedingte Wahrscheinlichkeit 0,7 (= 1 − 0,3), noch ohne Krankheitszeichen zu sein, obwohl er heterozygot ist. Die weitere Rechnung entwickelt sich nach bekanntem Schema. Für sein Kind ergibt sich ein Risiko von 0,206, im Gegensatz zu 0,25, wenn man das Alter des Ratsuchenden nicht in die Betrachtung mit einbezöge. Allerdings ist auch dieser Wert nur angenähert richtig; denn er berücksichtigt nicht, daß bei der Chorea Huntington wie bei vielen ähnlichen Erkrankungen eine erhebliche Korrelation des Erkrankungsalters zwischen Verwandten 1. Grades, bzw. zwischen Eltern und Kindern besteht. Es ist schwer, das zahlenmäßig im Einzelfall zu berücksichtigen. Man kann jedoch den Ratsuchenden darauf hinweisen: Ist im vorliegenden Beispiel der Vater früh erkrankt, und überwiegt auch in der übrigen Familie ein niedriges Erkrankungsalter, so hat der 35-jährige Ratsuchende wahrscheinlich schon mehr als 30% seiner Gefährdungsperiode durchlebt; damit *vermindert* sich das Risiko für seine Kinder. Umgekehrt: Liegt das Erkrankungsalter in seiner Familie spät, hat er selbst nur einen kleineren Teil der Gefährdungsperiode durchmessen, und das Risiko ist entsprechend *höher*. Es nähert sich dem unkorrigierten Risiko von 25% stärker an.

Auf eine interessante Anwendung haben kürzlich Pauli und Motulsky hingewiesen. Nicht selten kommt es vor, daß bei einem autosomal-dominanten Erbleiden unvollständige Penetranz besteht, und daß etwa zwei Geschwister (*oder* ein Geschwister und dessen Kind) die Krankheit aufweisen, während beide Eltern phänotypisch normal sind. Fragt nun ein phänotypisch gesundes Geschwister eines der Betroffenen nach dem Risiko für seine Kinder, so kann er entweder Überträger oder normal Homozygoter sein. Die Wahrscheinlichkeiten dafür können unter bestimmten Voraussetzungen berechnet werden, wenn die Penetranz aus anderen Studien bekannt ist. Ist diese Penetranz jedoch unbekannt, ist eine genaue Berechnung natürlich unmöglich; es kann jedoch gezeigt werden, daß das *maximale* Risiko für ein Kind, *unabhängig* von der Penetranz, bei $\approx 8,6\%$ liegt. Diese Faustregel kann in manchen Fällen nützlich sein.

Es war unsere Absicht, anhand weniger Beispiele zu zeigen, wie es die Anwendung eines einfachen statistischen Prinzips gestattet, die Genauigkeit der Risiko-Berechnung in geeigneten Fällen deutlich zu verbessern. Freilich — die Fälle, in denen diese Methode sinnvoll angewandt werden kann, sind im Verhältnis zur Gesamtzahl aller zur Beratung kommenden Familien nicht eben häufig. Die dringendsten Probleme in der genetischen Beratung liegen nicht in der Entwicklung verfeinerter statistischer Methoden, sondern in der diagnostischen und kausalen Differenzierung von Krankheitsbildern und — wenn kein einfacher Erbgang besteht — in der Erarbeitung besserer empirischer Risikoziffern.

Eine andere Verfeinerung der Risikorechnung ergibt sich aus Studien über *Genkoppelung*. In manchen Fällen ist zwar nicht direkt festzustellen, ob ein Individuum etwa für eine pathologisches Gen heterozygot ist. Oft aber ist aufgrund der zahlreichen Koppelungsstudien, die zu einer Lokalisation vieler Gene geführt hat (VOGEL und MOTULSKY, 1979), bekannt, daß zwei Gene relativ nahe beieinander liegen. Wenn nun der Marker etwa durch vorgeburtliche Diagnostik erkannt werden kann, und wenn man durch Familienuntersuchungen zeigen kann, daß sich der Marker und das Gen auf dem gleichen Chromosom befinden, so läßt sich mit hoher Wahrscheinlichkeit schließen, daß das Kind auch das zur Erbkrankheit führende Gen besitzt, wenn es den Marker aufweist. So ist es z. B. möglich, an Amnionzellen eine Bestimmung der HLA-Typen durchzuführen. Das erleichtert in geeigneten Familien den Nachweis einer Form des adrenogenitalen Syndroms (21-Hydroxylase-Mangel), da dieses Gen in der Nähe der HLA-loci auf dem kurzen Arm des Chromosoms 6 lokalisiert ist.

Sehr wahrscheinlich wird dieser Weg der Risikobestimmung, der im Augenblick noch auf einige wenige, seltene Erbkrankheiten beschränkt ist, in Zukunft eine weit größere Bedeutung erlangen. Wie sich nämlich in letzter Zeit mehr und mehr herausgestellt hat, existiert in dem genetischen Material, also der DNA, ein sehr hoher Grad an genetischer Vielgestaltigkeit. Sie wurde entdeckt, indem man die DNA einzelner Menschen mit verschiedenen Restriktions-Endonukleasen behandelte (vgl. DAVIES, 1981). Das sind Enzyme, die DNA an bestimmten, für sie charakteristischen Sequenzen der Basen Adenin, Guanin, Thymin und Cytosin schneiden. Bei Behandlung einer DNA mit einem solchen Enzym entsteht eine charakteristische Gruppe von „Restriktions-Fragmenten". Dieses Fragment-Muster weist zwischen den einzelnen Menschen charakteristische und genetisch bedingte Unterschiede auf. Sie sind darauf zurückzuführen, daß die DNA-Basensequenzen, an denen das Enzym schneidet, eben an vielen Stellen von Mensch zu Mensch verschieden sind. Dieser genetische Polymorphismus findet sich überwiegend in DNA-Abschnitten, die nicht transkribiert werden, die also keine „Gene" im klassischen Sinne enthalten. Bekanntlich besteht der weitaus größere Teil der menschlichen DNA aus derartigen Sequenzen. Da es nun sehr viele verschiedene Restriktions-Endonukleasen gibt, die spezifisch für unterschiedliche Basen-Sequenzen sind, ist die Wahrscheinlichkeit theoretisch recht hoch, daß man mit einer von ihnen auch einen Polymorphismus findet, der in der Nähe des interessierenden Gens gelegen ist. Hat man dann in einer Familie etwa herausgefunden, daß das krankhafte Gen mit der DNA-Variante auf dem gleichen Chromosom liegt, so kann man beim Fetus das Vorhandensein dieses Gens mit hoher Wahrscheinlichkeit erschließen, wenn man bei ihm die DNA-Variante findet. Dazu sind natürlich kindliche Zellen notwendig, die man aus dem Fruchtwasser gewinnt. Im Gegensatz zu Zellen, wie man sie etwa für Chromosomenstudien benötigt (Kap. 10), brauchen diese Zellen jedoch nicht mühsam in der Zellkultur gezüchtet werden; außerdem ist man — im Gegensatz zu anderen Methoden der pränatalen Diagnostik von Stoffwechseldefekten (vgl. Kap. 10) — nicht darauf angewiesen, daß die betreffenden Gene in den untersuchten Zellen auch aktiv sind.

Zum ersten Male wurde diese Methode vor einigen Jahren bei der pränatalen Diagnostik der Sichelzellen-Anämie angewandt. Prinzipiell ist sie auch bei vielen anderen Krankheiten möglich; allerdings stößt die praktische Durchführung noch auf verschiedene technische Schwierigkeiten. Bedenkt man das weltweite Interesse, welches die Methoden der Gentechnologie heute finden, so gehört keine große Prophetengabe dazu, vorauszusagen, daß diese Schwierigkeiten in den nächsten Jahren überwunden werden dürften. Wie schön wäre es, wenn man etwa auf diesem Wege die Anlage zu einer Chorea Huntington schon beim Feten diagnostizieren könnte!

Wer sich mit genetischer Beratung praktisch beschäftigt, sollte sich über die Fortschritte in der Verwendung der DNA-Polymorphismen auf dem Laufenden halten.

8. Chromosomenaberrationen

Eine zunehmende Bedeutung nicht nur für die genetische Beratung, sondern für die gesamte medizinische Genetik haben seit gut zwei Jahrzehnten die *Chromosomenaberrationen* gewonnen. Die wichtigste Ursache dafür war die Entdeckung von Methoden zur Darstellung menschlicher Chromosomen zunächst aus Lymphozytenkulturen, Fibroblasten und Knochenmark, später aus Amnionzellen. Die Chromosomendiagnostik hat sich soweit eingeführt und ist auch bei Ärzten so populär geworden, daß viele Ärzte der irrtümlichen Meinung sind, klinisch-genetische Diagnostik sei identisch mit Chromosomendiagnostik. Der Telefonanruf: „Ich habe hier mehrere Patienten mit der gleichen Krankheit innerhalb einer Familie, — können Sie nicht einmal die Chromosomen nachsehen?" — ist jedem medizinischen Genetiker nur zu geläufig. In Wirklichkeit sieht man natürlich bei Krankheiten mit einfachem Erbgang, bei denen also eine Genmutation vorliegt, aber auch bei multifaktoriellen Krankheiten, nichts an den Chromosomen; die Veränderung liegt im molekularen Bereich. Mikroskopisch nachweisbare Anomalien in Zahl oder Struktur der Chromosomen sind im wesentlichen auf eine Gruppe meist komplexer angeborener Fehlbildungen und Störungen der Geschlechtsentwicklung beschränkt. Auch unterschätzen viele Ärzte den

Tabelle 6a. Häufigkeit des Down-Syndroms bei Geburt in Abhängigkeit vom Alter der Mutter (Daten von TRIMBLE und BIRD, 1978; Kanada)

Mütterliches Alter	Summe der lebend Geborenen	Summe der Fälle	Häufigkeit
≤17	13.555	16	1/ 847,2
18	13.675	15	1/ 911,7
19	18.752	16	1/1.172,0
20	22.005	22	1/1.000,2
21	23.896	16	1/1.493,5
22	24.667	12	1/2.055,6
23	24.807	17	1/1.459,2
24	23.986	22	1/1.090,3
25	22.860	15	1/1.524,0
26	21.450	14	1/1.532,1
27	19.202	27	1/ 711,2
28	17.450	14	1/1.246,4
29	15.685	9	1/1.742,8
30	13.954	12	1/1.162,8
31	11.987	12	1/ 998,9
32	10.983	18	1/ 610,2
33	9.825	13	1/ 755,8
34	8.483	11	1/ 771,2
35	7.448	23	1/ 323,8
36	6.628	13	1/ 509,8
37	5.780	17	1/ 340,0
38	4.834	15	1/ 322.3
39	3.961	30	1/ 132,0
40	2.952	31	1/ 95,2
41	2.276	33	1/ 69,0
42	1.589	20	1/ 79,5
43	1.018	16	1/ 63,6
44	596	22	1/ 27,1
45	327	11	1/ 29,7
≥46[a]	249	7	1/ 35,6
Summe	354.880	519	1/ 683,8

[a] 5 Mütter im Alter von 46, 2 im Alter von 47

Aufwand an Zeit und Arbeitskraft, der mit der Chromosomenuntersuchung verbunden ist. Er zwingt die meist überlasteten Laboratorien, sich bei der Auswahl der zu untersuchenden Patienten an strenge Indikationen zu halten. Nur einige wenige numerische Aberrationen sind für die genetische Beratung von Bedeutung; allerdings ist diese Bedeutung dann auch erheblich. Daneben hat man in den letzten Jahren eine zunehmende

Tabelle 6 b. Mütterliches Alter und freie Trisomie 21 aufgrund von Amniocentese-Befunden (Daten der europäischen Gemeinschaftsstudie, FERGUSON-SMITH 1979)

Mütterliches Alter (bei Geburt)	Zahl der Untersuchten	Trisomie 21 (%)	Gesamtzahl der Anomalien (%)
35	662	3 (0,45)	5 (0,75)
36	812	4 (0,49)	8 (0,98)
37	1039	8 (0,77)	14 (1,34)
38	1094	10 (0,91)	16 (1,46)
39	1131	15 (1,32)	21 (1,86)
40	1244	15 (1,20)	29 (2,33)
41	981	23 (2,34)	30 (3,06)
42	721	24 (3,33)	44 (6,10)
43	616	11 (1,78)	25 (4,06)
44	286	16 (5,59)	22 (7,69)
45	179	6 (3,35)	9 (5,03)
46	74	6 (8,10)	10 (13,51)
47	32	1 (3,12)	3 (9,37)
48	14	1 (7,14)	2 (14,28)
49	6	1 (16,67)	1 (16,67)

Anzahl von Strukturanomalien der Chromosomen kennengelernt. Sie können familiär gehäuft vorkommen, und von ihrer richtigen Beurteilung und Einordnung hängt dann viel für die genetische Beratung und die Indikationsstellung zur vorgeburtlichen Diagnostik ab. Ihre Differenzierung im einzelnen wird jedoch wohl immer Sache des klinisch-zytogenetischen Spezialisten sein. Numerische und sehr oft auch strukturelle Chromosomen-Anomalien entstehen in der Regel während der Keimzell-Entwicklung, – sehr oft im Laufe einer der beiden Reifungsteilungen, manchmal auch in der ganz jungen Zygote, also im Laufe der ersten Furchungsteilungen. Sie können also *nicht* entstehen im Laufe der Schwangerschaft, etwa durch Einwirkung teratogener Noxen. Der Verdacht auf einen derartigen teratogenen Schaden stellt also keine Indikation etwa zur Chromosomenuntersuchung aus Fruchtwasserzellen dar. Nicht selten führt das an sich verständliche Kausalitätsbedürfnis des Laien dazu, daß traumatische Einflüsse während der Schwangerschaft für eine Chromosomenstörung verantwortlich gemacht werden, die beim Kinde gefunden wurde. Solche Annahmen sind natürlich unbegründet. Vergebens ist auch die Hoffnung, den genetisch vorprogrammierten Schaden etwa durch Behandlung mit Frischzellen nachträglich beheben zu können. Derartige Maßnahmen sind nur geeignet, falsche Hoffnungen zu wecken und die ohnehin schwer beeinträchtigten Familien noch zusätzlich finanziell zu belasten. *Gezielte* Behandlung, — etwa die Therapie der Träger von Anomalien des X-Chromosoms mit Geschlechtshormonen, — oder auch geeignete pädagogische Maßnahmen bei Patienten mit Down-Syndrom dagegen sind nicht nur sinnvoll, sondern auch geboten.

Im folgenden werden die häufigsten Chromosomenstörungen nur so weit besprochen werden, wie sie erfahrungsgemäß Probleme im Rahmen der genetischen Beratung aufwerfen. Für alle weiteren Einzelheiten sei auf die im Literaturverzeichnis angegebenen Spezialliteratur verwiesen.

A. Down-Syndrom

Dieses Syndrom fällt nicht nur auf, es ist auch tatsächlich relativ häufig (ca. 1 : 500–1 : 600 der Geborenen). Deshalb kommen viele Eltern mongoloider Kinder, die sich wegen der Aussichten für weitere Kinder beraten lassen wollen. Gleichzeitig ist dieses Syndrom ein Beispiel dafür, wie falsch u. U. eine pauschale Beratung sein kann, und wie sorgfältig man die besondere Situation des Einzelfalles berücksichtigen muß. Die folgenden Faktoren sind die wichtigsten:

1. Das Alter der Mutter bei der Geburt des Patienten

Die Wahrscheinlichkeit, ein mongoloides Kind zu bekommen, steigt mit dem Alter der Mutter stark an; sie ist bei älteren Frauen (über 35 oder gar über 45) um ein Vielfaches höher als bei Frauen in den 20ern oder 30ern. Auch nimmt diese Wahrscheinlichkeit mit dem Alter nicht gleichmäßig zu, sondern sie steigt in den 20er und 30er Jahren erst langsam, dann aber von Jahr zu Jahr steiler an. In Tabelle 6 sind die altersspezifischen Häufigkeitsziffern aus einer neueren Kanadischen Statistik, die sich auf Neugeborene bezieht, mit einer neuen Statistik auf Grund von Befunden bei der Amniozentese aus Altersindikation (Vgl. Kap. 10) verglichen. In der zweiten Serie ist die Häufigkeit deutlich höher. Dieser Häufigkeitsunterschied ist charakteristisch für viele Statistiken der letzten Jahre. Teilweise ist er sicher dadurch bedingt, daß eine Anzahl trisomer Föten sonst noch im letzten Schwangerschaftsdrittel durch Abort verloren gegangen wäre. Andererseits mögen in früheren Jahren manche Fälle von Down-Syndrom bei der Geburt nicht erkannt worden sein. Eine echte Zunahme von Trisomien insbesondere bei Frauen um 35 ist jedoch durchaus möglich. Bei der genetischen Beratung empfiehlt es sich, die höheren Zahlen zugrunde zu legen. Betrachtet man nicht die relative, sondern die absolute Häufigkeit nach Altersgruppen der Mutter (vgl. Abb. 30), so scheint sich etwas wie eine zweigipfelige Verteilung anzudeuten; der linke Gipfel stimmt etwa mit der Verteilung des mütterlichen Alters in der

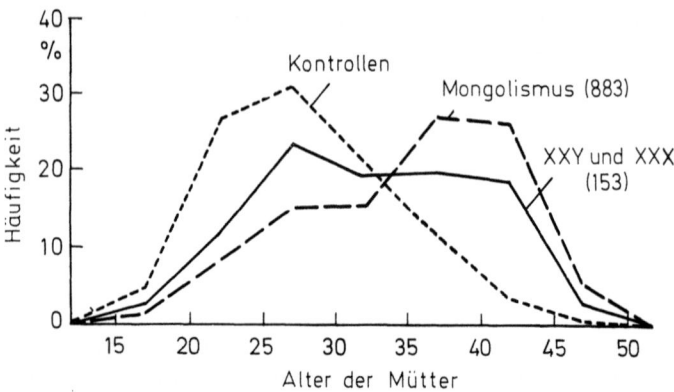

Abb. 30. Alter der Mutter bei Down-Syndrom und bei den Typen XXY (Klinefelter) und XXX (Triplo-X-Frauen) in Vergleich zur Normalbevölkerung (englische Daten) nach PENROSE

Allgemeinbevölkerung überein, während der rechte bei wesentlich höherem mütterlichem Alter liegt. Diese Verteilung legt den Gedanken nahe, wir hätten es mit zwei Gruppen zu tun. Bei der ersten spiele das Alter der Mutter als Ursache keine Rolle, während es in der zweiten sehr wichtig sei. Diese Vermutung bestätigt sich, wenn man die Wahrscheinlichkeit dafür betrachtet, daß weitere Geschwister mit Mongolismus geboren werden (Tabelle 7). Absolut gesehen ist sie zwar für alle Altersgruppen von Müttern etwa gleich groß. Achtet man jedoch auf ihr Verhältnis zu der Wahrscheinlichkeit, ein mongoloides Kind zu bekommen, bei allen Frauen der gleichen Altergruppe, so findet sich ein auffälliger Unterschied: Jüngere Frauen, die schon ein Kind mit dem Syndrom haben, laufen eine gegenüber ihren Altersgenossinnen erhöhte Gefahr, daß das Unglück wiederkehrt; bei älteren Frauen ist diese Gefahr kaum erhöht.

Das legt den Gedanken an eine besondere Disposition nahe, die nur (oder fast nur) bei jüngeren Frauen wirksam ist.

2. Der zytogenetische Befund

Auf diese Zahlen sind wir für unseren Rat heute nicht mehr ausschließlich angewiesen: Der Chromosomenbefund ist es, der noch genauere Aufschlüsse gibt.

Wie wir seit 1959 wissen, hat die große Mehrzahl der Patienten mit Down-Syndrom ein Chromosom zuviel: Das Chromosom Nr. 21 ist nicht,

Tabelle 7. Wiederholungsrisiko nach Geburt eines Kindes mit Mongolismus (nach verschiedenen Sammelstatistiken)

Karyotyp des Kindes	Häufigkeit unt. allen Mongol.	Karyotyp der Mutter	Karyotyp des Vaters	Häufigkeit dieser Konstellation	Wiederholungswahrscheinlichkeit bei weiteren Kindern
freie Trisomie 21 (47, XX oder XY, +21)[a]	etwa 95%	normal	normal	häufigste Situation	etwa 1% (−2%). Bei mütterlichem Alter über 40 entsprechend höher
		ein Elternteil Mosaik, d.h. überzähl. Chromosom 21 in einer Zellinie		offenbar sehr selten	unbestimmt und von Fall zu Fall anders, abhängig vom Mosaiktyp
Mosaik für Trisomie 21 beim Kind	1–2% (häufiger bei atypischen Fällen)	normal	normal		wahrscheinlich wie oben, ∼ 1%? (unsicher)
Translokationstrisomien	3%	(ca. 8% aller Mongoloiden mit Müttern unter 30 Jahren, ca. 1,5% aller Mongoloiden mit Müttern über 30 Jahren)			
Translokation D/G[b] [46, XY oder XX, −D, +t(DqGq)]		normal	normal	²/₃ aller Fälle mit D/G Translokation	etwa 1% oder weniger
		balancierte Translokation	normal	weniger als 2% aller Patienten mit Down-Syndrom	10–12%
		normal	balancierte Translokation	sehr selten	2–3%
Translokation G/G [46, XY oder XX, −G, +t(GqGq)]		normal	normal	weitaus häufigste Situation bei diesem Typ	etwa 1% oder weniger

Tabelle 7 (Fortsetzung)

Karyotyp des Kindes	Häufigkeit unt. allen Mongol.	Karyotyp der Mutter	Karyotyp des Vaters	Häufigkeit dieser Konstellation	Wiederholungswahrscheinlichkeit bei weiteren Kindern
+t (21/22)		balancierte Translokation	normal		etwa 10 %
		normal	balancierte Translokation		kleine Zahl beobachtet ~ 2–4 %
+t (21/21)		balancierte Translokation	normal	äußerst selten	
		normal	balancierte Translokation		100 %

[a] Falls nicht durch spezielle Färbung exakt bestimmt, wird im Bericht des Laboratoriums nur die Gruppenzugehörigkeit des überzähligen Chromosoms (G) angegeben, also z. B. 47, XY, +G.

[b] In der Regel werden heute die beteiligten Chromosomen durch Bandenfärbung identifiziert, z. B. 14/21.

wie erwartet, zweifach, sondern dreifach vorhanden. Man spricht von einer Trisomie (Abb. 32).

Trisomien entstehen in der Regel durch Nicht-Trennen (Nondisjunction) homologer Chromosomen während einer der beiden Reifungsteilungen. So entsteht eine Keimzelle, die ein Chromosom zuviel hat, neben einer anderen, der ein Chromosom fehlt. Wird diese befruchtet, so ist die entstehende Zygote monosom und in der Regel nicht lebensfähig. Kommt dagegen die Oozyte mit einem überzähligen Chromosom zur Befruchtung, so entsteht eine trisome Zygote (Abb. 31). Sie ist lebensfähig, wenn das Chromosom 21 vermehrt ist, und sie kann wenigstens über den Geburtstermin hinaus überleben bei Trisomie des Chromosoms 8, 9, 13 oder 18. Eine Vermehrung anderer Autosomen ist offenbar mit dem Leben meist nicht vereinbar. Für die Geschlechtschro-

Abb. 31. Chromosomenverteilung bei normaler Keimzell-Bildung (*links*) sowie bei Nondisjunction in der ersten (*Mitte*) und der zweiten meiotischen Teilung (*rechts*)

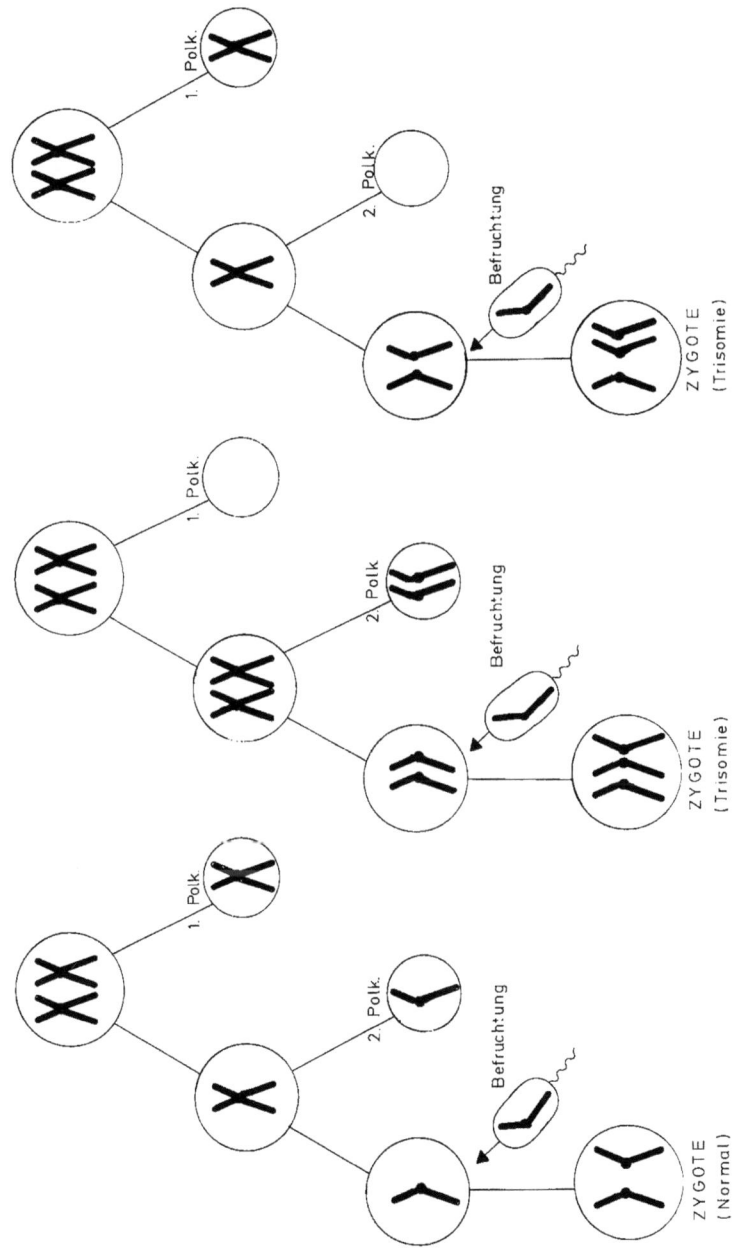

mosomen liegen besondere Verhältnisse vor (Kap. 8 b). Nondisjunction tritt in etwa $^2/_3$ der Fälle in weiblichen Keimzellen auf, und die Wahrscheinlichkeit steigt mit dem Alter der Mutter und in geringerem Umfange wohl auch mit dem Alter des Vaters an. So wundert es uns nicht, daß auch die Trisomien der Autosomen 13 und 18 und der Geschlechtschromosomen bei älteren Frauen häufiger sind. Warum das so ist, wissen wir nicht genau.

Damit wäre die eine Gruppe der Kinder vorläufig erklärt; es bleibt die zweite Gruppe (Abb. 30), die unabhängig vom Alter der Mutter auftritt und wo sich das Ereignis gegenüber dem Durchschnitt gleichaltriger Frauen deutlich gehäuft in der gleichen Geschwisterschaft wiederholt.

Es lag nahe, in derartigen Familien die Chromosomen zu untersuchen. Einen der ersten Stammbäume dieser Art zeigt Abb. 33.

Der Proband (mit einem Pfeil gekennzeichnet) hatte die normale Chromosomenzahl 46. Eines seiner D-Chromosomen (wahrscheinlich Nr. 14) zeigte jedoch verlängerte kurze Arme. Das gleiche Bild fand sich bei einem mongoloiden Vetter. Als man die beiden gesunden Mütter und die ebenfalls unauffällige Großmutter untersuchte, löste sich dieses Rätsel: Alle drei Frauen besaßen nur 45 Chromosomen; darunter aber war das verlängerte D-Chromosom. Ein G-Chromosom dagegen fehlte.

Die Autoren schlossen zu Recht, das überzählige Stück am D-Chromosom sei der lange Arm eines Chromosoms 21. Dann besäßen die gesunden Frauen die normale Menge des genetischen Materials; die beiden abnormen Kinder dagegen hätten die Masse des Chromsomen 21 dreimal, ähnlich wie Patienten mit 21-Trisomie.

Derartige Translokationen kommen zustande, wenn Chromosomen zerbrechen und wenn die Bruchstücke dann falsch zusammenheilen (Abb. 34). Zwei Typen von Translokationen sind praktisch wichtig: Reziproke Translokationen und Robertsonsche Translokationen (= Zentrische Fusionen). Beim reziproken Typ brechen Arme von zwei verschiedenen Chromosomen und heilen kreuzweise wieder zusammen. So bleibt die Gesamtzahl der Chromosomen unverändert; zwei erhalten jedoch eine deutlich veränderte Form. Beim Robertsonschen Typ fusionieren die Zentromer-Regionen akrozentrischer Chromosomen, wobei funktionell weniger wichtiges Chromosomenmaterial verlorengeht. Die Zahl der Chromosomen ist um eines vermindert. Das erwähnte Beispiel (Abb. 33) gehört zum Robertsonschen Typ.

In unserem Fall muß dieses Bruchereignis mindestens drei Generationen zurückliegen. Durch einen glücklichen Zufall kam es in den ersten beiden Generationen nicht dazu, daß trisome Zygoten entstanden, obwohl die Wahrscheinlichkeit dafür hoch war. Hier war der Karyotyp „balan-

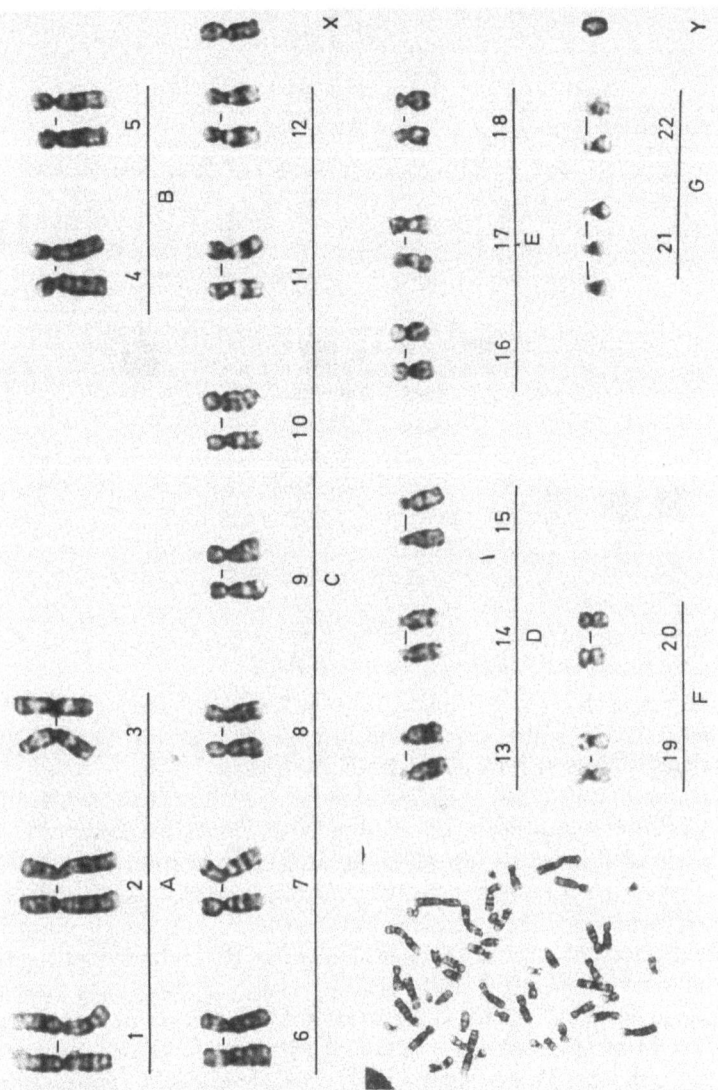

Abb. 32. Photographien vom Chromosomenbefund (Karyotyp) eines männlichen Patienten mit Down-Syndrom. Man sieht Chromosomen der Mitose, und zwar der Metaphase. Sie haben sich schon alle geteilt, mit Ausnahme einer Stelle, die man als Zentromerregion bezeichnet. Während die Chromosomen links in ihrer natürlichen Lage abgebildet sind, sieht man sie rechts sortiert. Das Chromosom 21 ist nicht, wie normal, doppelt, sondern dreifach vorhanden (Trisomie). Außerdem sieht man das Y-Chromosom. (Giemsa-Bänderung; Dr. Stahl-Maugé, Heidelberg)

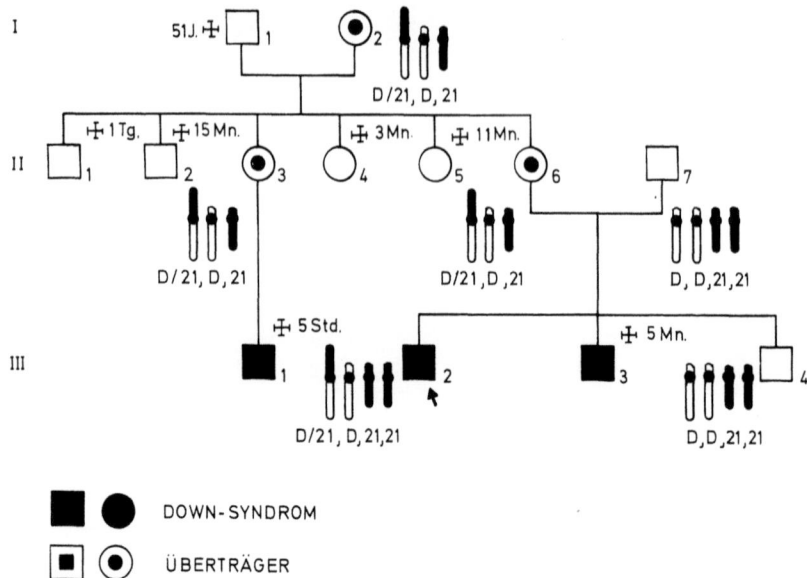

Abb. 33. Familiär vorkommende Translokation und Down-Syndrom (Nach CARTER u. Mitarb., Lancet 1960 II, 678). Erklärung vgl. den Text

ciert". In der dritten Generation dagegen kam es zur Geburt von drei Kindern mit dem unbalancierten Karyotyp.

Die verschiedenen Möglichkeiten für das Verhalten derartiger Translokationschromosomen bei den Reifungsteilungen zeigt Abb. 35.

Aus dem Schema (Abb. 35) ergäbe sich ein theoretisches Risiko von $^1/_3$ für jedes lebend geborene Kind einer Mutter mit einem balancierten Karyotyp, einen Mongolismus aufzuweisen. Wie jedoch ausgedehnte Berechnungen verschiedener Autoren in den letzten Jahren gezeigt haben, liegt das tatsächliche Risiko wesentlich niedriger; es ist auch verschieden hoch je nachdem, ob die Mutter oder der Vater Translokationsträger ist. Nach MIKKELSEN und STENE (1970) gelten die folgenden Risikoziffern: Für weibliche Träger ungefähr 10%; für männliche Träger niedriger (ungefähr 2–3%). Dazu kommt das Risiko des Kindes, selbst ein Überträger mit balanciertem Karyotyp zu sein. Es beträgt nach den gleichen Autoren unabhängig vom Geschlecht der Eltern ca. 60%. In vielen Fällen werden jedoch Translokationen nicht durch einen der Eltern übertragen, sondern treten bei dem Patienten als Neumutation zum ersten Mal auf. Hier ist nicht mit einem erhöhtem Wiederholungs-Risiko zu rechnen.

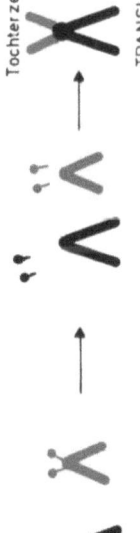

Abb. 34

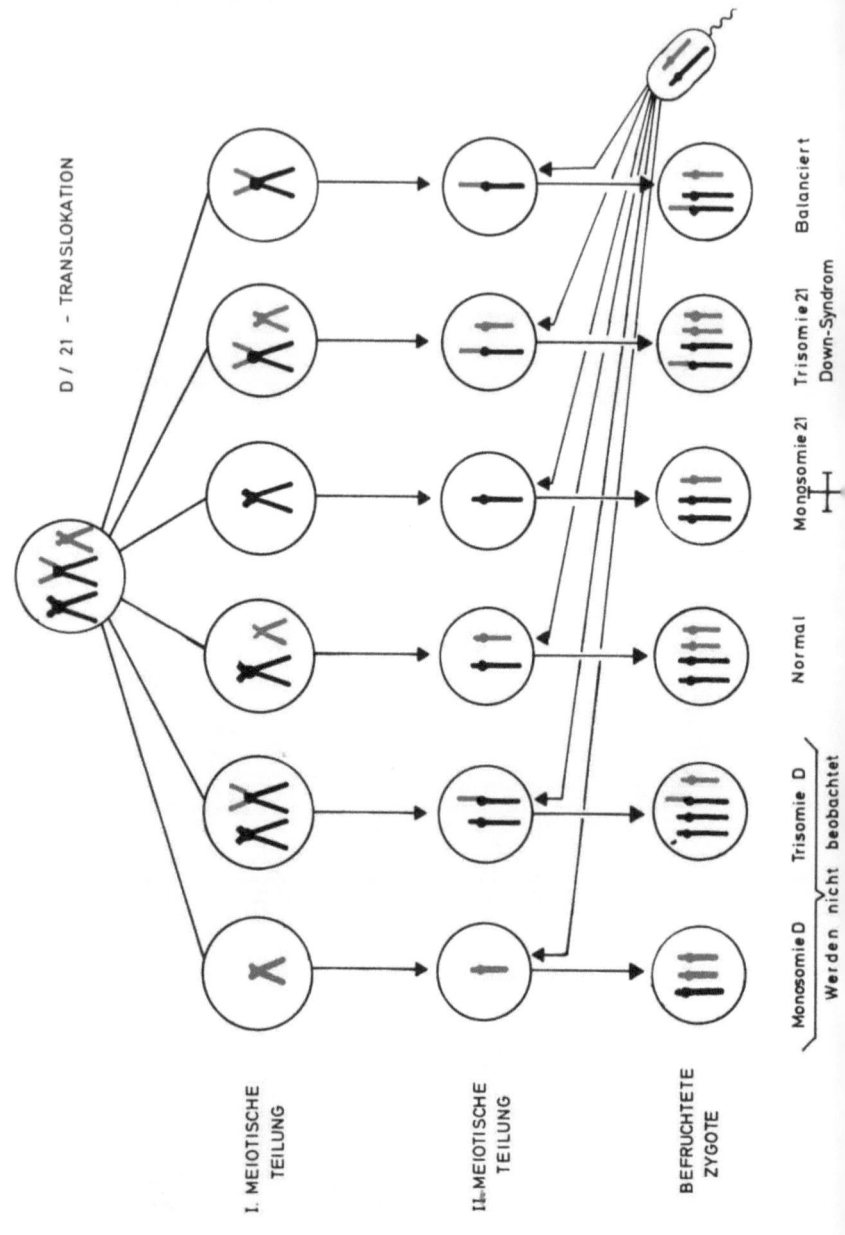

Man hat später weitere familiäre Fälle mit jungen Müttern untersucht; dabei fand sich gelegentlich eine D/G-Translokation. Von den drei Chromosomenpaaren der D-Gruppe ist Chromosom Nr. 14 am häufigsten an diesen Translokationen beteiligt. Daneben beobachtete man aber auch eine andere Translokationsform, die sich offenbar innerhalb der G-Gruppe abgespielt hatte.

Das Bild einer G/G-Translokation kann auf drei verschiedenen Wegen entstehen.

1. Es kann eine 21/22-Translokation vorliegen; sie entsteht, wie oben für die D/G-Translokation dargestellt wurde.

Die Situation bei der Meiose ist etwa gleich der Situation bei der D/G-Translokation: Es können phänotypisch wie genetisch normale Kinder, phänotypisch gesunde Kinder mit balanciertem Karyotyp und Patienten mit Down-Syndrom auftreten.

2. Es kann eine 21/21-Translokation vorhanden sein.
3. Die dritte Möglichkeit ist ein 21-Isochromosom.

Bei der 21/21-Translokation und bei dem 21-Isochromosom ist die Lage noch schlechter: Die Zygote stirbt entweder früh ab, oder sie entwickelt sich zu einem mongoloiden Kind! Gesunde Kinder können nicht entstehen. (Abb. 36).

Mit Hilfe der Bandmuster-Analyse ist es möglich, klar zwischen einer 21/22- und einer 21/21-Translokation zu unterscheiden: Chromosom 21 zeigt eine breite Fluoreszenz an seinem langen Arm, während Chromosom 22 eine wesentlich schwächere Fluoreszenz mit stärkerer Intensität auf dem kurzen Arm und in der Zentromer-Region aufweist. Mit der Giemsa-Technik können die gleichen Banden als Bereiche höherer Dichte dargestellt werden (Abb. 32).

Meist treten G/G — und auch D/G — Translokationen jedoch als spontane Mutationen auf, d.h. beide Eltern haben einen normalen Karyotyp. In diesen Fällen besteht auch für nachfolgende Kinder kein erhöhtes Risiko.

◄——————————————————————————————

Abb. 35. Schema der Keimzell-Bildung, wenn die Mutter Trägerin ein D/21-Translokation ist, wenn diese Translokation aber in balanzierten Zustand vorhanden ist: Das eine D-Chromosom enthält den translozierten langen Arm des Chromosoms 21. Dafür ist nur *ein* freies Chromosom 21 vorhanden. Da sich dieses freie Chromosom 21 und die beiden D-Chromosomen zufällig kombinieren, werden theoretisch sechs verschiedene Arten von Keimzellen gebildet und man müßte — nach Befruchtung mit einem normalen Spermium — sechs verschiedene Arten von Zygoten finden, von denen allerdings drei nicht beobachtet werden. Die restlichen sind entweder normal, oder balanciert, oder trisom in einem Zahlenverhältnis, das nur empirisch gefunden werden kann (Tabelle 7)

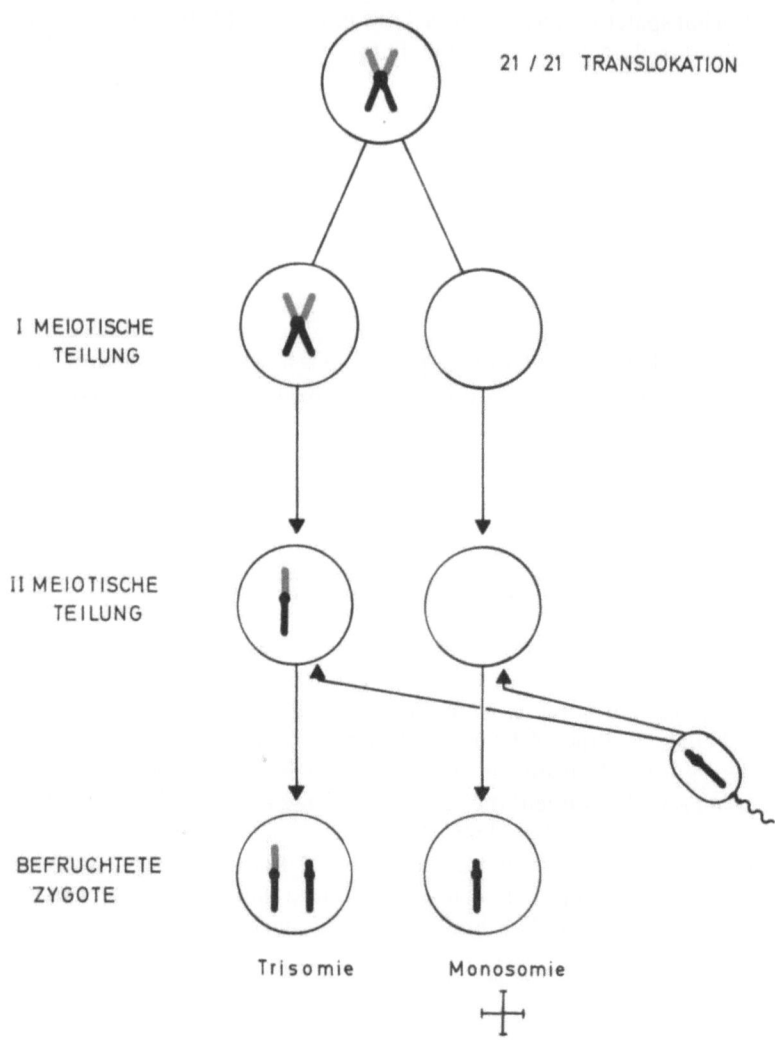

Abb. 36. Keimzell-Bildung bei 21/21 Translokation und 21-Isochromosom. Entweder das Translokationschromosom kommt in die Keimzelle; dann wird die reduzierende Zygote funktionell trisom, und das Kind bekommt ein Down-Syndrom. Oder das Translokationschromosom gelangt nicht in die Keimzelle. Dann erhält die Zygote ein Chromosom 21 zu wenig und stirbt ab

Auf Grund der genannten Betrachtungen läge es nahe, zu glauben, alle Patienten der altersunabhängigen Gruppe seien durch Translokation bedingt. Das ist jedoch nicht der Fall; eine Übersicht über die Häufigkeit von Translokationen unter mongoloiden Kindern junger Mütter gab MIKKELSEN (1971). Demnach wiesen von 1431 Fällen, deren Mutter bei der Geburt unter 30 war, nur 115 eine Translokation auf; davon waren 69 sporadisch, 32 ererbt, und bei 14 konnten die Eltern nicht untersucht werden. Von 1058 Fällen, deren Mütter bei der Geburt über 30 waren, hatten nur 16 eine Translokation, davon 7 sporadisch, 5 ererbt, und bei 4 waren die Eltern nicht untersucht.

Es gibt also offenbar Frauen, die vermehrt Keimzellen mit einem zusätzlichen Chromosom 21 bilden. Das kann — und wird auch sehr oft — mit einer unabhängig vom Alter erhöhten Neigung zur Nondisjunction zusammenhängen. Es sind aber auch einzelne Fälle bekannt, bei denen die Mutter einen Zellstamm besitzt, der für das Chromosom 21 trisom ist. Wenn dieser Zellstamm nur einen kleinen Bruchteil aller Zellen umfaßt, so ist die Mutter phänotypisch normal; ist gerade ein Teil des Ovars betroffen, dann kann ein Kind mongoloid werden. Eine Person, die genetisch verschiedene Zellstämme in ihrem Körper enthält, bezeichnet man anschaulich als „Mosaik".

Eine genauere Erbprognose ist nicht möglich; denn man weiß ja nicht, wie groß der betroffene Anteil des Ovars ist. Ein deutlich erhöhtes Erkrankungsrisiko für jedes weitere Kind wird man aber annehmen müssen.

Übrigens erweisen sich auch Patienten mit Down-Syndrom selbst gelegentlich als Mosaike. Hier pflegt dann ein großer Teil der Zellen die Trisomie zu zeigen.

Die wichtigsten Karyotypen beim Down-Syndrom sind in Abb. 37 noch einmal zusammengestellt.

Für die Beratungspraxis ergeben sich die folgenden Richtlinien:

1. Das Kind ist der einzige Träger der Anomalie in der weiteren Familie; die Mutter war bei seiner Geburt über 35 Jahre alt.

In diesem Fall ist es wahrscheinlich, daß eine freie Trisomie 21 vorliegt; eine zytogenetische Untersuchung sollte jedoch im Hinblick auf die Bedeutung des Befundes für die Beratung der Eltern, Geschwister und weiterer Verwandter zur Sicherheit durchgeführt werden. Bezüglich des Risikos für ein weiteres Kind, die Anomalie zu haben vgl. Tabelle 7. Das Risiko liegt bei bestätigter Trisomie leicht, aber nicht erheblich über dem entsprechenden Risiko für Kinder gleichaltriger Frauen in der allgemeinen Bevölkerung.

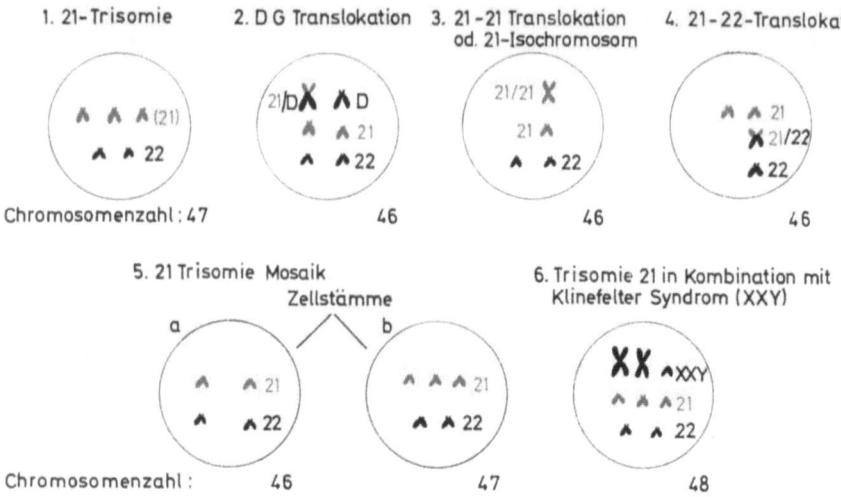

Abb. 37. Die wichtigsten Karyotypen beim Down-Syndrom

2. Das Kind ist das einzige Befallene in der weiteren Familie — die Mutter hatte jedoch das 35. Lebensjahr bei seiner Geburt noch nicht überschritten.

Hier ist eine zytogenetische Untersuchung des Kindes unbedingt anzuraten. Findet sich eine Translokation, so sollte ihre genaue Natur aufgeklärt und die zytogenetische Analyse auch bei beiden Eltern angeschlossen werden. Die empirischen Erbprognose-Ziffern finden sich in Tabelle 7.

3. Es sind bereits weitere Fälle von Mongolismus in der gleichen Geschwisterschaft oder auch in der etwas entfernteren Verwandschaft aufgetreten, — so z. B. bei Kindern einer Schwester der Mutter oder des Vaters, bei Kindern der Großeltern usw.

Hier ist eine Chromosomenuntersuchung bei dem Patienten wie bei seinen Eltern und eventuell bei weiteren Verwandten indiziert. Liegt eine Translokation vor, so ergeben sich die oben dargestellten Folgerungen.

Findet sich eine freie Trisomie 21 bei normalem Karyotyp der Eltern, und ist bereits ein zweites Kind aus der gleichen Ehe mongoloid, so wird man einen besonderen disponierenden Faktor bei einem der Eltern annehmen müssen. Das Erkrankungsrisiko für weitere Kinder läßt sich nicht genau angeben; es ist aber mit Sicherheit wesentlich erhöht.

4. Das Kind ist das erste mit Down-Syndrom; es wurde aber bei einem früheren Kind bereits eine andere numerische Chromosomen-Aberration gefunden (Klinefelter-Syndrom; Trisomie 13; Trisomie 18).

Hier wird man ebenfalls einen disponierenden Faktor für Nondisjunction annehmen und deshalb eine wesentliche Erhöhung des Erkrankungsrisikos für weitere Kinder vermuten müssen; denn es wurden mehrere Fälle dieser Art beschrieben.

5. Das Kind hat klinisch ein Down-Syndrom, zytogenetisch erweist es sich als Mosaik. Weitere Fälle wurden in der Familie nicht bekannt.

Genauere Familienbefunde wurden noch nicht publiziert. Bis sie vorliegen, wird man sich in der Beratung genauso verhalten, als wäre eine gewöhnliche Trisomie 21 vorhanden. Wenn irgend angängig, wird man jeder Frau, die schon einmal ein Kind mit Down-Syndrom zur Welt gebracht hat, eine pränatale Diagnose durch Chromosomen-Untersuchung an Fruchtwasserzellen anraten (Vgl. Kap. 10). Eine Untersuchung der Chromosomen an dem vorangegangenen Kind und, wenn eine Translokation oder ein Mosaik gefunden wurde, bei den Eltern ist außerdem dringend anzuraten; denn bei der pränatalen Diagnose steht man unter Zeitdruck, und es erleichtert die Arbeit, wenn der Zytogenetiker weiß, wonach er suchen muß.

B. Andere, numerische und strukturelle Chromosomenaberrationen

Der größte Teil der bei Chromosomenaberrationen praktisch wichtigen Konstellationen wurde oben am Beispiel der mongoloiden Idiotie erläutert. In diesem Kapitel soll nun einiges Ergänzendes für andere, durch morphologisch sichtbare Chromosomenveränderungen bedingte Störungen nachgetragen werden. Dabei kann es nicht unsere Aufgabe sein, die Fülle der Kasuistik auf diesem Gebiet auch nur in Andeutungen zu erwähnen; wir müssen uns auf einige der häufigsten Situationen beschränken (HAMERTON, 1971). Im übrigen werden gerade auf diesem Gebiet fast täglich neue Beobachtungen bekannt, und deshalb kann der Arzt hier die Hilfe des Humangenetikers wohl am wenigsten entbehren. Innerhalb dieser Gruppe sind die *Störungen der Geschlechtsentwicklung* am häufigsten und deshalb auch praktisch am wichtigsten. Jeder dieser Fälle sollte klinisch, endokrinologisch und zytogenetisch so weit wie nur möglich geklärt werden, bevor man eine Beratung durchführt. Gesichtspunkte für die klinische und endokrinologische Untersuchung können wir an dieser Stelle nicht geben. Die zytogenetische Untersuchung erfolgt in zwei Schritten:

1. Bestimmung des Sex-Chromatins, die man praktisch meist an Epithelzellen der Mundschleimhaut oder der Haarscheide durchführt, und Zählung der Drumsticks an den Granulozytenkernen.

Bei Personen mit zwei (oder mehr) X-Chromosomen, also normalerweise Frauen, sieht man in einem großen Prozentsatz der Körperzellen, das sogenannte „Barrsche Körperchen" oder Sex-Chromatin. Sie sind „Chromatin-positiv". Einige wenige Prozent der Granulozyten-Kerne tragen trommelschlegelförmige Anhänge, die man als drumsticks bezeichnet.

Normalen Männern fehlen diese Kernbestandteile; denn sie besitzen nur ein X-Chromosom. Dafür kann man in Zellen des Mannes den heterochromatischen Anteil des Y-Chromosoms durch starke Fluoreszenz bei Färbung mit fluoreszierenden Farbstoffen nachweisen (Y-bodies).

So ist es möglich, mit Hilfe einer morphologischen Untersuchung des Zellkernes das genetische Geschlecht eines Individuums — jedenfalls in den untersuchten Zellen — festzustellen. Die letzte Einschränkung ist deshalb notwendig, weil ein Mensch nicht unbedingt in allen seinen Zellen das gleiche genetische Geschlecht zu haben braucht; er kann auch ein „Mosaik" für verschiedene Zellstämme sein.

So einfach die Methoden zum Nachweis dieser Kernbestandteile im Prinzip auch sind, — man braucht doch sehr viel Erfahrung, wenn man keine Fehler machen will. Praktisch empfiehlt es sich deshalb in der Regel, ein Speziallabor heranzuziehen.

2. Gelingt es auf diesem Wege nicht, eine eindeutige Diagnose zu stellen, so sollte man — trotz des größeren Aufwandes an Zeit und Geld — eine Chromosomenuntersuchung durchführen. Diese gestattet es in der Regel, die Störungen der Geschlechtsentwicklung in zwei große Gruppen einzuteilen: Solche mit und ohne eine Abweichung in der Chromosomenzahl oder -struktur. Bereits aus diesem Ergebnis läßt sich im Einzelfall eine Faustregel für die Beratungspraxis ableiten:

Zeigt ein Kind eine Über- oder Unterzahl von Geschlechtschromosomen, und haben beide Eltern einen normalen Chromosomenbefund, so ist das Risiko für ein weiteres Kind, ebenfalls in der Geschlechtsentwicklung gestört zu sein, gegenüber dem Bevölkerungsdurchschnitt in der Regel nicht wesentlich erhöht. Ist die Chromosomenzahl bei dem Patienten normal, so kann das Erkrankungsrisiko für weitere Kinder erhöht sein, muß aber nicht erhöht sein.

Die Patienten selbst sind häufig nicht fortpflanzungsfähig.

Im folgenden sollen einige der am häufigsten vorkommenden Spezialfälle erwähnt werden:

Das *Klinefelter-Syndrom* ist durch 47 Chromosomen und den Karyotyp XXY charakterisiert; einzelne Klinefelter-ähnliche Fälle zeigen noch mehr X-Chromosomen. Demgemäß sieht man in Epithelzellen Barrsche Körperchen, und die Leukozyten zeigen Drumsticks. Wie die Trisomie 21 beim Mongolismus, so ist auch die Vermehrung der X-Chromosomen in der Regel durch Nichttrennen (Nondisjunction) der Chromosomen während einer Reifungsteilung verursacht. So überrascht es nicht, daß man auch einen Häufigkeits-Anstieg mit dem Alter der Mutter beobachtet.

Eine Häufung der zum Klinefelter-Syndrom führenden Nondisjunction in bestimmten Familien wurde bisher nicht mit ausreichender Sicherheit nachgewiesen. Demgemäß braucht die Geburt eines derartigen Kindes nicht dazu zu führen, daß man von weiteren Kindern abrät. Da der Zustand nicht gleich nach der Geburt und auch meist nicht in den ersten Lebensjahren diagnostiziert wird, käme ein solcher Rat ohnedies zu spät.

Allerdings wird man immer die Tatsache im Auge behalten, daß einzelne Familien beschrieben wurden, in denen zwei oder noch mehr Fälle mit verschiedenen Trisomien vorkamen, und daß es Patienten gibt, die neben dem Klinefelter-Syndrom auch ein Down-Syndrom aufweisen. Es scheint demnach genetische Faktoren zu geben, die zu Nondisjunction disponieren. Deshalb gehört auch das Vorhandensein eines Kindes mit Klinefelter-Syndrom zu den Indikationen einer vorgeburtlichen Diagnostik (Kap. 10).

Die Prognose ist wesentlich ungünstiger zu stellen, wenn die Frau etwa schon zwei Kinder mit verschiedenen Trisomien geboren hat, oder wenn z. B. ihre Mutter oder ihre Schwester weitere Trisomiekinder hatte. Genaue Zahlenangaben sind unmöglich.

Seltener als das chromatinpositive, echte Klinefelter-Syndrom sind Fälle mit tubulärer Fibrose des Hodens, die man auch als „falsches Klinefelter-Syndrom" bezeichnet. Bei ihnen findet sich ein chromatinnegatives Kernbild und ein normaler Chromosomensatz. Auch die Hodenbiopsie läßt Unterschiede zum echten Klinefelter-Syndrom erkennen.

Da mehrfach Brüder mit dem gleichen Zustand beschrieben wurden, ist die Prognose für weitere Kinder sicher ungünstiger zu stellen als beim „echten Klinefelter-Syndrom", wenn auch der genaue Erbgang noch unbekannt ist und zuverlässige empirische Belastungsziffern nicht vorzuliegen scheinen.

Während man beim Klinefelter-Syndrom in der großen Mehrzahl der Fälle einen einheitlichen Chromosomenbefund erheben kann, ist das bei dem Gegenstück, der Gruppe der „Gonadendysgenesien", nicht der Fall.

Allerdings führt auch hier ein Nichtübereinstimmen zwischen phänotypischem Geschlecht und Sex-Chromatinbefund häufig einen Schritt näher an die Diagnose heran. Das Geschlecht erscheint hier weiblich, während Barr-Körperchen und Drumsticks oft fehlen.

Eine Chromosomenanalyse führt aber keineswegs immer, sondern nur in einem Teil der Fälle zu dem einheitlichen Karyotyp XO. Diese Menschen haben in allen Geweben nur 45 Chromosomen, und dabei ein X-Chromosom und kein Y-Chromosom. Eine starke Minderheit zeigt jedoch ein Mosaik für zwei oder mehrere Zellstämme, z. B. XO und XX, XO/XY, XO/XXX und viele andere. Beim Klinefelter-Syndrom dagegen sind derartige Mosaike seltener.

Dieser Unterschied ist wahrscheinlich durch die verschiedene Herkunft der Aberration erklärbar: Der XO-Typ entsteht nämlich meist nicht durch Nondisjunction während der Reifungsteilungen, sondern in der frisch befruchteten Zygote, d.h. vor oder bei den Furchungsteilungen. So findet sich auch keine Abhängigkeit vom Alter der Mutter.

Familiäres Vorkommen von Fällen mit echtem chromosomal bedingtem Turner-Syndrom wurde sehr selten beschrieben, in Gegensatz zu der Häufigkeit des sporadischen Turner-Syndroms. Trotzdem empfehlen heute die meisten Berater einer Frau, die schon einmal ein Kind mit Turner-Syndrom geboren hat, für weitere Schwangerschaften die vorgeburtliche Diagnostik. Diese Empfehlung ist erst recht angebracht, wenn die Frau schon zwei Kinder mit Turner-Syndrom oder auch ein Kind mit einer anderen Chromosomen-Anomalie gehabt hat.

Vom chromosomal bedingten Turner-Syndrom muß man die (seltenen) Fälle von reiner Gonadendysgenesie, aber mit chromatinpositivem Zellkern und normaler Körpergröße abgrenzen. Sie haben einen normalen weiblichen Karyotyp XX. Vorkommen bei Schwestern wurde wiederholt beschrieben.

Eine weitere numerische Anomalie der Geschlechtschromosomen ist der XYY-Typ. Diese Männer fallen durch ihre besondere Körpergröße auf und sind unter Personen, die mit dem Gesetz in Konflikt kommen, in erhöhter Anzahl vertreten. Diese Patienten sind fruchtbar. Bisher beobachtete Söhne hatten jedoch meist nur ein Y-Chromosom und waren deshalb normal.

Die Fülle der Störungen der Geschlechtsentwicklung ohne konstante Chromosomenbefunde kann hier nicht im einzelnen besprochen werden;

das Gebiet ist so kompliziert, daß man dem Praktiker nur raten kann, sich der Hilfe von Spezialisten in möglichst großem Umfange zu versichern. Es genügt, wenn er weiß: Es gibt sehr viele Formen, und nicht wenige von ihnen haben eine genetische Ursache. Daraus ergeben sich in vielen Fällen Konsequenzen für die Familienberatung.

Bei jeder der einzelnen Störungen der Geschlechtsentwicklung und insbesondere bei solchen, die einen normalen Chromosomensatz zeigen, gehört die Familienuntersuchung zu den Voraussetzungen einer Beratung. Dabei muß man aber immer die Regel im Auge haben: *Ein negativer Familienbefund spricht nicht gegen eine genetische Ursache; er ist nicht immer gleichbedeutend mit einer günstigen Prognose für die Familienberatung.*

Weitere autosomale Chromosomenaberrationen

Von den autosomalen Chromosomenaberrationen haben wir die zum Down-Syndrom führenden ausführlich besprochen. Daneben gibt es bisher nur noch zwei klinisch bedeutsame, gut abgegrenzte Trisomie-Syndrome, die des Chromosoms Nr. 13 (Pätau-Syndrom) und die des Chromosoms 18 (Edwards-Syndrom). Beide führen zu so schweren multiplen Mißbildungen, daß die Patienten fast stets im Laufe der ersten Lebensjahre sterben; Nachkommen sind also nicht zu erwarten. Wenn ein Kind in der Familie eines dieser Syndrome aufweist, besteht nach unserem bisherigen Wissen kein Grund, von weiteren Kindern abzuraten. Das gleiche gilt auch, wenn etwa bei einer Totgeburt oder einem Abort eine andere numerische Chromosomenanomalie festgestellt wurde. Allerdings gibt es, wie schon erwähnt, einzelne Familien mit mehreren Fällen verschiedener Trisomien. Wenn also mehr als eine Trisomie in der Familie vorgekommen ist, so wird man die Prognose für weitere Kinder wesentlich zurückhaltender stellen. Eine vorgeburtliche Diagnostik ist in jedem Fall zu empfehlen, auch wenn nur einmal eine Chromosomenanomalie diagnostiziert wurde.

Neben diesen beiden, durch numerische Aberrationen von Autosomen bedingten Beispielen gibt es eine große Anzahl von Beobachtungen über strukturelle Aberrationen. So konnten vielfach Translokationen über mehrere Generationen hin verfolgt werden. Solange sie „balanciert" sind, führen sie nicht zu Anomalien; diese treten erst auf, wenn durch die zufällige Verteilung der Chromosomen bei der Reifungsteilung ein „unbalancierter" Karyotyp zustande kommt.

Im Gegensatz zu den Robertsonschen Translokationen haben wir es hier mit *reziproken Translokationen* zu tun (Abb. 34). Die Zahl der Chromosomen ist also bei den Überträgern nicht verändert. Bei Patienten mit der unbalancierten Translokation tritt die Frage nach dem Risiko für zukünftige Kinder in der Regel nicht auf, die Patienten pflegen so schwer geschädigt zu sein, daß eine Fortpflanzung nicht in Frage kommt. Die Aussichten für die Kinder der balancierten Überträger lassen sich etwa aus den Daten der Tabelle 8 ableiten. An einer sehr hohen Gefährdung für Kinder von Trägern balancierter reziproker Translokationen ist wohl nicht zu zweifeln. Man wird das bei der Beratung berücksichtigen müssen. An die Möglichkeiten der vorgeburtlichen Diagnostik (vgl. Kap. 10) sei hier noch einmal erinnert.

Tabelle 8. Karyotypen für Kinder von Trägern reziproker Translokation (BOUÉ, 1979)

Überträger	Kinder			Summe
	Unbalanciert	Balanciert	Normal	
Vater	13 (12,1%)	59 (55,1%)	35 (32,8%)	107
Mutter	21 (13,8%)	68 (44,7%)	63 (41,4%)	152
	34 (13,2%)	127 (49,4%)	98 (38,1%)	259

Größere Häufigkeit haben in der Bevölkerung Robertsonsche Translokationen vom Typ D/D, und hier vor allem solche zwischen den Chromosomen 13 und 14. Während diese Konstellation in balancierter Form ihre Träger in keiner erkennbaren Weise beeinträchtigt, kann sie Ursache gestörter Verteilung des chromosomalen Materials bei der Keimzellbildung und damit auch Ursache wiederholter Fehlgeburten oder der Geburt mißgebildeter Kinder sein.

In bezug auf die Chromosomen der D-Gruppe kann es theoretisch bei den Nachkommen eines Trägers einer balancierten Translokation 13/14 nach Befruchtung mit einer normalen Gamete des anderen Partners zu folgenden Zygotentypen kommen:

a) normaler Karyotyp,
b) Carrier-Typ mit balancierter 13/14-Translokation,
c) Monosomie 13,
d) Monosomie 14,
e) Translokationstrisomie 14,
f) Translokationstrisomie 13.

Von diesen haben a) und b) einen klinisch unauffälligen normalen Phänotyp. c), d) und e) sind nicht lebensfähig und werden meist spontan abortiert. f) entspricht klinisch der Trisomie 13 (D-Trisomie, Pätau-Syndrom). Auch diese Feten werden häufig früh abortiert, einige überleben aber bis in das Säuglingsalter, selten länger. Tatsächlich wurden aber Nachkommen mit unbalanciertem Karyotyp kaum beobachtet.

Erwähnen müssen wir noch solche Mißbildungen, die durch eine kleine Deletion, also einen Chromosomen-Stückverlust verursacht sind. Der bekannteste Vertreter ist das „Cri-du-Chat"-(Katzenschrei-)Syndrom, so genannt nach dem charakteristischen hohen, gleichmäßigen klangartigen Schrei der Patienten im Säuglingsalter. Die Ursache ist eine Deletion am kurzen Arm des Chromosoms Nr. 5. Die Patienten sind — neben anderen Symptomen — auch schwachsinnig.

Ein Wiederholungsrisiko in der Familie besteht wohl nur bei Fällen mit Translokation. Trotzdem empfehlen wir, wenn die Geburt eines Kindes mit irgendeiner Strukturanomalie der Chromosomen vorausgegangen ist, bei weiteren Schwangerschaften grundsätzlich die vorgeburtliche Diagnose: Man kann nie sicher sein, ob nicht doch eine kleine Translokation vorliegt, und außerdem würde die Geburt eines zweiten, schwer geschädigten Kindes für die betroffene Familie eine ganz ungewöhnlich schwere Belastung darstellen.

C. Wiederholte spontane Aborte

Nach allgemeiner Schätzung enden ca. 15–20% aller Schwangerschaften in einem klinisch erkennbaren spontanen Abort. Ein im einzelnen nicht genau bekannter, doch beträchtlicher Teil davon wird durch genetische Faktoren verursacht. Wenn ein Abort eingetreten ist, so wird der erste Schritt immer eine gynäkologische Untersuchung sein. In manchen Fällen findet sich dann eine funktionelle oder morphologische Anomalie des Genitaltraktes, die behandelt werden kann. Jedoch selbst, wenn die Ursache nicht gefunden werden kann, bietet eine einzelne Fehlgeburt meistens keinen Grund zu besonderer Besorgnis. Wiederholt sich das Ereignis jedoch, dann ist eine gründliche Abklärung angezeigt. Ein gewisser Prozentsatz der Spontanaborte wird durch Letalfaktoren verursacht, z.B. autosomal-dominante Neumutationen, X-chromosomale Mutationen, letale Hemizygotie X-chromosomal-dominanter Defekte oder Homozygotie für ein autosomal-rezessives Gen. Hier kann die Diagnose sich nur aus dem Familienbefund ergeben, es sei denn, der Defekt kann beim Fetus selbst diagnostiziert werden. Z. B. dürfte ein Teil der leicht erhöhten Abortrate in Verwandtenehen auf autosomal-rezessive Letalfaktoren zurückgehen. Etwa 40% aller erkennbaren Spontanaborte, — insbesondere im ersten Trimester, — werden durch Chromosomenanomalien verursacht. Sie entstehen in der großen Mehrzahl der Fälle als Neumutationen während der Meiose oder der ersten Furchungsteilungen. In einigen Fällen fand sich hier eine genetische Prädisposition, in der Regel jedoch zeigen diese Ereignisse kein überdurchschnittliches Risiko für folgende Schwangerschaften an. Es kann jedoch sein, daß einer der gesunden Eltern eine Chromosomen-Strukturanomalie in balanciertem Zustand trägt. Hier kann es in einem vorausberechenbaren Prozentsatz zur Bildung unbalancierter Keimzellen kommen, mit der Folge eines Abortes oder eines mißgebildeten Kindes. Auf jeden Fall ist aber zu erwarten, daß wiederholte Aborte besonders häufig in solchen Familien durch Chromosomenaberrationen verursacht werden, bei denen sich keine gynäkologischen oder sonstige körperliche Ursachen finden. Besonders wahrscheinlich wird diese Erklärung, wenn — neben den Fehlgeburten — wenigstens ein fehlgebildetes oder totgeborenes Kind vorhanden ist.

Eine größere Zahl von Untersuchungen hat gezeigt, daß bei 4 bis 6% aller Fälle von wiederholten Aborten ohne erkennbare andere Ursache und bis zu 36%, wenn außer multiplen Aborten auch ein fehlgebildetes Kind geboren wurde, bei einem der Eltern eine Chromosomenanomalie aufgedeckt werden kann, die als Ursache eines unbalancierten Karyotyps des Feten und damit als Ursache der Aborte in Betracht kommt. In erster Linie sind dies Translokationen oder Inversionen. In solchen Fällen ist daher eine Chromosomenanalyse bei beiden Eltern angezeigt.

Eine exakte Diagnose ist besonders deshalb erforderlich, weil das Risiko nicht nur für Aborte, sondern auch für die Geburt von ausgetragenen Kindern mit Mißbildungen und anderen Defekten erhöht sein kann. Allgemein können Risikoziffern nicht angegeben werden; jeder Fall erfordert eine besondere Analyse (vgl. BHASIN u. Mitarb. 1973; Ward et al. 1980).

D. Nomenklatur für die Beschreibung von Karyotypen

Die Nomenklatur für die Beschreibung von Karyotypen wurde in internationalen Vereinbarungen geregelt. Zuerst wird die Gesamtzahl der Chromosomen angegeben, danach, in Kommata eingeschlossen, das Geschlechtschromosomenkomplement. Nachfolgend wird angegeben, welche Chromosomen zuviel oder zuwenig oder strukturell verändert vorhanden sind. Die Schreibweise sei an einigen häufigen Karyotypen erläutert:

46, XX — normaler weiblicher Karyotyp mit 46 Chromosomen;
46, XY — normaler männlicher Karyotyp mit 46 Chrosomen;
47, XY, +G — männlicher Karyotyp mit 47 Chromosomen, es liegt ein zusätzliches G-Chromosom vor;
47, XY, +21 — wie vorstehend, das zusätzliche Chromosom ist als ein Chromosom 21 identifiziert worden;
46, XY, 1q+ — männlicher Karyotyp mit 46 Chromosomen. Der lange lange Arm (q) eines Chromosoms Nr. 1 erscheint länger als normal;
46, XX, 5p− — weiblicher Chromosomentyp mit 46 Chromosomen. Der kurze Arm (p) eines Chromosoms Nr. 5 erscheint verkürzt;
45, X, — Karyotyp mit nur 45 Chromosomen, es ist nur ein X- und kein Y-Chromosom vorhanden.
45, XX, −D, −G, +t (DqGq) — weiblicher Karyotyp mit insgesamt 45 Chromosomen, es fehlt ein typisches D- und ein typisches G-Chromosom, statt dessen findet sich ein Chromosom, das nach seiner Form aus einem langen Arm eines D- und eines G-Chromosoms besteht. Der Typ entspricht einer balancierten Robertsonschen Translokation zwischen den langen Armen eines Chromosoms D und G;
46, XX, −13, +t (13q 21q) — weiblicher Karyotyp mit 46 Chromosomen. Es fehlt ein typisches Chromosom Nr. 13, dafür findet sich ein Chromosom, das dem langen Arm eines Chromosoms 13 plus dem angehefteten langen Arm eines Chromosoms 21 entspricht. Der Karyotyp entspricht einer unbalancierten Robertsonschen Translokation. Der lange Arm eines Chromosoms 21 ist 3fach vorhanden. Es kommt zum klinischen Bild des Down-Syndroms (Translokations-Mongolismus).

9. Mißbildungen ohne einfachen Erbgang

Die Geburt eines mißbildeten Kindes führt wohl am häufigsten zu der Frage an den Arzt, wie groß die Gefahr sei, daß weitere Kinder die gleiche Fehlbildung aufweisen werden. Meist wird darauf die Antwort erteilt, daß es sich um ein ganz zufälliges Ereignis handele, dessen Wiederholung in der gleichen Familie so unwahrscheinlich sei wie das zweimalige Gewinnen des großen Loses oder zwei Blitzschläge in das gleiche Haus. Damit ist der ärztlichen Aufgabe der Beruhigung der seelisch oft sehr erschütterten Eltern Genüge getan, die Antwort kann sogar richtig sein. Sie sollte aber nie so unreflektiert gegeben werden. Auch bei dem Beispiel mit dem Blitzschlag kann ja ein Haus aus tieferen Gründen mehr gefährdet sein als ein anderes. Solche „tieferen", hier genetischen Gründe, gilt es auszuschließen oder quantitativ richtig zu bewerten.

Zunächst wird man klären müssen, ob die Mißbildung etwa einem bestimmten Syndrom oder Krankheitsbild mit bekanntem einfachen Erbgang zuzuorden ist. Einige Beispiele wurden angeführt, so die Chondrodysplasie (S. 27), das Marfan-Syndrom (S. 27), das Apert-Syndrom (Akrozephalosyndaktylie) (S. 28). Man wird hier die Spezialliteratur zu Rate ziehen müssen. Weiter ist zu prüfen, ob etwa eine Chromosomenaberration zugrunde liegen könnte (Kap. 8). Erscheint der Verdacht begründet, wird man eine Spezialuntersuchung veranlassen. Dafür kann heute Blut oder Gewebe durchaus in entfernter gelegene Laboratorien verschickt werden. Selbst kurz nach dem Tode entnommenes Gewebe oder Gewebe von Nabelschnur und Amnion ist für die Untersuchung geeignet.

Einzelheiten des Versands bespricht man am besten mit dem Laboratorium, das die Untersuchung durchführen soll. Eine vorherige Rücksprache ist auch schon deshalb erforderlich, weil diese Untersuchungen aufwendig sind und die Kapazität der einzelnen Laboratorien begrenzt ist. Das Material muß aber sofort verarbeitet werden. Entsprechende Laboratorien finden sich bei den humangenetischen Instituten der Universitäten, einigen Kinderkliniken, Frauenkliniken, anatomischen oder pathologisch-anatomischen Instituten. Tabelle 9 enthält Angaben über Indikationen für eine Chromosomen-Untersuchung.

Tabelle 9. Häufige Merkmale autosomaler Chromosomenaberrationen

1. Mangelgeburt (Small for date)
2. verzögerte und gestörte psychische und motorische Entwicklung
3. multiple Fehlbildungen in verschiedenen Organsystemen
4. zusätzliche Stigmata: Dysplasien der Gesichtsbildung, der Ohren, der Hände und Finger
5. Besonderheiten der Handfurchen (Vierfingerfurche, „Quertendenz", u. ä.)
6. Besonderheiten der Papillarleistenmuster (Dermatoglyphen) der Fingerbeeren, Handflächen, evtl. auch der Fußballen.

Auf weitere Indikationen zur Chromosomenanalyse wurde in den Abschnitten 8 B und 8 C bereits hingewiesen.

Jede Einsendung für eine Chromosomenanalyse muß die Angabe des Entnahmedatums und der Zeit, der Art und Menge evtl. Zusätze (Heparin, Nährmedium oder dergleichen) und ausführliche Angaben über die klinischen Symptome beim Patienten bzw. die Indikation der Untersuchung enthalten.

Eine Chromosomenanalyse kann abgesehen von seltenen Ausnahmesituationen keinen Aufschluß geben über das Vorliegen von Punktmutationen und Einzelgendefekten. Sie ist auch nur selten angezeigt bei isolierten Fehlbildungen eines Organsystems oder bei geistiger Retardierung und psychischen Erkrankungen ohne Fehlbildungen und körperliche Stigmata.

Nach Erschöpfung all dieser Möglichkeiten verbleibt eine große Zahl von Fehlbildungen, die keiner der genannten Gruppen zuzuordnen sind. Hier ist zunächst die Frage zu stellen, ob Anhaltspunkte für eine exogene Ursache vorliegen. Die Rubeolenembryopathie als Folge einer Viruskrankheit und die Thalidomidembryopathie als medikamentöse Schädigung sind Schulbeispiele für rein exogene Entstehung einer Vielzahl von Entwicklungsstörungen. Es gibt allerdings nicht viele weitere Agentien, für die diese Feststellung mit gleicher Überzeugung getroffen werden kann (vgl. hierzu a. Kap. 15). Ehe man überhaupt eine exogene Störung als Ursache in Erwägung zieht, wird man zu prüfen haben, ob die beschuldigte Schädigung zu einem Zeitpunkt in der Entwicklung stattfand, in dem die betreffende Fehlbildung noch entstehen konnte, die Entwicklung des betroffenen Organs nicht schon abgeschlossen war.

Hier ist der von Schwalbe eingeführte Begriff der „Terminationsperiode" wichtig. Er beschreibt nicht, wie vielfach fälschlich interpretiert, den Zeitraum, in dem eine bestimmte Fehlbildung verursacht werden kann („Determinationsperiode"), sondern den spätest möglichen Zeitpunkt, zu dem sie noch als primärer Defekt entstehen kann. So kann man generell feststellen, daß primäre Fehlbildungen, wie z. B. Lippen-Kiefer-Gaumenspalten, Myelomeningozelen, viele angeborene Fehlbildungen des Herzens oder ein Iriskolobom nach dem 4. Schwangerschaftsmonat nicht mehr entstehen können. Für bestimmte Fehlbildungen läßt sich diese Aussage noch sehr viel genauer treffen, wenn man die Hand- und Lehrbücher der Embryonalentwicklung konsultiert. So ist z. B. im Herzen die Kammerseptation am Ende der 6. Entwicklungswoche abgeschlossen. Es ist jedoch meist nicht möglich, den Zeitraum der möglichen Schädigung auch nach dem frühest möglichen Zeitpunkt zu begrenzen oder, wie das gelegentlich versucht wurde, auf wenige Tage festzulegen. Für andere Entwicklungsstörungen müssen wir annehmen, daß auch viele spätere oder chronisch wirkende Schädigungen ursächlich in Betracht kommen. Das gilt z. B. für Organe, die sich noch spät entwickeln, und für Störungen des Wachstums und der Reifung oder Fehlbildungen durch sekundäre Destruktion bereits angelegter Strukturen. Bekannte Beispiele wären Hydrozephalus, Mikrozephalus, Porenzephalie, das Offenbleiben des Ductus arteriosus Botalli oder ein Megalureter. Bei manchen Extremitätenfehlbildungen wird man auch an die Möglichkeit sekundärer Nekrotisierung denken müssen. Bei allen Versuchen, die wahrscheinlichste Zeit der Schädigung abzugrenzen, muß man bedenken, daß oft ein komplexes Zusammenspiel mehrerer Faktoren und Mechanismen vorliegt.

Selbst wiederholte Mißbildungen könnten im Einzelfall einmal auf fortwirkende, exogene mütterliche Faktoren zurückzuführen sein. Störungen der Nidation und fortbestehende mütterliche Infektion (Cytomegalie, Toxoplasmose u. a.) sind hier zu nennen. Auch die Art der resultierenden Fehlbildung hängt aber bei exogen ausgelösten Mißbildungen entscheidend vom Zeitpunkt der Einwirkung ab. Es ist daher von vornherein unwahrscheinlich, daß gleiche oder sehr ähnliche Mißbildungen bei Geschwistern allein durch exogene Schädigung erklärt werden können.

Bei jeder retrospektiv erhobenen Schwangerschaftsanamnese wird man besonders vorsichtig in der Bewertung aller angegebenen Störungen der Schwangerschaft sein. Allzu gern beruhigen sich Arzt und Mutter mit der unberechtigten Beschuldigung eines banalen Ereignisses. Es ist aber auch möglich, daß ein exogenes Ereignis einen auslösenden Effekt hatte, in dem Sinne, daß eine genetisch determinierte Labilität der Fruchtentwicklung erst durch die Störung der Gravidität zur manifesten Mißbildung führte. Wir müssen uns von dem vereinfachenden „Entweder — Oder", der Vorstellung „nur exogen — oder nur genetisch" freimachen.

Die Entwicklung des menschlichen Embryo erfordert ein so exaktes Ineinandergreifen, eine so genaue zeitliche Abstimmung aller Vorgänge, daß es nur allzu verständlich ist, daß geringe Abweichungen an verschiedenen Stellen sich im ungünstigsten Fall zu einer nicht mehr ausgleichbaren Störung, einer Mißbildung, summieren können.

Unsere theoretischen Vorstellungen sind hier sehr wesentlich durch die Untersuchungen C. O. CARTERs am Beispiel der Pylorusstenose gefördert worden. Andere Fehlbildungen, zum Beispiel die schon früher erwähnte Hüftluxation, haben eine ähnliche Grundlage.

Bei der Diskussion der einfachen Erbgänge konnten wir das betreffende Gen isoliert betrachten. Wir gingen davon aus, daß das Merkmal nur von diesem Gen bestimmt würde und daß Gene an anderen Genorten für dessen Ausprägung gleichgültig seien. Das ist sicher nur selten ganz korrekt. Hängt die Ausprägung des Merkmals auch von anderen Genen, jedoch in geringerem Maße ab, so spricht man von Haupt- und Nebengenen.

Für erbbedingte Merkmale ohne einfachen Erbgang nimmt man an, daß häufig zahlreiche Gene an der Ausprägung beteiligt sind, deren jedes einen relativ geringen Beitrag zur Gesamtvariation liefert. Der Beitrag jedes Gens ist oft wenig spezifisch, ihr Gesamteffekt summiert sich erst zum Erscheinungsbild, man spricht deshalb von additiver Polygenie oder, allgemeiner, von multifaktorieller Vererbung. Das einzelne Gen folgt dabei durchaus den Mendelschen Regeln, wie wir sie bei den einfachen Erbgängen kennenlernten. Je mehr Gene aber an der Ausprägung eines Merkmals beteiligt sind, um so mehr wird sich eine kontinuierliche Abstufung der Merkmalsausprägung einstellen, die Merkmalsverteilung wird eingipfelig, etwa nach Art einer Normalverteilung.

Nicht selten wird das Bild dadurch geändert, daß ein Merkmal erst nach Überschreiten einer bestimmten Grenze der genetischen Prädisposition dann unter Umständen voll zur Ausprägung kommt; gerade für das Auftreten einer Fehlbildung ist eine solche Toleranzgrenze gut vorstellbar. Wir sprechen von einem *Schwellenwert*. Der Phänotyp ist dann alternativ verteilt (gesund-abnorm), die unterliegende genetische Disposition zeigt aber eine quantitative, kontinuierliche Abstufung. In dem Grad dieser Disposition müssen sich dann Verwandte nach Maßgabe der durch Abstammung gemeinsamen Gene entsprechen (vgl. Abb. 38 u. 39).

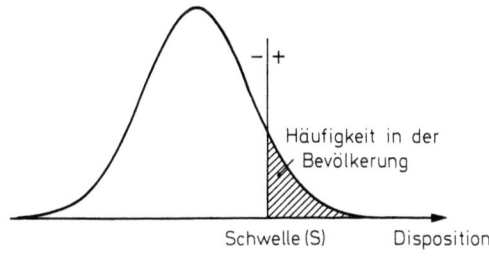

Abb. 38. Prinzip der multifaktoriellen Vererbung mit Schwellenwert-Effekt: Die kontinuierlich (— in unserem Beispiel normal —) verteilte Disposition führt zum Auftreten des krankhaften Phänotyps, sobald sie eine Schwelle *(S)* überschreitet

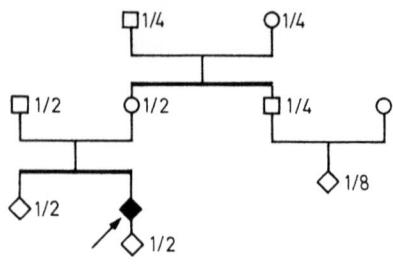

Abb. 39. Anteil durch Abstammung gemeinsamer Gene bei nahen Verwandten eines Probanden

Die *Pylorusstenose* ist eine Hypertrophie des Magenpförtnermuskels, der früher viele Säuglinge zum Opfer fielen. Die Ausprägung dieses Muskels zeigt offenbar in der Bevölkerung quantitative Unterschiede. Überschreitet sie eine gewisse Schwelle, so kann der Muskel sich nicht ausreichend öffnen, und der Mageninhalt kann nicht in das Duodenum übertreten; er wird erbrochen. Die Ausprägung dieses Muskels, — wie übrigens auch der Skeletmuskulatur, — ist bei Jungen stärker als bei Mädchen; bei beiden Geschlechtern ist sie jedoch weitgehend genetisch determiniert. Offenbar sind mehrere oder zahlreiche Gene daran beteiligt.

CARTER ging bei seinen Untersuchungen von diesem Geschlechtsunterschied aus. Er konnte weiter nachweisen, daß bei den Angehörigen befallener Mädchen nun aber die Pylorusstenose weit häufiger ist als bei den entsprechenden Angehörigen befallener Jungen. Es ist das weder mit exogenen Faktoren noch mit monomerem Erbgang zu erklären. Die Verteilung ist aber gut zu verstehen, wenn man eine quantitative Verteilung der erblichen Disposition für Pylorusstenose annimmt, also eine Vielzahl beteiligter Gene. Wenn nämlich unspezifische, geschlechtsabhängige Faktoren die Manifestation der Anlage bei Mädchen hemmen, dann müssen erkrankte Mädchen offenbar eine besonders starke genetische Disposition aufweisen, also viele entsprechende Gene besitzen. Da Verwandte ersten Grades die Hälfte der Gene gemeinsam haben, besitzen dann auch Verwandte befallener Mädchen mehr derartige Gene als Verwandte männlicher Merkmalsträger (Tabelle 10 nach CARTER). In einer neueren Untersuchung konnte CARTER diesen Trend entsprechend auch bei den Enkeln der Probanden nachweisen.

Dieses Modell der „multifaktoriellen Vererbung" ist nicht unwidersprochen geblieben und stellt sicher nur eine mögliche Annäherung unseres Verständnisses an die wirklichen Verhältnisse dar. Es ist deshalb

Tabelle 10. Pylorusstenose: Häufigkeit unter nahen Verwandten von männlichen und weiblichen Probanden. (Nach CARTER, 1964; verkürzt)

Anzahl u. Geschlecht der Probanden.	Brüder	Schwestern	Söhne	Töchter	Neffen	Nichten	Vettern	Kusinen
♂ 281	5/230	5/242	19/296	7/274	5/231	1/213	6/1061	3/1043
	2,17%	2,07%	6,42%	2,55%	2,16%	0,47%	0,57%	0,29%
♀ 149	11/101	9/101	14/61	7/62	4/60	1/78	6/745	2/694
	10,89%	8,91%	22,95%	11,48%	6,67%	1,28%	0,81%	0,29%

auch nur bedingt möglich, theoretisch abgeleitete, auf dieses Modell gestützte Risikoziffern der Beratung zugrunde zu legen. Vielmehr bleiben wir für die praktische Beratung in solchen Fällen auf die *empirische Erbprognose* angewiesen. Diese stützt sich auf hinreichend große, auslesefrei gewonnene Beobachtungsreihen von Angehörigen von Patienten mit dem betreffenden Leiden. Man kann vom theoretischen Standpunkt einwenden, daß solche Serien nichtgenetische familiäre Faktoren nicht exakt zu eliminieren gestatten. Uns interessiert ja aber bei der genetischen Beratung auch das gesamte Wiederholungsrisiko, nicht nur sein genetischer Anteil.

Schwerer wiegt sicher der Einwand, daß das Risiko von Familie zu Familie wechselt und in der Serie möglicherweise eine Anzahl von Familien mit hohem Risiko mit einer größeren Zahl von Familien mit geringem Risiko zu einer dann recht niedrigen empirischen Gefährdungszahl führen.
Die Grundlagen der Rechnung, die von einer gleichen Chance in jeder Familie ausgehen, sind dann bereits unzutreffend. Wir haben schließlich auch keine Möglichkeit, für die spezielle Familie des Ratsuchenden zu sagen, ob sie vielleicht zu der besonders gefährdeten Gruppe gehört, es sei denn, weitere Fehlbildungen der gleichen oder verwandter Art bei anderen Mitgliedern der Familie wiesen darauf hin.

Eine gewisse Faustregel sagt auch, daß das genetische Risiko für Kinder desto größer zu sein pflegt, je schwerer der Proband selbst befallen ist.

Diese Einschränkungen werden nur allmählich beseitigt werden können, wenn größere Serien exakt untersucht worden sind und Kriterien für Untergruppen geschaffen sind. Vor die Notwendigkeit einer Entscheidung gestellt, können wir uns aber für einen ungefähren Anhalt auf die Zahlen der für einige Fehlbildungen vorhandenen Serien stützen. Die nachfolgende Diskussion kann nur eine repräsentative Auswahl für einige besser untersuchte Anomalien nach dem derzeitigen Stand bringen. *Für die Beratung im Einzelfall muß jeweils die neueste Spezialliteratur herangezogen werden.* Manche alten Serien enthalten erhebliche Fehler bei der Erfassung und statistischen Auswertung. *Allgemeine* Zahlen kann man natürlich nicht geben, als Anhaltswert kann man aber für die meisten Mißbildungen ohne einfachen Erbgang mit einiger Berechtigung feststellen, daß, wenn die Eltern gesund und weitere Mißbildungen in der Familie nicht aufgetreten sind, das Wiederholungsrisiko für Geschwister unter 5% liegt. Sind bereits zwei Kinder mit der gleichen Fehlbildung geboren, so erhöht sich das Risiko meist auf einen Wert zwischen 5- und 10%. Für Geschwisterreihen mit 3 Betroffenen liegen kaum ausreichende Zahlen vor. Ein Risiko zwischen 10- und 25% dürfte dann zu vermuten sein. Jedoch wird man in dieser Situation besonders sorgfältig überlegen müssen, ob nicht eine Sonderform mit durch ein Hauptgen bedingtem einfachem Mendel'schem Erbgang und diesem entsprechend höherem Wiederholungsrisiko vorliegt. Dies ist auch dann erforderlich, wenn auch ein Elternteil oder weitere nahe Verwandte betroffen sind.

Um diese Zahlen richtig zu würdigen, muß man sich vor Augen halten, daß auch für Kinder aus völlig unbelasteten Familien ein Risiko für schwerere Mißbildungen von wahrscheinlich etwa 2–3% besteht. Eine exaktere Angabe ist hier ebenfalls nicht möglich, da weder der Begriff „schwerere Mißbildung" allgemein verbindlich definiert ist, noch einheitliche Grundlagen für Erfassung und Diagnose existieren. Eine einfache Addition der für die verschiedenen Mißbildungen einzeln ermittelten Häufigkeiten führt auch nicht zum Ziel, da kombinierte Fehlbildungen dann nicht korrekt berücksichtigt sind. In diesen Zahlen sind auch in der Regel die Kinder aus belasteten Familien eingeschlossen.

Es ist ja garnicht besonders sinnvoll, Risikoziffern bis auf Bruchteile von Prozenten anzugeben, — so erstrebenswert das auch theoretisch manchmal sein mag. Die Hauptaufgabe des Beratenden ist es, den am ehesten anwendbaren Durchschnittswert zu finden und sich vor allem dessen zu versichern, daß der zu beratende Fall nicht zur Gruppe derjenigen mit einem besonders hohen Risiko gehört, vielleicht sogar infolge eines einfachen Erbganges. Hier kommt es auf eine besonders genaue Beurteilung des klinischen Bildes an. Seit einigen Jahren stehen statistische Methoden zur Verfügung, mit deren Hilfe man an einem größeren Familienmaterial prüfen kann, ob die Daten, wie oben dargestellt, mit der Annahme multifaktorieller Vererbung in Kombination mit einem Schwellenwert-Effekt vereinbar sind, oder ob dort einzelne „Hauptgene" eine wesentliche Rolle spielen. Für die vorsichtige Benutzung empirischer Erbprognose-Ziffern in der genetischen Beratung ändert sich dadurch nichts wesentliches. In Fällen, in denen Anwendung dieser Methoden keine wesentliche Abweichung von dem multifaktoriellen Modell ergibt, wird von den Autoren vorgeschlagen, man solle die Beratung nicht auf die Risikoziffern stützen, wie sie für die einzelnen Verwandtschaftsgrade ermittelt wurden, sondern man solle zunächst die „Heritabilität" errechnen, was durch Vergleich der Häufigkeit des Merkmales bei *einem* Verwandtschaftsgrad mit seiner Häufigkeit in der Allgemeinbevölkerung möglich ist, und daraus dann sozusagen „halbtheoretische" Belastungsziffern für die übrigen Verwandtschaftsgrade ermitteln. Unserer Meinung nach verrät diese Methode zu viel Vertrauen zu dem genetischen Modell der multifaktoriellen Vererbung; sie ist allenfalls als Notbehelf brauchbar, wenn direkt gewonnene Risikoziffern nicht verfügbar sind.

Einige der häufigeren Mißbildungen, für die Erfahrungswerte für das Wiederholungsrisiko bei nahen Verwandten vorliegen, seien als Beispiele näher diskutiert:

Angeborene Angiocardiopathien:
Angeborene Angiocardiopathien haben in unserer Bevölkerung bei Neugeborenen eine Häufigkeit von 0,8%. Sie finden sich bei nahen Verwandten von Patienten häufiger als zufallsgemäß zu erwarten. Dies gilt für das Wiederauftreten von Herz- und Gefäßmißbildungen allgemein, aber deutlich bevorzugt für Fehler des gleichen oder eines verwandten Typs. Für die Beratung haben wir zunächst zu ermitteln, ob im speziellen Fall eine rein exogene Entstehung in Betracht kommt (z. B. Rubeolenembryopathie), womit das Wiederholungsrisiko nicht erhöht wäre. Danach ist zu prüfen, ob die Fehlbildung Folge einer Chromosomenanomalie (etwa 4 bis 5% aller Herz- und Gefäßfehler) oder ob sie Teil eines anderen Fehlbildungssyndroms ist (etwa 2 bis 3% aller angeborenen Angiocardiopathien). Dann gilt die Wiederholungswahrscheinlichkeit der Grundstörung. Ein Beispiel für ein autosomal-dominant erbliches Fehlbildungssyndrom dieser Art wäre das Holt-Oram-Syndrom mit der Kombination Septumdefekt, Reizleitungsstörung und typischer Extremitätenfehlbildung. Schließlich muß man an die seltene Ausnahmesituation einer einfachen Mendel'schen Vererbung einer isolierten Herzfehlbildung, denken. Ein Beispiel hierfür wäre die autosomal dominante Vererbung des Vorhofseptumdefekts in einigen Sippen.

90% der angeborenen Angiocardiopathien sind am besten durch die Hypothese einer multifaktoriellen Erbgrundlage und Mitwirkung äußerer Faktoren zu erklären. Wie die postulierte fehlbildungsbegünstigende Wirkung mancher Medikamente und Teratogene hier einzuordnen ist, bleibt offen. Erinnert sei an die Häufigkeit von Herzfehlbildungen bei der Alkoholembryopathie, beim Antikonvulsiva-Syndrom oder nach Gaben von Sexualhormonen oder anderen Medikamenten in der Frühschwangerschaft. Die vorliegenden empirischen Zahlen geben hierüber nicht genügend Aufschluß.

Tabelle 11. Wiederholungsrisiko für angeborene Angiocardiopathien bei nahen Verwandten von Probanden mit bestimmten Fehlbildungen. Anhaltswerte nach mehreren Serien der Literatur, für den Fall, daß keine weiteren nahen Verwandten betroffen sind

Anomalien	Wiederholungsrisiko (%) für	
	Geschwister	Kinder
Ventrikelseptumdefekt	2–4	4
Vorhofseptumdefekt	2–4	3
Fallotsche Tetralogie	2–3	4
offener Ductus arteriosus Botalli	2–4	4
Pulmonalstenose	2–3	3–4
Pulmonalatresie	1	
Tricuspidalatresie	1	
Transposition der großen Gefäße	2–4	
Aortenstenose (ohne subvalvuläre u. supravalvuläre A. S.)	2–3	4
Aortenisthmusstenose	2	2–3
Endokardfibroelastose	4	
Hypoplastisches Linksherzsyndrom	2 (?)	

Zur groben Orientierung gilt: Nach Ausschluß von Chromosomenanomalien, anderen Fehlbildungssyndromen und bekannten, monogen bedingten Sonderformen besteht, wenn beide Eltern gesund sind, für Geschwister nach Geburt eines betroffenen Kindes ein Wiederholungsrisiko von 2 bis 4%, nach der Geburt von zwei betroffenen Kindern ein Wiederholungsrisiko von 5 bis 8 (bis 10%). Nach drei betroffenen Kindern ist das Risiko erheblich höher, ausreichende empirische Zahlen fehlen jedoch. Sowohl autosomal-rezessive Vererbung wie autosomal-dominante Vererbung sind dann zu erwägen. Da heute nicht mehr bezweifelt wird, daß ein Ventrikelseptumdefekt sich spontan schließen kann, schließt ein unauffälliger Herzbefund bei einem Elternteil nicht sicher aus, daß dieser einmal Merkmalsträger war. Für Kinder von Patienten mit angeborenen Herzfehlern liegt das empirische Risiko bei 3 bis 4% (eine nähere Diskussion findet sich bei FUHRMANN, 1961, 1962, 1972 und NORA und NORA, 1978). Mittlere Werte für die häufigsten Beratungssituationen bei einzelnen speziellen Herzfehlern nach verschiedenen Serien der Literatur gibt die Tabelle 11.

Schlußstörungen des Neuralrohres (Rachischisis, Spina bifida, Anenzephalie).

Am Ende der vierten Embryonalwoche hat sich das Neuralrohr normalerweise geschlossen. Ist dieser Vorgang gestört, kommt es zur kompletten oder partiellen Rachischisis, zum Anenzephalus oder zur Spina bifida mit Meningo- oder Myelomeningozele. Die Häufigkeit dieser Fehlbildungen ist in verschiedenen geographischen Regionen und in verschiedenen Bevölkerungen sehr unterschiedlich (in der Bundesrepublik Deutschland und den USA z.B. etwa 1 bis 2 pro Tausend bei Neugeborenen für Anenzephalie und Spina bifida aperta, in Irland und Wales 7 bis 8 pro 1000). Das Wiederholungsrisiko für Geschwister nach Geburt eines betroffenen Kindes wurde in verschiedenen Serien auf 2 bis 5% geschätzt. Schätzungen aus dem Bereich Groß-London von CARTER und ROBERTS ergaben 4%, eine gemeinsame Auswertung von acht prospektiven Serien in den USA ermittelte ein Wiederholungsrisiko von 3% (95%-Vertrauensgrenzen: 2–4,3%), eine einzige bisher vorliegende deutsche Serie (KOCH und FUHRMANN) ermittelte 2,7%. Nach der Geburt von zwei betroffenen Kindern errechneten CARTER und ROBERTS ein Wiederholungsrisiko von 10%. Über Kinder von Patienten, die selbst Träger einer operierten Spina bifida aperta sind, liegen keine ausreichenden Daten vor, analog zu Erfahrungen bei anderen Fehlbildungen mit multifaktoriellem Erbgang wird man das Risiko etwas höher als für Geschwister von Betroffenen einschätzen müssen. Ebenso fehlen Daten für Kinder von Patienten mit Spina bifida occulta.

Über die Ursachen der Schlußstörungen des Neuralrohres und ihre unterschiedliche Häufigkeit liegen nur ungesicherte Hypothesen vor. In neueren Untersuchungen wird neben einer multifaktoriellen Erbgrundlage die Mitwirkung von Ernährungsfaktoren besonders für Gebiete mit auffallend großer Häufigkeit diskutiert. Erste günstige Ergebnisse (SMITHELLS und Mitarbeiter, 1980) lassen es für möglich erscheinen, daß in solchen Bevölkerungen eine frühzeitige (vor der Konzeption) einsetzende Zusatzversorgung der Mütter mit Vitaminen, Folsäure und Spurenelementen einen prophylaktischen Wert haben könnte. Diese Ergebnisse sind bisher noch nicht gesichert. Auch wenn sie sich bestätigen lassen, wäre ihre Übertragbarkeit auf Gebiete mit niedrigerer Fehlbildungshäufigkeit und anderen sozialen Verhältnissen neu zu prüfen. Neuralrohrdefekte sind pränatal diagnostizierbar (s. Kapitel 10). Sie können in der großen Mehrzahl auch durch eine Bestimmung der Alpha-Fetoprotein-Konzentration im Blut der Schwangeren in der 16.–20. Schwangerschaftswoche erkannt werden. Bei der Häufigkeit dieser Fehlbildungen wird die Aufnahme dieser Bestimmung in die allgemeine Schwangerschaftsvorsorge diskutiert und z. Zt. in Feldversuchen geprüft.

Lippen-Kiefer-Gaumenspalten:
Lippen-Kiefer-Gaumen (LKG-) Spalten gehören mit einer Häufigkeit von 1 : 500 bis 1 : 1000 in europäischen Bevölkerungen mit zu den häufigsten Fehlbildungen. Etwa $^1/_6$ aller LKG-Spalten treten als Teilmanifestation eines Mißbildungssyndroms auf. Mehr als 100 solcher Syndrome sind bekannt. Sie gehören auch häufig zur phänotypischen Manifestation von Chromosomenanomalien. Es ist daher vor der Beratung stets sorgfältig zu prüfen, ob ein spezielles Syndrom, eine Chromosomenanomalie oder eine einfach vererbte Sonderform vorliegt. Dann gilt wiederum das Wiederholungsrisiko des Syndroms oder der Grundstörung. Abzugrenzen sind vor allem auch Gesichtsspalten anderer Art und die seltenen medianen Spalten, die ebenfalls häufig anderen Syndromen zuzuordnen sind. Eine weitere Schwierigkeit ist die Beurteilung der isoliert auftretenden Gaumenspalte. Diese kann, wie Familienbeobachtungen zeigen, eine Teilmanifestation des Komplexes LKG-Spalte darstellen, es gibt aber auch das familiäre Auftreten nur der isolierten Gaumenspalte. Finden sich keine Anhaltspunkte für die Zuordnung zu einer der erwähnten Sonderformen, so können der Beratung die empirischen Zahlen für das Wiederholungsrisiko für nahe Verwandte von Merkmalsträgern zugrundegelegt werden, die die Tabellen 12 a und b nach verschiedenen Serien der Literatur angeben.

Sowohl für LKG- wie für isolierte G-Spalten gilt, daß das Risiko für entferntere Verwandte von Probanden rasch abfällt; für Neffen und Nichten auf unter 1%, für Vettern und Basen 1. Grades auf weniger als die Hälfte davon. Auftreten von Spalten bei weiteren nahen Verwandten neben den in der Tabelle genannten Familienkonstellationen erhöht das Risiko zusätzlich. Exakte Zahlen fehlen.

Die Bedeutung sogenannter Mikrosymptome für die Erkennung von Genträgern (z. B. Zahnanomalien) ist umstritten, soweit es sich nicht tatsächlich um schwache Ausprägung von Spaltbildung handelt (Einziehungen im Lippenrot, gespaltene Uvula, submuköse Spalte).

Tabelle 12a. Wiederholungsrisiko für die Lippen-Kiefer-Gaumenspalte bei nahen Verwandten von Merkmalsträgern nach verschiedenen Serien der Literatur

Familiensituation	Wiederholungsrisiko für LKG-Spalte, %
Gesunde Eltern	
1 betroffenes Kind	4
2 betroffene Kinder	9
1 Elternteil betroffen	
erstes Kind	3–4
bereits ein betroffenes Kind	15–17
beide Eltern betroffen	?>35

Tabelle 12b. Wiederholungsrisiko für isolierte Gaumenspalten für nahe Verwandte von Merkmalsträgern nach verschiedenen Serien der Literatur

Familiensituation	Wiederholungsrisiko für Gaumenspalte, %
Gesunde Eltern	
1 betroffenes Kind	2
2 betroffene Kinder	10
1 Elternteil betroffen	
erstes Kind	6
bereits ein betroffenes Kind	15–17

Eine pränatale Diagnostik der Spaltbildung im Lippen- und Kieferbereich ist durch die Fetoskopie möglich. Mitunter kann auch bei Fehlen von Lippen- und Kieferspalten der Gaumen isoliert beurteilt werden. Es ist nur im Einzelfall zu entscheiden, ob das Risiko dieses Eingriffs und gegebenenfalls die Entscheidung zur Abruptio ethisch gerechtfertigt sind.

Auch bei den LKG-Spalten wurde die Hypothese aufgestellt, daß die Fehlbildung durch Gaben von Vitaminen und anderen Substanzen in der Frühschwangerschaft verhütet werden könnte. Im Tierversuch gelingt es, die Wirkung bestimmter Teratogene durch gleichzeitige Gaben von Vitaminen oder Antagonisten zu hemmen.

Solche experimentellen Ergebnisse, z. B. mit alkylierenden Chemikalien, lassen jedoch keine Schlüsse auf die Verhaltensweise bei „spontan" oder familiär auftretenden Lippen-Kiefer-Gaumenspalten beim Menschen zu. Hier fehlen auch Hinweise, die Mangelzustände als Ursache oder Mitursache solcher Fehlbildungen wahrscheinlich machen könnten. Auch konnten von den Verfechtern einer solchen Prophylaxe keine überzeugenden Zahlen vorgelegt werden.

Bezüglich des Wiederholungsrisikos für die hypertrophische Pylorusstenose sei auf Tabelle 10 auf Seite 105 verwiesen und bezüglich der *Hüftgelenksluxation* auf Tabelle 2. S. 6. Hier seien die Schwierigkeiten der Abgrenzung schwerer und leichterer Formen und der Beurteilung der „flachen Pfanne" betont. Wynne-Davies kam dadurch zu von den Werten der Tabelle 2 abweichenden Zahlen. Bei einer ermittelten Häufigkeit bei Neugeborenen von 0,3%, fand sie nach einem Merkmalsträger in der Geschwisterschaft ein Wiederholungsrisiko für Knaben von 1%, für Mädchen von 11% und für Kinder von Merkmalsträgern für Knaben 6%, für Mädchen 17%. War ein Elternteil und ein Kind betroffen, stieg das Wiederholungsrisiko auf 36%. Entferntere Verwandte, wie z. B. Vettern und Basen zeigten kein erhöhtes Risiko gegenüber der allgemeinen Bevölkerung. Neben den Schwierigkeiten der Beurteilung und Erfassung spielen hier auch die begrenzten Zahlen eine Rolle. Dies unterstreicht nochmals den nur orientierenden Charakter solcher Tabellen. Wir wollen daher an dieser Stelle auch nicht die Zahlen aus kleineren Serien für andere, seltenere Fehlbildungen aufführen, sondern verweisen auf die ausführliche Diskussion der Spezialliteratur.

Für die *Aganglionose* (*M. Hirschsprung*) liegen ebenfalls recht gute empirische Daten vor. Man muß hier zwischen der Form mit kurzem aganglionärem (engem) Segment und der mit langem aganglionärem Segment unterscheiden. Für Geschwister von Patienten mit kurzem Segment beträgt das Wiederholungsrisiko für Brüder etwa 1 von 20, für Schwestern 1 von 100. Geschwister beiderlei Geschlechts von Patienten mit langem Segment haben ein Risiko von 1 in 10. Kinder von Patienten mit kurzem Segment haben nach den jetzt verfügbaren Angaben ein Wiederholungsrisiko von etwa 2 Prozent, während dieses für Kinder von Patienten mit langem Segment wesentlich höher ist (PASSARGE, 1972; CARTER u. Mitarbeiter, 1981).

Ein Beispiel mag abschließend die praktischen Probleme und Überlegungen illustrieren, die sich in der Beratung ergeben können:

Beispiel 4: Gesunde, nicht miteinander verwandte Eltern hatten als erstes Kind einen Jungen mit einem schweren angeborenen Herzfehler. Die genaue kardiologische Untersuchung zeigte einen großen Ventrikelseptumdefekt und einen Pseudotruncus aortalis bzw. Fallotsche Tetralogie mit Pulmonalatresie. Vier Jahre später wurde ein Mädchen geboren, das bald nach der Geburt starb. Die Sektion ergab wiederum eine schwere Herzmißbildung, einen Eisenmenger-Komplex. Weitere Mißbildungen waren in der Familie und weiteren Verwandtschaft nicht bekannt.

Es wurde nun die Frage einer Sterilisierung der Frau erwogen.

Die entscheidenden Fragen sind:
1. Wie hoch ist das Risiko für weitere Kinder aus dieser Ehe, eine gleiche oder ähnliche Mißbildung zu bekommen?
2. Ist von weiteren Kindern deshalb abzuraten?
3. Ist eine Sterilisierung angezeigt oder berechtigt?
Betrachten wir zunächst das erste Problem:
Für angeborene Angiokardiopathien steht fest, daß Erbfaktoren eine wichtige Rolle spielen. Einige wenige Formen mit einfachem Erbgang sind bekannt, zu diesen zählen die hier gefundenen Fehlbildungen nicht. Für das Gros der Fehlbildungen liegen kompliziertere Verhältnisse vor. Wir sind also auf die empirischen Belastungszahlen angewiesen. Bis vor kurzem existierten solche Zahlen nur für Familien, die auf Grund nur eines befallenen Kindes erfaßt wurden. Die Ergebnisse sind auch hier nicht ganz einheitlich. Das mag seinen Grund in Unterschieden der Erfassungsweise, vielleicht aber auch in der Zusammensetzung der Patientenserien haben. Schließlich waren einige Serien recht klein. Eine mittlere Annahme würde für ein Wiederholungsrisiko von 2,5% sprechen. Innerhalb der Gruppe der kongenitalen Angiokardiopathien bestehen anscheinend gewisse Unterschiede. Für die exakte vorliegende Kombination haben wir keine speziellen Daten. Wir sehen aber, daß die einzelnen Komponenten der hier gefundenen Fehlbildung zu den speziellen Fehlbildungen mit dem etwas höheren Risiko gehören. Wären wir nach der Geburt des ersten Kindes gefragt worden, hätten wir dementsprechend ein Risiko in der Größenordnung zwischen 2 und 3,5–4% genannt.

Inzwischen ist nun aber ein zweites Kind mit einer sehr ähnlichen Fehlbildung geboren worden. Damit ist für diese Familie bewiesen, daß Erbfaktoren ganz entscheidend und nicht nur eine vielleicht untergeordnete Teilkomponente sind. Trotzdem können wir nicht ohne weiteres auf einen einfachen Erbgang schließen. Als solcher käme hier dann autosomal-rezessiver Erbgang in Frage — das Risiko für weitere Kinder betrüge $1/4$ (S. 36). Nicht auszuschließen wäre auch dominanter Erbgang mit *stark* verminderter Penetranz, das Risiko wäre dann auch wesentlich unter $1/2$, wahrscheinlich wesentlich unter $1/4$ zu vermuten. Diese beiden Alternativen stellten aber die obere Grenze des möglichen Risikos dar. Nach der *durchschnittlichen* Wahrscheinlichkeit der Wiederholung gefragt, sollten wir uns auf Serien stützen, die empirisch das Risiko für Kinder in Familien ermittelt haben, die allein auf Grund der Tatsache, daß bereits zwei Kinder Herzmißbildungen zeigten, erfaßt wurden.

Dafür stehen uns heute zwei Serien zur Verfügung, in denen Erfahrungen bei 21 bzw. 54 solcher Familien ausgewertet werden konnten. Das in diesen errechnete Risiko liegt zwischen 5 und etwa 10%, je nachdem welche näheren Annahmen über die Erfassungsmodalitäten man machte. Man kann mit einiger Berechtigung die Zahlen 5–8% für die Beratung in unserem Fall zugrunde legen (Tabelle 11). Dabei wird man das möglicherweise in einigen Familien höhere Risiko zu erwähnen haben.

Die zweite gestellte Frage, ob von weiteren Kindern abzuraten sei, ist bei dieser Sachlage nicht eindeutig und ohne Kenntnis und Diskussion der näheren Umstände zu entscheiden. Sehr persönliche Erwägungen werden hier ein großes Gewicht haben.

Sollten sich die Eltern zum Verzicht auf weitere Kinder entscheiden, bleibt die dritte Frage zu beantworten:

Ist eine operative Sterilisierung angezeigt? Es kann hier auf das im Abschlußkapitel Gesagte verwiesen werden. Wiederum wird man die Besonderheiten der Familiensituation berücksichtigen müssen. Fast in allen Fällen werden aber konservative Maßnahmen der Empfängnisverhütung voll ausreichen. Die Sicherheit der Ovulationshemmer kommt, bei gewissenhafter Anwendung, der der operativen Sterilisierung nahe. Eine operative Sterilisierung wäre deshalb nur zu erwägen, wenn trotz fachgemäßer Beratung und längerfristiger Erprobung Ovulationshemmer nicht vertragen werden und schwerwiegende Einwände gegen andere konservative Maßnahmen bestehen. Eine weitere wesentliche Bedingung für eine mögliche Sterilisierung wäre im konkreten Fall, daß die Betroffenen bereits älter sind. Zu leicht kann sonst die Situation eintreten, daß nach Verlust des Ehepartners in einer anderen Verbindung Kinder dringend gewünscht werden. Eine Sterilisierung ist aber fast stets irreversibel.

10. Vorgeburtliche Diagnostik genetisch bedingter Erkrankungen

An dieser Stelle erscheint es angebracht, etwas über die Möglichkeiten und Grenzen der vorgeburtlichen Diagnose genetischer Defekte zu sagen, — ein Gebiet, das sich seit einigen Jahren außerordentlich stark entwickelt. Wir wollen uns auf das beschränken, was der praktizierende Arzt wissen muß, um seine Patienten richtig zu beraten; technische Details werden mit Absicht nicht erwähnt werden. Die vorgeburtliche Diagnose ist eine Sache für spezialisierte Laboratorien (für Einzelheiten vgl. MILUNSKY, 1979; GALJAARD, 1980; MURKEN und Mitarbeiter, (Hrsg.) 1979).

Zur vorgeburtlichen Diagnostik gehört auch die Diagnostik in der Spätschwangerschaft, die dem Geburtshelfer wichtige Hinweise geben und auch für eine Frühtherapie genetischer Krankheiten von Bedeutung sein kann. Hier soll jedoch nur die Diagnostik im zweiten Trimenon besprochen werden, die es ermöglicht, schwere Störungen der kindlichen Entwicklung und Erbleiden so rechtzeitig zu erkennen, daß ein Schwangerschaftsabbruch noch möglich und zulässig ist. In der Bundesrepublik Deutschland ist diese Möglichkeit gesetzlich auf die Zeit bis zum Ende der 22. Schwangerschaftswoche begrenzt. Rechnet man als Schwangerschaftsbeginn den Konzeptionstermin, so entspricht das der 24. Woche post menstruationem.

Es ist sinnvoll, die pränatale Diagnostik in die nichtinvasiven und die invasiven Verfahren zu teilen und diese wieder nach dem abgestuften Risiko anzuwenden. Zu den nichtinvasiven Verfahren gehören eine Zahl von Vorsorgeuntersuchungen, die z. T. an anderer Stelle besprochen wurden, wie die Untersuchung auf irreguläre Antikörper im Blut der Schwangeren und die Röteln-Serologie. Zur routinemäßigen Schwangerenvorsorge gehört auch die *Ultraschalluntersuchung*. Sie ermöglicht nicht nur die Beurteilung des Wachstums des Feten, der Lage der Placenta und der Menge des Fruchtwassers, sondern gestattet auch die für die pränatale Diagnostik wichtige Erkennung von Zwillingsschwangerschaften und die frühe Diagnose der Anenzephalie (Abb. 40). Die Diagnose einer Anenzephalie sollte im Zweifelsfall durch die Bestimmung der Konzentration des Alpha-Fetoproteins im Fruchtwasser und/oder den Nachweis der Acetylcholinesterase im Fruchtwasser bestätigt werden.

Moderne Ultraschallgeräte ermöglichen die Diagnostik zahlreicher weiterer Fehlbildungen. Hierzu zählen: Hydrozephalus, Mikrozephalus, Spina bifida und Skelettfehlbildungen, ebenso Fehlbildungen des Abdomens (Omphalozele, Gastroschisis, Atresien) und periphere Tumoren, Fehlbildungen der Niere und der Harnwege. Selbst Fehlbildungen des Herzens konnten in einzelnen Fällen durch Ultraschall nachgewiesen und näher differenziert werden.

Die Entwicklung dieser für Mutter und Fet wenig belastenden Methode geht schnell voran. Ausreichend statistisch gesicherte Erfahrungsdaten für die Diagnostik von Fehlbildungen fehlen jedoch weitgehend. Daher können bisher nur beschränkt Aussagen über die Treffsicherheit der Methode und über den Zeitpunkt der frühestmöglichen Erkennung gemacht werden. Diese hängt zudem in hohem Maße von der Erfahrung der einzelnen Untersucher und dem technischen Stand der verfügbaren Geräte ab.

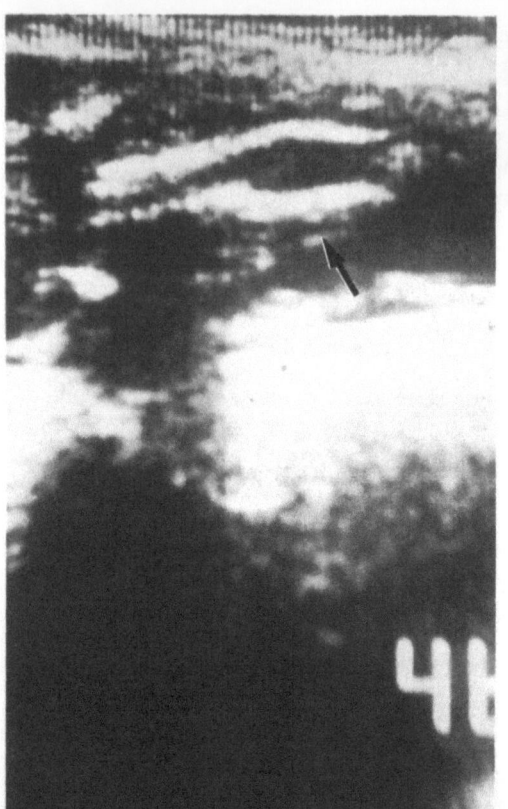

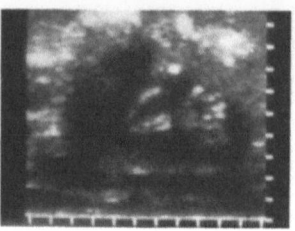

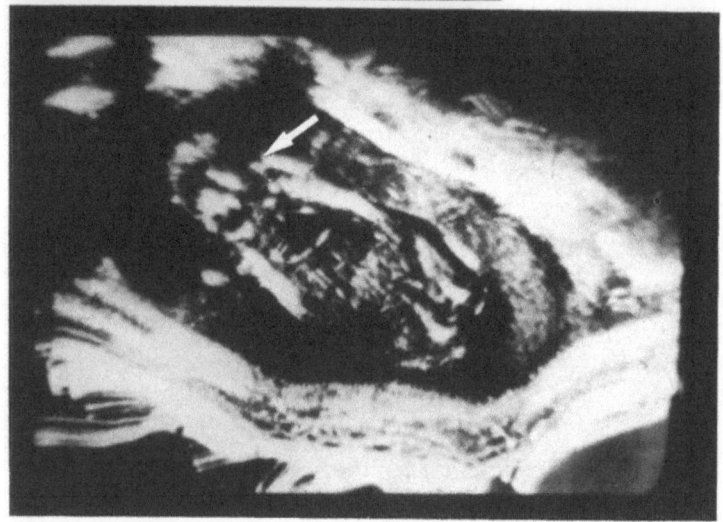

Abb. 40 a. Ultraschallbild eines Feten mit lumbaler Myelomeningozele (20. SSW, Dr. V. Jovanovic, Universitätsfrauenklinik Gießen)

Abb. 40 b. Ultraschallbild eines Feten mit Anenzephalie (19. SSW, Prof. Dr. A. Kurjak, Zagreb)

Bisher wurden keine nachteiligen Auswirkungen des Ultraschalls in den zur Diagnose verwandten Frequenzen und Dosen in vivo gefunden. Solche sind nach allen vorliegenden Untersuchungen auch nicht zu erwarten. Da aber grundsätzlich Ultraschallwellen Auswirkungen auf menschliches Gewebe haben, ist ihre Unschädlichkeit nicht mit letzter Sicherheit beweisbar.

Ebenfalls zu den nicht-invasiven Verfahren gehört die *Alpha-Fetoprotein (AFP)-Bestimmung im mütterlichen Serum*, die in der 16.–20. Schwangerschaftswoche mit einer Treffsicherheit von 90% eine Anenzephalie und von mindestens 70–80% auch Neuralrohrdefekte vom Typ der offenen Myelomeningozele des Feten anzeigt. (Abb. 41)

Auch andere Fehlbildungen können zu erhöhter AFP-Konzentration im mütterlichen Serum führen und damit weiterer Diagnostik zugeführt werden. Zu nennen sind vor allem die Omphalozele und die kongenitale Nephrose. Nicht erkannt werden hier, wie auch mit anderen Methoden, Neuralrohrdefekte, die mit Haut bedeckt sind, so daß keine größeren Mengen von AFP aus dem Feten in das Fruchtwasser und auf diesem Wege in das mütterliche Blut gelangen. Andererseits kann eine Erhöhung der AFP-Konzentration im mütterlichen Blut auch andere Ursachen haben. Hierzu gehören die Mehrlingsschwangerschaft oder eine fetomaternale Transfusion.

Dieses AFP-Screening im Blut der Schwangeren ist noch nicht allgemein eingeführt. Es befindet sich aber in vielen Ländern, so auch in der Bundesrepublik, mit gutem Erfolg in breiter Erprobung. Kritisch ist die Festlegung der Grenzwerte für das jeweilige Laboratorium und das Schwangerschaftsalter, so daß hier eine Zentralisierung in Labors mit höherer Zahl von Bestimmungen unumgänglich ist.

Die *Röntgenuntersuchung* (einschließlich der Amniographie) hat in der Frühschwangerschaft nur sehr begrenzte Bedeutung für die pränatale Diagnostik. Wegen der unerwünschten Strahlenwirkung wird sie zudem nach Möglichkeit durch andere Verfahren ersetzt.

Viele Anomalien des Feten können nur durch *Untersuchung des Fruchtwassers* und vor allem der in diesem vorhandenen *Zellen* diagnostiziert werden. Die pränatale Diagnostik aus dem Fruchtwasser nach Amniozentese im zweiten Trimenon ist klinisch erprobt und bewährt. Sie

---

Abb. 40 c. Ultraschallbild des Armes und der Hand eines Feten in der 17. Schwangerschaftswoche (Zentrum für Frauenheilkunde der Universität Gießen, Realtime Gerät, Imager 2000, Siemens 3,5 MHz). Man erkennt deutlich Humerus, Radius, Ulna sowie alle 5 Finger. Längenmessung und Abschätzung der Proportionen der langen Röhrenknochen sind möglich. (Die Abbildung gibt das Originalbild auf dem Bildschirm nur eingeschränkt wieder. Weit detailliertere Abbildungen sind mit hochentwickelten Spezialgeräten und in der späteren Schwangerschaft möglich, aber haben für die pränatale Diagnostik nur noch bedingten Wert)

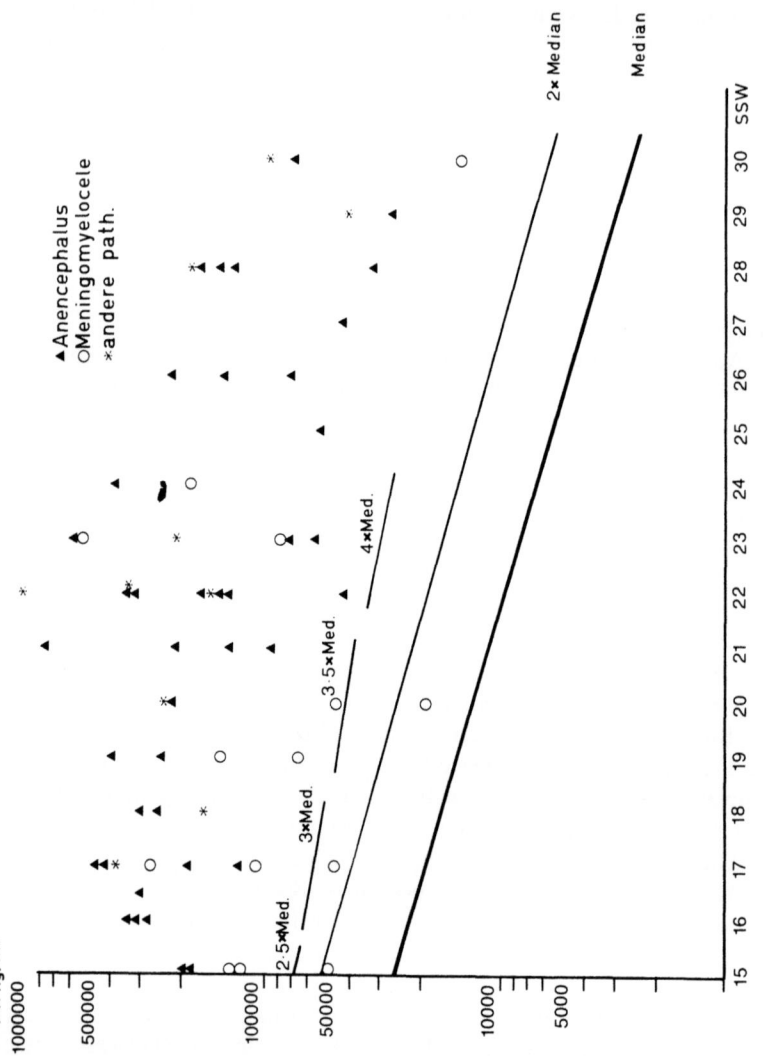

Abb. 41 a. Alphafetoproteinkonzentration im Fruchtwasser (Ergebnisse der Bestimmungen an 4 900 Proben in Gießen bis 1980. Die eingezeichneten Werte des 2.5-, 3-, 3.5- und 4-fachen Medians der Schwangerschaften mit normalem Ausgang entsprechen den aus der englichen kollaborativen Studie resultierenden empfohlenen Grenzwerten.)

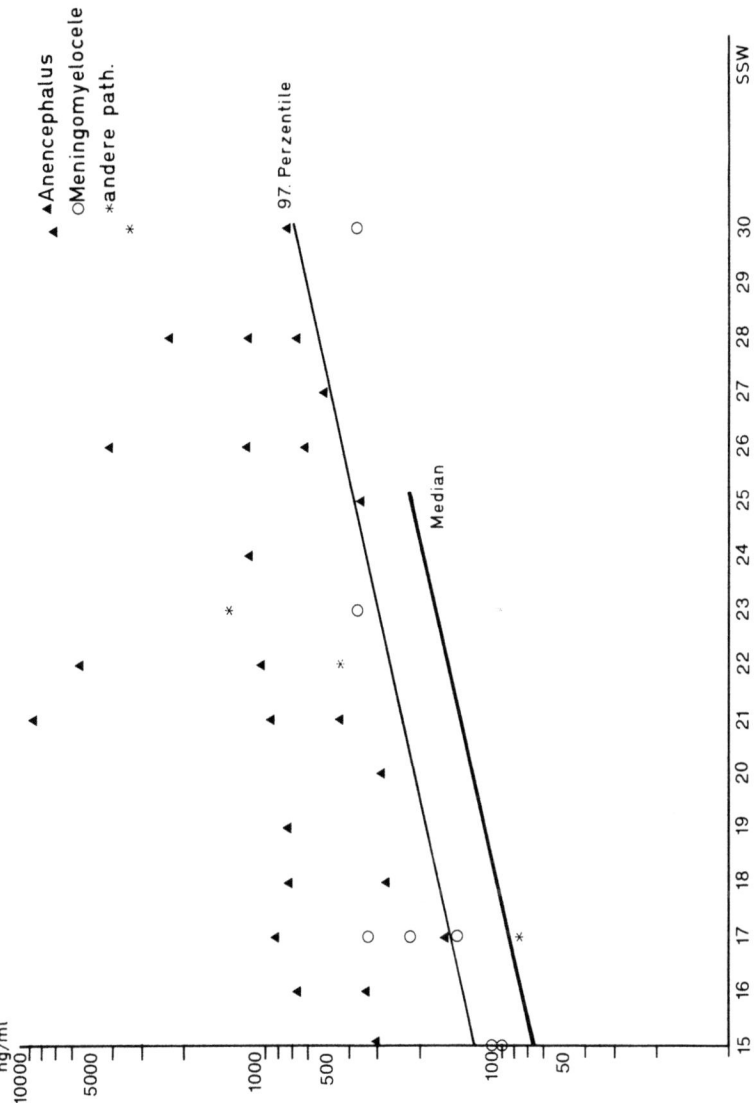

Abb. 41 b. Alphafetoproteinkonzentration im mütterlichen Serum. (Ergebnisse der Bestimmung aus 12 500 Proben in Gießen bis 1980)

ist eine aufwendige und invasive Methode, die nur indiziert ist, wenn begründeter Verdacht auf ein erhöhtes Risiko für eine so erfaßbare, schwerwiegende Anomalie besteht. International sind inzwischen mehr als 100.000 derartige Untersuchungen durchgeführt worden.

Um größtmögliche Sicherheit für die Patientin und den Feten und Verläßlichkeit der Diagnostik zu erreichen, erfordert die Amniozentese im zweiten Trimenon spezielle Ausbildung und Erfahrung des Operateurs und eine spezielle technische Ausstattung der Abteilung. Auch für die beteiligten Humangenetiker, Zytogenetiker und Biochemiker ist mehrjährige Erfahrung und spezielle technische Ausstattung erforderlich. Die Diagnostik bedeutet für alle Beteiligten erhebliche Arbeitsbelastung, aber vielfach auch psychische Belastung, da die Entscheidung mitunter schwierig ist und unter Zeitdruck getroffen werden muß.

Vor der Entscheidung über eine Amniozentesediagnostik ist eine *sorgfältige Prüfung der Indikation* erforderlich. Dazu ist eine *humangenetische Beratung dringend erwünscht*. Diese sollte nach Möglichkeit auch vor einer Amniozentese aus reiner Altersindikation erfolgen, um zusätzliche, für die Diagnostik wichtige Probleme wie z. B. erbliche, pränatal diagnostizierbare Stoffwechselleiden oder X-chromosomal rezessiv-erbliche Erkrankungen in der Familie nicht zu übersehen. In jedem Falle soll die allgemeine Beratung vor der Amniozentese aber eine zur Erkennung solcher Situationen ausreichende Familienanamnese umfassen.

Die Patientin muß vor der Entscheidung zur Amniozentese über die Möglichkeiten und Grenzen der Diagnostik und die Möglichkeit einer Fehldiagnose unterrichtet werden. Gleichzeitig soll sie über die Gefahren der Amniozentese informiert werden. Die entsprechende Information soll möglichst nicht erst unmittelbar vor dem Eingriff erfolgen. Es ist ratsam, ein schriftliches Protokoll bzw. eine *Einverständniserklärung* von der Patientin unterschreiben zu lassen.

Im Hinblick auf die ausreichende Fruchtwassermenge, Zellzahl im Fruchtwasser und die mit der Diagnostik und eventuellen Intervention verbundenen Zeitfaktoren haben sich die *16. und 17. Schwangerschaftswoche als günstigster Termin* für die Fruchtwasserentnahme erwiesen. Die für die zytogenetische Diagnostik notwendige Zeit ist nicht allgemein verbindlich anzugeben. Es müssen die Zellen in Nährmedium erneut zur Teilung gebracht, präpariert, gefärbt, fotografiert und ausgewertet werden. Je nach angewandtem Verfahren, Kulturbedingungen, verfügbarem Personal und den Umständen des Einzelfalls sind hierfür unterschiedliche Zeiten, im allgemeinen etwa 3 Wochen, erforderlich.

Die Erfahrung zeigt, daß eine ernste *Gefährdung der Mutter* durch die Amniozentese äußerst selten eintritt. Mit zeitweiligem Verlust von Fruchtwasser („Leakage") ist in 1–1,5% und mit leichten Blutungen („Spotting") ist in 0,4–1,8% der Fälle zu rechnen. Eine „Amnionitis" wurde etwa einmal unter 1000 Eingriffen festgestellt. Ein einziger, bisher beobachteter mütterlicher Todesfall aufgrund eines Endotoxinschocks kann als tragische Ausnahme angesehen werden. Eine stationäre Nachbeobachtungszeit wird von den meisten Zentren nicht für erforderlich erachtet, jedoch soll die Patientin angehalten werden, sich bei Auftreten von Beschwerden sofort mit ihrem Frauenarzt oder dem Zentrum in Verbindung zu setzen, an dem die Punktion durchgeführt wurde.

Eine Immunisierung gegen Rhesus-Faktor kann bei rh-negativen Frauen als Folge der Amniozentese eintreten. Sie kann nach den vorliegenden Erfahrungen durch Anti-D-Prophylaxe verhindert werden.

Eine *Gefährdung des Feten* durch Verletzung bei der Punktion der Fruchthöhle gehört offenbar ebenfalls zu den seltenen Ausnahmen. Die wichtigste Gefahr der Amniozentese liegt in der möglichen Auslösung einer Fehlgeburt durch den Eingriff. Gestützt auf die Erfahrungen des deutschen Schwerpunktprogramms und internationalen Erfahrungsaustausch kann gesagt werden, daß dieses Risiko mit größter Wahrscheinlichkeit nicht höher als 1% ist. Eine erhöhte perinatale Mortalität, definiert als Totgeburt nach der 28. Woche oder Tod in der ersten Woche nach der Geburt, war nicht festzustellen. Ein vermehrtes Auftreten perinataler Komplikationen (Hüftgelenksdysplasie, Klumpfuß, Atemnotsyndrom) kann nicht mit letzter Sicherheit ausgeschlossen werden. Zur Klärung dieser Frage sind weitere sorgfältige Untersuchungen im Gange.

Indikationen zur pränatalen Diagnostik durch Amniozentese
Nachfolgend können nur allgemeine Hinweise gegeben werden, die Indikation muß im Einzelfall im Rahmen der genetischen Beratung festgestellt werden.

Die häufigste Indikation zur pränatalen Diagnostik stellt die *Befürchtung einer Chromosomenanomalie* des Feten dar, hier vor allem auf Grund eines erhöhten Alters der Eltern.

Alter der Mutter: Die Zunahme der Häufigkeit von numerischen Chromosomenanomalien mit dem Alter der Mutter ist gesichert, s. Kap. 8. Daraus ergibt sich höchste Priorität für die pränatale Diagnostik für Frauen im Alter von 38 Jahren und darüber. Die Möglichkeit der pränatalen Diagnostik sollte aber auch für alle Schwangeren ab dem 35. Lebensjahr geboten werden. Für die praktische Entscheidung sind unter anderem die folgenden Faktoren von Bedeutung:
1. das Risiko für eine Chromosomenanomalie des Kindes im speziellen Fall

2. die Altersverteilung der Schwangeren in der Bevölkerung
3. die Laborkapazität des jeweiligen Zentrums

Das Alter des Vaters hat nach neuen Daten wahrscheinlich ebenfalls einen Einfluß auf die Häufigkeit numerischer Chromosomenanomalien. Dieser Einfluß ist sicher weniger ausgesprochen, als der des mütterlichen Alters (s. Kap. 8). Er kann bei Vätern über 45 Jahren berücksichtigt werden, wird für sich allein aber selten eine Indikation zur pränatalen Diagnostik darstellen.

Wiederholungsrisiko nach einer Schwangerschaft mit Trisomie des Feten:
Auch bei freier Trisomie eines Kindes (oder Feten) besteht ein erhöhtes Risiko für weitere Kinder des gleichen Paares. Dieses ist am höchsten, wenn die Mutter bei der Geburt des betroffenen Kindes unter 30 Jahre alt war (s. Tabelle 7, S. 79). Müttern, die schon eine Schwangerschaft mit einem trisomen Feten durchgemacht haben, sollte daher die pränatale Diagnostik in nachfolgenden Schwangerschaften angeboten werden.

Strukturelle Chromosomenaberrationen
Eine Amniozentese ist ratsam, wenn einer der Eltern Träger einer strukturellen Aberration ist.

Geschlechtsdiagnostik
Die zytogenetische Untersuchung der Amnionzellen gestattet eine sichere Geschlechtsbestimmung des Feten. Dadurch kann das Risiko für Kinder von Mütter, die Träger eines Gens einer X-chromosomal vererbten Krankheit sind, präzisiert werden (s. Kap. 6; 7). In solchen Fällen soll die Geschlechtsdiagnostik stets auf dem Karyotyp beruhen und sich nicht allein auf die Geschlechtschromatindiagnose stützen.

Der Wunsch nach einer Geschlechtsbestimmung ohne medizinische Begründung stellt *keine* Indikation zur Amniozentese dar.

Die Erfahrung zeigt, daß die Chromosomenanalyse aus dem Fruchtwasser eine Treffsicherheit von mehr als 99,5% aufweist. Besondere Schwierigkeiten kann die Diagnostik bei Vorliegen von Zwillingsschwangerschaften bieten. Durch getrennte Punktion beider Fruchthöhlen unter Ultraschallkontrolle und nach Farbstoffinjektion kann dies umgangen werden.

Finden sich Zellen mit verschiedenem Karyotyp, so müssen zunächst Artefakte ausgeschlossen werden. Ein Mosaik kann vor allem durch in der Kultur aufgetretene Aberrationen und durch Beimischung mütterlicher Zellen vorgetäuscht werden; letzteres wird in etwa 3 bis 5 pro 1000

Kulturen beobachtet. Für die Abgrenzung gibt es verläßliche Kriterien, jedoch können im Einzelfall Unsicherheiten unüberwindlich sein. Wenn der ursprüngliche Befund auf ein echtes Mosaik hinweist, kann auch eine Wiederholung der Amniozentese meist keine eindeutige Aussage über die klinische Bedeutung des Befundes bringen.

Die *Diagnose offener Neuralrohrdefekte* (*Spina bifida, Anenzephalie*) ist aus dem Fruchtwasser mit seltenen Ausnahmen möglich.

Die Indikation zur Amniozentese kann beruhen auf:

1. der Familienanamnese (insbesondere dem Vorliegen eines Neuralrohrdefektes bei einem vorausgegangenen Kind oder einem Elternteil)

2. dem Verdacht auf Anenzephalie nach klinischem Befund oder Ultraschalluntersuchung

3. dem Verdacht auf Spina bifida nach Ultraschalluntersuchung

4. einem über den definierten Grenzwert erhöhten AFP-Spiegel im Serum

Zusätzlich zur Alpha-Fetoprotein-Bestimmung im Fruchtwasser sollte, sofern nicht bereits vorher erfolgt, die Alpha-Fetoprotein-Konzentration im Serum bestimmt werden. Die Blutabnahme hierfür soll unbedingt vor der Amniozentese erfolgen, da durch den Eingriff selbst in etwa 10% der Fälle ein erheblicher Anstieg der AFP-Konzentration im mütterlichen Blut verursacht wird und ein nach Amniozentese erhöht gefundener Wert daher diagnostisch nicht verwertbar ist. Während die Diagnose einer Anenzephalie oft schon bei der Ultraschalluntersuchung der Schwangeren sichergestellt werden kann, ist für die Diagnose der Spina bifida aperta auf die Bestimmung der AFP-Konzentration im Fruchtwasser nicht zu verzichten. Alternative Methoden, wie vor allem der Nachweis der neuralgewebsspezifischen Acetylcholinesterase im Fruchtwasser sind in der Erprobung. Letztere hat sich aber besonders als Ergänzung der AFP-Bestimmung bei Grenzwerten hervorragend bewährt (vgl. VOIGTLÄNDER et al., 1981; Wald et al., 1981).

Die Zahl der primär für die Diagnostik der Neuralrohrdefekte durchgeführten Amniozentesen nimmt als Folge der besseren Beratung gefährdeter Familien und der zunehmenden Verwendung der Bestimmung der AFP-Konzentration im Serum als Suchtest zur Früherkennung solcher Defekte zu. Eine AFP-Bestimmung sollte aber auch in allen Fruchtwasserproben durchgeführt werden, die aus anderer Indikation gewonnen werden.

Da der Bewertung der gefundenen Konzentration die laboreigenen Mittelwerte und deren Standardabweichungen oder die Medianwerte und deren Vielfaches zugrunde gelegt werden müssen, sollte die AFP-Diagnostik so zentralisiert werden, daß jedes beteiligte Labor einen genügend hohen Probenanfall hat. Die Abhängigkeit der Grenzwerte für die AFP-Konzentration im Serum und Fruchtwasser von Schwangerschaftsalter macht eine genaue Mitteilung dieser Daten an das untersuchende Laboratorium erforderlich (Abb. 41). Die Kontrolle des Schwangerschaftsalters durch den Ultraschall verbessert die diagnostische Sicherheit.

Während die AFP-Konzentration im Fruchtwasser bei Anenzephalie und offener Spina bifida in den meisten Fällen sehr stark erhöht gefunden wird, können besondere Umstände (kleiner Defekt, zeitweilig gedeckte Läsion, u. ä.) zu schwer zu beurteilenden Grenzwerten führen. Hierzu kommt die Erhöhung der AFP-Konzentration durch andere Fehlbildungen (z. B. Omphalozele, Kongenitale Nephrose oder Abortus imminens). Bei durch Haut gedeckter Spina bifida bleibt die Erhöhung der AFP-Konzentration aus. Für die Indikation zur Intervention gewählte Grenzwerte müssen so bestimmt werden, daß eine möglichst geringe Zahl falsch positiver oder falsch negativer Diagnosen gestellt wird. Die Definition dieser Grenzwerte hängt vom Alter der Schwangerschaft einerseits und der Risikogruppe der Frau andererseits ab. Zu unterscheiden sind Frauen mit erhöhtem Risiko auf Grund der Familienanamnese und solche ohne Hinweise auf erhöhtes Risiko. Während der Treffsicherheit der Methode gut ist und in der 16.–18. Woche 80–95% der offenen Neuralrohrdefekte erkennen läßt, ist keine Grenzwertfestlegung möglich, die es gestattet, falsch positive oder falsch negative Befunde völlig zu vermeiden. Zusätzliche Untersuchungen, wie z. B. Ultraschall, biochemische oder zytologische Untersuchungen (Acetylcholinesterase, schnell anhaftende Zellen) können zur Entscheidung beitragen.

Pränatale Diagnostik biochemischer Krankheiten
Eine rasch steigende Zahl metabolischer Krankheiten konnte bisher pränatal diagnostiziert werden. Für weitere bestehen gute Aussichten für die Entwicklung geeigneter Nachweisverfahren (s. Tabelle 13).

Der Erfolg der Diagnostik hängt entscheidend davon ab, daß der biochemische Defekt bekannt ist, der bei einem Feten erkannt oder ausgeschlossen werden soll. Daher muß eine vollständige biochemische Diagnostik bei den betroffenen Familienangehörigen vorausgehen.

Da die einzelnen Krankheiten jede für sich nur selten Anlaß zur pränatalen Diagnostik geben, ist es ratsam, solche Tests nur an einigen spezialisierten Laboratorien bereitzuhalten, an denen dann auch ausreichende spezielle Erfahrung besteht. In vielen Fällen ist der Versand von Fruchtwasser oder Zellkulturen möglich, anderenfalls soll die Patientin zur Diagnostik überwiesen werden. Die schnelle Entwicklung auf diesem Gebiet erfordert häufig Rückfragen, bevor Eltern Auskunft über die

Tabelle 13. Erbleiden, die mit biochemischen Methoden an Zellen des Fruchtwassers bereits pränatal diagnostiziert wurden (*) oder mit verfügbaren Methoden diagnostizierbar sein sollten

Störungen des Fettstoffwechsels:
Morbus Fabry*
M. Gaucher*
G_{M1}-Gangliosidose
    Typ 1 generalisiert*
    Typ 2 juvenile Form*
G_{M2}-Gangliosidose
    Typ 1 M. Tay Sachs*
    Typ 2 M. Sandhoff*
    Typ 3 juvenile Form
M. Krabbe*
Metachromatische Leukodystrophie*
M. Niemann-Pick*
M. Refsum
M. Wolman*
Hyperlipoproteinämie Typ II*

Störungen des Kohlenhydratstoffwechsels:

Galaktosämie*
Galaktokinase-Mangel
Glykogenspeicher-Krankheit
    Typ II (Pompe)*
    Typ III
    Typ IV
Glukose-6-Phosphat-Dehydrogenase-Mangel
Pyruvatdehydrogenasemangel
Mukopolysaccharidosen:

MPS I H (Hurler)*
MPS I S   (Scheie)
MPS II   (Hunter)*
MPS III A (Sanfilippo A)*
    III B (Sanfilippo B)
MPS IV   (Morquio)?
MPS VI   (Maroteaux-Lamy)*
Fukosidose*
Mannosidose
Mucolipidose Typ II*
Mucolipidose Typ III
Mucolipidose Typ IV*

Aminosäurestoffwechselstörungen und verwandte Krankheiten:
Argininbernsteinsäuresyndrom
Cystinose
Citrullinämie (?)
Hyperammonämie (Typ II, kongenitale Form)

Tabelle 13. (Fortsetzung)

Hyperlysinämie (?)
Verzweigtketten-Ketonurie
(Ahornzucker-Urin-Krankheit)
  schwere infantile*
  intermittierende
Methylmalonsäureazidurie*
Homocystinurie
Cystathioninurie
Histidinämie
Propionazidämie

Verschiedene:

Akatalasämie
M. Menkes*
Lesch-Nyhan-Syndrom*
Lysosomaler Mangel an saurer Phosphatase*
Xeroderma pigmentosum*
Orotsäureazidurie
β-Thalassämie*
Sichelzellanämie*
Fanconi-Anämie

Möglichkeit einer pränatalen Diagnostik erhalten können. Die biochemische Diagnostik einschließlich notwendiger Zellkulturen kann längere Zeit in Anspruch nehmen. Daher ist für diese Indikation eine möglichst frühe Amniozentese anzustreben.

Mit den Verfahren der Gentechnologie gelingt in einigen Fällen bereits die Diagnose von Gendefekten an den fetalen Zellen des Fruchtwassers, die von diesen Zellen nicht exprimiert werden, z. B. die Diagnose der Sichelzellanämie. Weitere Krankheiten werden folgen. Auch andere zusätzliche, z. B. immunologische Verfahren können eingesetzt werden, um z. B. über nachgewiesene Genkopplung in geeigneten Fällen zur Diagnose zu kommen, so bei der Diagnose des adrenogenitalen Syndroms über die Kopplung der Genorte für die 21-Hydroxylase mit dem Genbereich des HLA-Systems auf dem Chromosom Nr. 6 (S. a. S. 73).

Die Fetoskopie
Die Fetoskopie gestattet die direkte Betrachtung des Feten in situ mittels einer Linsen- oder Glasfaseroptik. Sie ist zur Diagnose oder zum Ausschluß von äußerlich erkennbaren Fehlbildungen geeignet.

Grenzen liegen vor allem in der geringen Größe des jeweils verfügbaren Blickfelds und der begrenzten Möglichkeit bestimmte Bezirke nach Wunsch aufzusuchen (Abb. 42).

Vor dem Einsatz der Fetoskopie ist sorgfältig zu prüfen, ob das Risiko für das Vorliegen der befürchteten Fehlbildung wirklich so hoch und die erwartete Aussagekraft der Fetoskopie groß genug ist, daß das Risiko des Eingriffs dazu in vernünftigem Verhältnis steht, und ob die Anomalie so schwerwiegend ist, daß ihr Nachweis einen Schwangerschaftsabbruch

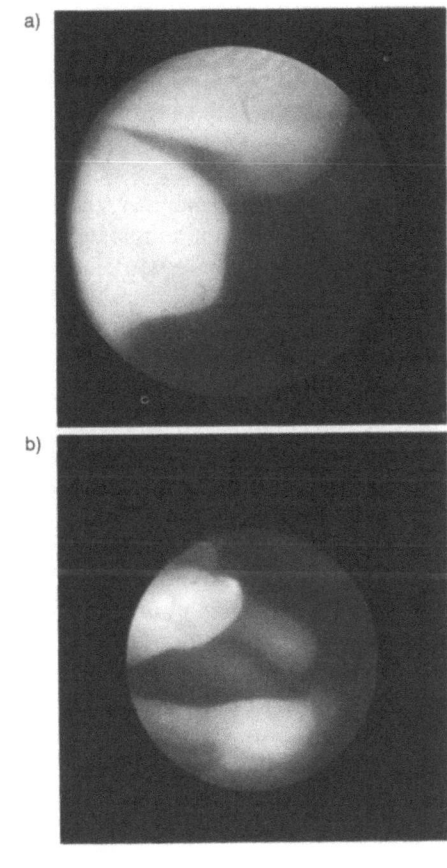

Abb. 42a. Fetoskopie; Darstellung der Mundpartie

Abb. 42b. Fetoskopie, Darstellung von Teilen der Hände und Finger. (Beide Aufnahmen 16. SSW, Prof. Dr. R. RAUSKOLB, Universitätsfrauenklinik Gießen)

rechtfertigen würde. Gerade in der Differentialdiagnose erblicher Syndrome ist die Mitwirkung eines erfahrenen klinischen Genetikers bei der Untersuchung angezeigt. Trübes oder blutiges Fruchtwasser, ungünstige Lage des Feten oder andere Schwierigkeiten können dazu führen, daß keine klare Aussage möglich ist. Man sollte mit dem Betroffenen vorher auch diese Möglichkeit und die dann zu treffende Entscheidung diskutieren.

In der Erkennung sichtbarer Fehlbildungen steht die Fetoskopie neben der Ultraschalldiagnostik. Eine allgemeine Abgrenzung der Einsatzgebiete ist nicht verbindlich möglich, da beide Methoden in der Entwicklung sind und die Treffsicherheit zudem von der Erfahrung der Untersucher abhängig ist. Grundsätzlich ist bei gleicher Erfolgsaussicht der Ultraschalluntersuchung als nicht-invasiver Methode der Vorzug zu geben. Wo deren Auflösungsvermögen nicht ausreicht, kann die Fetoskopie oft noch zur Diagnose führen. Beide Untersuchungen können sich wesentlich ergänzen.

Die Fetoskopie ermöglicht zusätzlich die Entnahme von fetalem Blut zur biochemischen, immunologischen oder zytogenetischen Diagnostik. Dies kann zur Diagnose von Haemoglobinopathien, der β-Thalassämie oder von Gerinnungsstörungen (Haemophilie A) genutzt werden. Im Notfall kann so auch fetales Blut zur Lymphozytenkultur gewonnen werden. Selbst fetale Bluttransfusionen unter fetoskopischer Sicht in Gefäße der Nabelschnur oder der Plazenta wurden durchgeführt. Auch die Biopsie von Hautproben bereitet dem Geübten keine größeren Schwierigkeiten und wurde zur Erkennung z. B. einer Ichthyosis congenita oder einer Epidermolysis bullosa congenita erfolgreich eingesetzt.

Die größere Gefahr der Fetoskopie für die Auslösung von Fehlgeburten, Fruchtwasserleakage und evtl. Frühgeburt engen ihre Anwendung auf strenge Indikationen ein. Sie erfordert besondere Erfahrung und Ausrüstung und sollte vorerst auf einige wenige Zentren beschränkt bleiben.

Die einzelnen Schritte der pränatalen Diagnostik können nicht isoliert gesehen werden. Die pränatale Diagnostik ist nicht nur eine technische Dienstleistung, sondern eine umfassende ärztliche Aufgabe von großer Tragweite für die einzelne Patientin und deren Familie. Genetische Beratung, Indikationsstellung und die verschiedenen technischen Untersuchungsverfahren, sowie die abschließende Beratung der Patientin stellen ein integriertes Ganzes dar. Die pränatale Diagnostik sollte deshalb an Zentren durchgeführt werden, die diese Integration durch Kooperation, z. B. eines Instituts für Humangenetik und seiner Laboratorien mit der Frauenklinik gewährleisten.

Die Frage der Indikation zum Schwangerschaftsabbruch bei bestimmten Befunden im konkreten Fall kann in diesem Zusammenhang nicht behandelt werden. Sie muß im Einzelfall nach kombinierter Wertung aller Informationen beantwortet werden. Wird eine Schwangerschaft aus genetischer Indikation abgebrochen, so sollte eine spezielle pathologische Untersuchung des Feten durchgeführt und eine abschließende humangenetische Beratung nicht versäumt werden.

Die pränatale Diagnostik wirft in hohem Maße *ethische Probleme* auf. Woher nehmen wir überhaupt die Rechtfertigung der pränatalen Diagnostik mit der Möglichkeit des Schwangerschaftsabbruchs aus „kindlicher" Indikation? Von einer eugenischen Indikation kann man ja eigentlich nicht sprechen, denn langfristige Eugenik, d. h. Verbesserung des Erbguts einer Gruppe, wird nicht bewirkt und ist auch nicht das Ziel. Höchstens kann kurzfristig die Zahl der schwergeschädigten Neugeborenen in der nächsten Generation vermindert werden.

Daß der Kostenaufwand für eine pränatale Diagnostik bei allen Schwangeren ab dem 35. Lebensjahr und bei allen Risikopatientinnen durch ersparte Arzt-, Krankenhaus- und soziale Folgekosten weit mehr als aufgewogen wird, ist ein Argument, das auf der Ebene gesundheitspolitischer Planung berechtigt sein mag, dort vielleicht gebraucht werden muß und darf, das aber für uns nicht maßgebend sein kann und zu vielen Mißverständnissen Anlaß gab.

Hilft der Hinweis darauf, daß eine mindestens 20-fach höhere Zahl von gesunden Feten aus der viel weniger nachprüfbaren und oft viel anfechtbareren sozialen Indikation abgetrieben wird? Er kann nur die Kritiker verstummen machen, die scheinheilig die Indikation aus kindlicher Indikation angreifen, aber nicht gegen den Schwangerschaftsabbruch aus jeder Indikation Front machen wollen.

Rechtfertigt uns das ersparte Leiden der betroffenen Kinder? Vielleicht in den Fällen, in denen Siechtum und persönliche Not zu erwarten, ja sicher voraussagbar sind. Aber wer vermag die Entscheidung dieses Menschen, könnte er gefragt werden, vorauszusagen? Wer kann sagen, ob ein Patient mit Down-Syndrom leidet? Die Unbekümmertheit des jungen debilen Patienten mag oberflächlich täuschen; viele ältere Patienten vermitteln doch den Eindruck von stummer Hilflosigkeit und Leid. Ist Nicht-sein besser?

Letztlich ist auch die Indikation zum Schwangerschaftsabbruch wegen nachgewiesener Entwicklungsstörung des Feten nur als Notlagenindikation zu rechtfertigen, aber als eine Notlagenindikation der härtesten Qualität. Hier ist die Notlage der betroffenen Mutter und der betroffenen Familie in einer Weise voraussehbar, ja beweisbar, wie sie das sonst nur in einem kleinen Teil der Fälle ist. Bei weniger schweren Anomalien kommen wir allerdings in die gleichen Grenzsituationen wie bei anderen Indikationen.

In der heutigen Praxis ergibt sich aber eine andere, nicht weniger überzeugende Rechtfertigung der pränatalen Diagnostik: Es bleiben als Folge der pränatalen Diagnostik viele Schwangerschaften erhalten und werden ausgetragen, die sonst aus Furcht vor einer Entwicklungsstörung des Kindes abgebrochen würden. Diese Zahl überwiegt in der Erfahrung aller Zentren die Zahl der wegen nachgewiesener Störungen des Feten abgebrochenen Schwangerschaften.

Aber können wir damit zufrieden sein? Verschiebt nicht auch die Existenz der pränatalen Diagnostik das Bewußtsein, die Einstellung zum Kind? Leistet sie einer Einstellung Vorschub, wie das manche Theoretiker erörtert haben, die man mit „Annahme des Kindes unter dem Vorbehalt der Garantie für Freiheit von groben Fehlern" bezeichnen könnte? Wir glauben, daß dies nur für eine sehr kleine Gruppe von Elternpaaren gilt. Die Mehrzahl trifft ihre Entscheidung zur pränatalen Diagnostik nach sehr verantwortungsvoller Überlegung, und uns ist noch von keinem Geburtshelfer eine Erfahrung bekannt geworden, daß die Mutter-Kind-Beziehung bei diesen Müttern weniger innig wäre, und das gilt auch für das Vater-Kind-Verhältnis.

Die jetzt breite Bekanntheit der pränatalen Diagnostik in der Öffentlichkeit könnte aber auch noch einen anderen, unerwünschten Effekt haben: Paare könnten leichter geplante Schwangerschaften aus ökonomischen oder sozialen Gründen in ein etwas späteres Alter der Frau verschieben und damit — zum Teil auch über die Altersverschiebung bei den Vätern — zu einer Mutationsbelastung der kommenden Generationen beitragen. Punktmutationen nehmen bekanntlich vor allem mit dem Alter des Vaters zu. Die Zahlen sprechen aber nicht dafür, daß tatsächlich Schwangerschaften bei Frauen über 35 Jahren häufiger geworden sind. Nicht zuletzt durch die erleichterte Kontrazeption und Familienplanung nehmen die Schwangerschaften in den gefährdeten Gruppen der älteren Frauen insgesamt sogar eher ab.

Gerade dieses letzte Beispiel macht aber deutlich, daß zur pränatalen Diagnostik auch die umfassende ärztlich-genetische Beratung gehört oder gehören sollte, um manches Risiko richtig einzuschätzen, manche Indikation genauer zu stellen und um dem Patienten nicht nur eine hochentwickelte Methode anzubieten, sondern ihm auch breitere Information und Führung zu geben in den Problemen, die damit unvermeidbar verbunden sind.

Besondere Aufmerksamkeit soll der genetische Berater, wie auch der betreuende Gynäkologe oder Hausarzt der besonderen psychischen Belastung widmen, der die Patientin in der Wartezeit zwischen dem Entschluß zur pränatalen Diagnostik, der Amniozentese und der schließlichen Verfügbarkeit der Diagnose ausgesetzt ist. In der Regel liegen zwischen der Punktion und dem Ergebnis der zytogenetischen Untersuchung etwa 3 Wochen. Durch technische Umstände, Personalknappheit oder die Notwendigkeit spezieller Färbungen oder anderer ergänzender Untersuchungen kann diese Zeit aber deutlich länger werden. In einer kleinen Zahl von Fällen muß ein unklarer Befund besprochen oder die Amniozentese und die zytogenetische Diagnostik mit neuer Wartezeit wiederholt werden. Viel höher ist natürlich noch die Belastung, wenn schließlich ein schwerwiegender pathologischer Befund zum Abbruch führt. Hier sollte nie versäumt werden, in entsprechender Zeit nach Abschluß der Behandlung eine erneute abschließende Beratung anzubieten.

11. Andere Leiden ohne einfachen Erbgang

Viele Leiden, die gemeinhin nicht als Erbleiden betrachtet werden, hängen doch wesentlich von Erbfaktoren ab. Die Kenntnis einer solchen Disposition in einer Familie sollte in der Praxis zu gezielter Überwachung und damit zur Frühdiagnose, besser noch zu vorbeugenden Maßnahmen im Sinne einer Präventivmedizin führen. Eine genetische Beratung im engeren Sinne wird wohl nur dann gesucht werden, wenn einmal in einer Familie eine besondere Häufung von Krankheitsfällen auftritt, unter Umständen der Eindruck eines Mendelschen Erbgangs entsteht.

Man wird sich hier zuerst die Frage vorlegen müssen, ob nicht tatsächlich eine Sonderform des betreffenden Leidens vorliegt, der eine einfache monomere Erbanlage zugrunde liegt. So führte beispielsweise die sorgfältige Nachprüfung eines Stammbaums einer „Krebsfamilie" durch GARDNER u. Mitarb. zur Aufdeckung eines heute nach diesem Autor bezeichneten Syndroms. Der fast obligate Darmkrebs ist hier die Spätfolge einer Polyposis des Intestinums, die zusammen mit Atheromen, Fibromen und Osteomen zum pleiotropen Erscheinungsbild eines autosomal-dominanten Erbleidens gehört.

Überhaupt ist die genetische Beratung in Tumor-Familien ein besonders gutes Beispiel dafür, welch schwerwiegende Fehler man machen kann, wenn man sich zu pauschal auf empirische Belastungsziffern stützt. Vor allem die folgenden Situationen sollten sorgfältig voneinander getrennt werden:

1. Die Tumorerkrankung gehört zu einem Syndrom mit einfachem Mendel'schen Erbgang. Hierfür ist das eben erwähnte Gardner-Syndrom ein Beispiel, wo multiple Darmtumoren das führende Symptom waren. Viel häufiger ist die ebenfalls autosomal dominant erbliche Polyposis coli; dazu kommt dann noch das Peutz-Jeghers-Syndrom mit Pigmentflecken um den Mund herum, sowie weitere seltene Sonderformen. Bei all diesen Krankheiten beobachtet man multiple Darmpolypen, von denen früher oder später einzelne maligne entarten. Einzelne Polypen, — nicht selten mit maligner Entartung, — kommen aber auch gelegentlich bei Menschen vor, die nicht für eines der genannten Gene heterozygot sind. Die prinzipiell gleiche Beobachtung findet sich auch bei andern Tumoren: Einzeltumoren sind in ihrer Mehrzahl nicht durch eine Genmutation bedingt, die in allen Zellen — einschließlich der Keimzellen — vorkommen und übertragen werden kann. Eine solche Mutation führt dagegen in der Regel zum Auftreten von mehreren, ja oft zahlreichen Tumoren. Ein anderes Beispiel dieser Art ist das in Kapitel 4 behandelte Retinoblastom, der Augenkrebs der kleinen Kinder: Der einseitige Einzeltumor ist in der überwiegenden Zahl der Fälle nicht erblich, während Tumoren beider Augen, — und auch multiple Primärtumoren in einem Auge, — ausschließlich als Folgen einer auch auf die nächste Generation übertragbaren Keimzell-Mutation vorkommen. Zahlreiche weitere, ähnliche Beispiele sind bekannt; z. B. in der Dermatologie. So ist das *einzelne* Neurofibrom, Lipom, Leiomyom, Epitheliom oder der *einzelne* Glomustumor in aller Regel nicht erblich (BERENDES 1974); die genetische Beratung des Trägers eines dieser Tumoren darf davon ausgehen, daß seine Kinder kein erhöhtes Risiko haben. Dagegen weist multiples oder gar generalisiertes Auftreten auch dann auf eine Keimzell-Mutation hin, wenn beide Eltern von der Erkrankung sicher frei sind; es handelt sich dann um eine Neumutation.

2. Bei den genannten Tumorerkrankungen ist der molekulare Basisdefekt noch unbekannt. Es gibt jedoch heute schon eine größere Anzahl von ihnen mit bekannten Basisdefekten. Erwartungsgemäß fand sich bei ihrer Analyse ein besonders hohes Maß an genetischer Heterogenität. Das klassische Beispiel ist das autosomal-rezessiv erbliche *Xeroderma pigmentosum* und die Gruppe der ihm verwandten Erkrankungen. Beim klassi-

schen Xeroderma pigmentosum ist ein spezifischer Schritt der DNA-Reparatur durch einen Enzym-Defekt blockiert: Das Ausschneiden von Thymin-Dimeren aus der DNA, die durch UV-Bestrahlung gebildet wurden, kann nicht stattfinden. Offenbar kommt es bei uns allen ständig unter dem Einfluß der UV-Strahlung der Sonne zur Bildung von Thymin-Dimeren, die aber immer wieder repariert werden. Bei Patienten, denen diese Fähigkeit fehlt, entstehen multiple bösartige Tumoren. — Wie gesagt, besteht innerhalb der Gruppe der Xeroderma-ähnlichen Erkrankungen ein hoher Grad von genetischer Heterogenität. Bei einer anderen Gruppe von Krankheiten äußert sich der Defekt der DNA-Reparatur darin, daß die Chromosomen eine erhöhte Instabilität zeigen: Man findet ungewöhnlich viele Brüche und ihre Folgen wie Chromatiden- und Chromosomen-Translokationen. Diese Chromosomen-Instabilität führt zunächst zu Wachstumsstörungen (z. B. beim Bloom's Syndrom), bei anderen Krankheiten auch zu einem Versagen der Blutbildung (Gruppe der Fanconi-Anämien) oder zu neurologischen Störungen (Ataxia-teleangiectasia). Sterben die Patienten nicht an dieser Grundkrankheit, so gehen sie doch sehr oft früher oder später an einem bösartigen Tumor zugrunde, der sich aus einem der durch Chromosomen-Instabilität gebildeten Zellklone, also durch somatische Mutation, entwickelt (vgl. GERMAN 1974)

3. Man beobachtet von Zeit zu Zeit sogenannte „Krebsfamilien". Das sind Familien, in welchen bestimmte Tumorformen, — etwa Uterus-Karzinome, — in ungewöhnlicher Häufung vorkommen, ohne daß es möglich wäre, einen bestimmten molekularen Defekt oder auch nur die Zugehörigkeit zu einem der bekannten Syndrome nachzuweisen. Da heute etwa 25% unserer Bevölkerung früher oder später an irgendeinem bösartigen Tumor erkranken, ist noch eine sehr hochgradige familiäre Häufung in gelegentlichen Familien durchaus mit der Hypothese vereinbar, es handle sich um Zufälle; der genetische Berater wird in diesen Fällen alles daran setzen, den Ratsuchenden davon zu überzeugen, daß sein spezielles Risiko nicht über das allgemeine Risiko hinausgeht, dem wir alle unterworfen sind. Im Einzelfall ist es oft schwer, die wirklichen „Krebsfamilien", also solche mit einem spezifisch erhöhten Risiko, von diesem allgemeinen Risiko abzuheben. Zeigen die Tumoren jedoch eine Tendenz, relativ früh im Leben aufzutreten, — etwa ein Magen-Ca schon mit 40 Jahren, — wiederholt sich in der Familie die gleiche Form und Lokalisation des Tumors in auffälliger Weise, und finden sich wiederholt mehrere Primärtumoren bei dem gleichen Individuum, dann sollte man eine spezifische genetische Disposition in Erwägung ziehen, die nach den vorliegenden Erfahrungen oft einem autosomal-dominanten Erbgang folgt.

4. Nach Ausschluß all dieser Gruppen bleibt die große Mehrzahl der Familien, in denen einzelne Fälle mit — meist häufigen — Einzeltumoren aufgetreten sind. Zweifellos gibt es auch hier Unterschiede in der genetischen Disposition und vielleicht auch familiäre Infektionen mit Tumorviren. So wurde eine gewisse familiäre Häufung unter nahen Verwandten etwa beim Ca der weiblichen Brust beobachtet, und Träger der Blutgruppe A (etwas über 40% der Bevölkerung Mitteleuropas) haben ein leicht erhöhtes Risiko, an verschiedenen häufigen Krebsformen zu erkranken, wenn man sie mit Trägern der Gruppe 0 (knapp 40% in Mitteleuropa) vergleicht. All das hat jedoch bis jetzt für die genetische Beratung keine wesentliche Bedeutung; allenfalls wird man, wenn in einer Familie mehrere Fälle etwa mit Brustkrebs aufgetreten sind, zu besonders gewissenhafter Durchführung der Vorsorge-Untersuchungen raten.

Das Beispiel der Tumoren wurde deshalb etwas genauer abgehandelt, weil es zeigt, wie sorgfältig man die vorkommenden Einzelfälle gegeneinander abgrenzen muß. Prinzipiell ähnliche Regeln gelten auch für andere Krankheitsgruppen.

Bei zahlreichen Familien mit Häufung von *Infarkttodesfällen* in frühem Lebensalter konnte die autosomal-unvollständig dominant erbliche Hypercholesterinämie als Grundlage der vaskulären Komplikationen nachgewiesen werden. (Hyperlipoproteinämie Typ II).

Die biochemisch-genetische Analyse einer autosomal-dominant erblichen Form dieser Anomalie, Typ II a, deckte einen Defekt von Rezeptoren der Zellmembran auf, der zu einer Unterbrechung des Regelkreises führt, durch den die Cholesterinsynthese normalerweise dem Bedarf angepaßt wird. Bei Heterozygoten ist die Rezeptor-Aktivität etwa auf die Hälfte vermindert, bei Homozygoten fehlt sie vollständig. Durch Familienuntersuchungen in Kombination mit differenzierter Analyse der Blutlipide konnte gezeigt werden, daß sehr wahrscheinlich noch weitere, häufige genetische Anomalien im Fett- und Lipidstoffwechsel die genetische Disposition für die koronare Herzerkrankung und den Herzinfarkt erhöhen (Für Einzelheiten vgl. BROWN u. GOLDSTEIN 1976; VOGEL u. MOTULSKY, 1979). Wie bereits in Kap. 9 bemerkt, dient das genetische Modell der multifaktoriellen Vererbung mit Schwellenwert-Effekt nur zur vorläufigen Beschreibung der genetischen Disposition für eine Erkrankung, solange eine mehr in die Tiefe gehende kausale Analyse noch nicht möglich ist. Die Untersuchung der erblichen Fettstoffwechselstörungen in ihrer Beziehung zum Herzinfarkt bietet ein konkretes Beispiel für eine derartige Analyse. Die disponierenden Faktoren sind damit jedoch noch längst nicht vollständig erfaßt; so weiß man z. B. aus deskriptiv-epidemiologischen Studien, daß auch Menschen mit zu hohem Blutdruck gegenüber dem Herzinfarkt besonders gefährdet sind. Die genetische Grundlage der Hypertension jedoch ist ebenfalls noch weitgehend ungeklärt und jedenfalls sehr heterogen. Um das Problem noch mehr zu komplizieren: Blutfette und Blutdruck sind nicht nur von genetischen Faktoren, sondern auch von unserer Umwelt und Lebensführung abhängig. Überernährung, Rauchen, Bewegungsmangel, psychischer Streß haben einen erheblichen Einfluß.

Ganz ähnlich, wie es hier für die Hypercholesterinämie und die disponierenden Faktoren für den Herzinfarkt dargestellt wurde, verhält es sich auch bei den anderen, sogen. „Konstitutionskrankheiten". Auf den ersten Blick scheint es zwei Gruppen zu geben:

Solche mit hoher familiärer Inzidenz, bei denen häufig auch der Verdacht weiter besteht, daß ein *einfaches Gen mit verminderter Penetranz* entscheidender Faktor ist, und solche, bei denen eigentlich nur ein *multifaktorielles System* als Erklärung in Betracht kommt. Beiden Gruppen ist die Tatsache gemeinsam, daß meist *exogene Faktoren* zusätzlich eine nicht unerhebliche Rolle zu spielen scheinen.

Als weiteres Beispiel der ersten Gruppe könnte man den *Diabetes mellitus* nennen. Obwohl kein Zweifel besteht, daß wir hier ein Erbleiden vor uns haben, ist der Vererbungsmodus ungeklärt. Jeder bekannte Erbgang ist bereits einmal vermutet worden. Hauptthindernis jeder erbbiologischen Untersuchung des Diabetes mellitus ist der Mangel an eindeutigen diagnostischen Kriterien, insbesondere zur Abgrenzung des sogenannten Prädiabetes vom Normalzustand. Klinisch und genetisch handelt es sich sicher um ein heterogenes Krankheitsbild. Man kann deshalb heute mit Überzeugung lediglich sagen, daß genetische Faktoren in der Ätiologie des Diabetes eine entscheidende Rolle spielen und daß die Wahrscheinlichkeit, an Diabetes zu erkranken, steigt, wenn und je mehr nahe Verwandte Diabetiker sind. Nur ausnahmsweise werden die Erwartungszahlen einfacher Erbgänge erreicht. Insbesondere sind offenbar auch keineswegs alle Nachkommen aus Ehen zwischen zwei Diabetikern wieder Diabetiker, wie das bei einfach autosomal-rezessivem Erbgang zu fordern wäre. Da abgesehen von seltenen Sonderformen, wie z. B. dem relativ mild verlaufenden, nicht insulinabhängigen Diabetes mit Beginn im Jugendalter („Maturity-Onset Diabetes of the Young, MODY"), der autosomal-dominantem Erbgang folgt, und bekannten Formen mit struktureller Anomalie des Insulinmoleküls kein einfacher Mendel'scher Erbgang des Diabetes mellitus nachzuweisen ist, sind wir für die Beratung auf empirische Daten angewiesen. Viele der verfügbaren Studien sind hier ungenügend. Entweder stellen sie durch Interessantheitsauslese angereicherte Sammlungen von Familiendaten dar oder sie berücksichtigen den Typ des Diabetes ungenügend. So unterscheiden einige der bekanntesten Serien nur nach dem klinisch nachgewiesenen Beginn der Erkrankung (z. B. Beginn vor oder nach dem 25. Lebensjahr), aber nicht danach, ob Insulinabhängigkeit bestand oder nicht. Dies aber sollte nach dem heutigen Stand unserer Kenntnis das entscheidende Kriterium sein.

Neuere Untersuchungen, die diese Kriterien beachten, lassen sich dahingehend zusammenfassen, daß für Kinder von Müttern mit insulinabhängigem Diabetes, deren Vater nicht ebenfalls Diabetiker ist, ein Risiko von 2–3% besteht, bis zum 25. Lebensjahr ebenfalls einen Diabetes zu entwickeln (vergleiche KOEBBERLING, 1980). Diese Ziffer schließt das Risiko für das Auftreten eines nicht insulinabhängigen Diabetes ein. Für die Wahrscheinlichkeit einer insulinpflichtigen diabetischen Erkrankung dieser Kinder in späterem Alter gibt es heute keine zuverlässigen Zahlen, sie wird für gering gehalten. Für den nicht insulinpflichtigen Diabetes dürfte die Erkrankungswahrscheinlichkeit der der allgemeinen Bevölkerung entsprechen. Ist nur der Vater an insulinpflichtigem Diabetes erkrankt, so dürften die Zahlen vergleichbar sein. Leiden dagegen beide Eltern an insulinpflichtigem Diabetes, so ist das Risiko für Kinder nach dem beschränkten verfügbaren Zahlen offenbar sehr viel höher.

War man früher der Meinung, der „juvenile Diabetes" beruhe in höherem Maße auf genetischer Grundlage als der „Erwachsenen-Diabetes", so weiß man heute, daß dies nur teilweise zutrifft. So zeigten z.B. neuere Zwillingsuntersuchungen eine höhere Konkordanz eineiiger Zwillinge beim „Erwachsenen-Diabetes", als bei der juvenilen Form. Empirische Risikoziffern für Kinder und Geschwister von Patienten mit nicht insulinabhängigem Diabetes zeigten dementsprechend auch ein sehr viel höheres Erkrankungsrisiko. In einer neueren Serie (KÖBBERLING, 1981) errechnete sich für diese Gruppe kombiniert nach Alterskorrektur eine Erkrankungswahrscheinlichkeit von 38% bis zum Alter von 80 Jahren gegenüber einer Vergleichsziffer von 11% für die Kontrollpopulation.

Diese Zahlen können einen Anhalt für die Beratung geben. Man muß hier natürlich die erheblich geringere Belastung der Betroffenen durch den nicht insulinabhängigen, spät beginnenden Diabetes bei der Beratung beachten.

Weitergehende Aufschlüsse brachte die Untersuchung der Assoziationen des Diabetes mit bestimmten Spezifitäten im HLA-System, jenem kompliziert aufgebauten genetischen System, das u.a. die Abstoßungsreaktion gegenüber transplantierten Organen kontrolliert. Für die Allele der HLA-Loci besteht ein sehr hoher Grad von genetischem Polymorphismus; die meisten Menschen unterscheiden sich in irgendeinem HLA-Merkmal voneinander. Nun erweisen sich manche HLA-Merkmale als mit Krankheiten assoziiert. Natürlich bedeutet eine solche Assoziation niemals, daß etwa alle oder auch nur die Mehrzahl der Träger eines bestimmten HLA-Merkmales die betreffende Krankheit bekommen müssen. Umgekehrt sind die Träger eines anderen HLA-Typs vor der Krankheit nicht geschützt. Sondern eine Assoziation bedeutet nur, daß Träger eines assoziierten Typs ein höheres *Risiko* haben, von der betreffenden Krankheit befallen zu werden, als Träger anderer HLA-

Typen. Ob ein Mensch nun wirklich erkrankt, das ist außerdem noch von vielen anderen Faktoren abhängig, — genetischen und nichtgenetischen.

Für den Diabetes ergaben solche Studien keine wesentliche Assoziation der nicht insulinabhängigen Erwachsenenform mit einem HLA-Typ. Dagegen besteht ein erhöhtes Risiko, einen juvenilen insulin-abhängigen Diabetes zu entwickeln, für Menschen mit dem HLA-Typ Dw 3 (oder DRw 3) mit sekundärer Assoziation mit B 8 und A 1 und für solche mit dem HLA-Typ Dw 4 (oder DRw 4) mit sekundärer Assoziation zu B 15, Cw 3 und A 2. Andererseits scheinen Träger des HLA-Typs Dw 2 (oder DRw 2) mit sekundärer Assoziation mit B 7 und A 3 eine verminderte Gefährdung zu zeigen.

Dies weist erneut auf die Heterogenität des Diabetes mellitus hin und könnte in Zukunft zu einer noch genaueren Einschätzung des Erkrankungsrisikos im Einzelfall beitragen. Die bisher verfügbaren empirischen Ziffern geben auch keine hinreichende Grundlage für die Berücksichtigung der diabetischen Erkrankung weiterer Verwandter in einer Familie.

Betrachtet man die Risikoziffern kritisch, so wird man sagen dürfen, daß das Risiko für Kinder, an Diabetes zu erkranken, wohl nur in dem Fall im Vordergrund der Beratung stehen wird, wo beide prospektive Eltern Diabetiker, insbesondere vom insulinabhängigen Typ sind. Sonst werden andere Erwägungen die Beratung und die Entscheidung bestimmen. Das sind vor allem die mögliche Gefährdung der diabetischen Mutter selbst durch die Schwangerschaft und die zusätzlichen Gefahren für das Kind. Kinder diabetischer Mütter sind häufig übergewichtig. Sie haben eine erhöhte peri- und postpartale Gefährdung. Eine sorgfältige Überwachung der Schwangeren ist daher die wichtigste Maßnahme. Die Angaben über die Häufigkeit von Fehlbildungen bei Kindern diabetischer Mütter variieren zwischen etwa 3- und 13%. Dabei liegt kein bestimmtes Schädigungsmuster oder Syndrom vor, wenn auch Zusammenhänge zwischen bestimmten Formen, z. B. der sogenannten caudalen Dysplasie und einem Diabetes der Mutter diskutiert werden. Ob bei optimaler Stoffwechselkontrolle die Mißbildungshäufigkeit auf die in der allgemeinen Bevölkerung gefundenen Werte gesenkt werden kann, wird noch unterschiedlich beurteilt, wahrscheinlich sind jedoch ältere Statistiken eher zu ungünstig.

Da nur eine optimale Stoffwechselkontrolle bereits zum Zeitpunkt der Konzeption und in den ersten Stadien der Schwangerschaft die Mißbildungshäufigkeit senken kann, sollten für Diabetikerinnen nur geplante Schwangerschaften in Betracht kommen. Eine erst später einsetzende Intensivbetreuung kann sich nur noch auf die perinatale Morbidität und Mortalität auswirken. Die Beratung über zuverlässige Empfängniskontrolle ist deshalb von größter Bedeutung. Dabei ist zu beachten, daß hormonale Ovulationshemmer bei jugendlichen Diabetikerinnen relativ und bei bestehenden Angiopathien absolut kontraindiziert sind. Gegen die sogenannte Minipille bestehen weniger Bedenken, jedoch sind Versager durch Einnahmefehler häufiger. Zeitwahlmethoden sind bei jugendlichen Diabetikerinnen unsicher, da gerade diese häufig Zyklusanomalien aufweisen. Bewährt hat sich das Intrauterinpessar. Nach erfülltem Kinderwunsch wird man eine Sterilisierung erwägen.

Die Beratung einer Diabetikerin oder eines Diabetikers setzt in jedem Fall eine genaue Diagnose voraus. Das gilt auch, wenn die Beratung wegen des Diabetes eines anderen nahen Verwandten gesucht wird. Das Beispiel zeigt gleichzeitig wieder eindrucksvoll, daß eine genetische Beratung eine Vielzahl anderer Faktoren berücksichtigen muß als nur die reinen Ziffern des Erkrankungsrisikos.

Eine eindeutig erhöhte familiäre Belastung finden wir auch bei anderen, später auftretenden Leiden, die in ihrer Manifestation sicher von exogenen Faktoren entscheidend beeinflußt werden. Um nur wenige weitere Beispiele anzuführen: der *akute Rheumatismus*, die ganze Gruppe der *Atopien* (Asthma bronchiale, Heuschnupfen, das konstitutionelle Kinderekzem und die atopische Dermatitis). Wenig Sicheres ist mit Ausnahme bestimmter extremer Formen auch über die zweifellos erblich begründeten *Refraktionsanomalien* des Auges bekannt.

Für die praktische Familienberatung wird man nach sorgfältiger Prüfung des speziellen Falles meist sagen müssen, daß für Kinder eines Mitglieds einer besonders belasteten Familie wieder eine erhöhte Disposition für das betreffende Leiden besteht, insbesondere wenn der potentielle Elternteil selbst krank ist. Ein ausreichender Grund, von Nachkommen abzuraten, ist jedoch, abgesehen von Sonderfällen, kaum gegeben. *Bedenken wird man gegen eine Ehe zwischen zwei in gleicher Weise belasteten Partnern dann haben müssen, wenn das in Frage stehende Leiden schwer und prophylaktisch und therapeutisch wenig beeinflußbar ist.*

In anderen Fällen kann die genetische Beratung dazu beitragen, daß gefährdete Kinder überwacht werden, daß rechtzeitig Präventivmaßnahmen ergriffen werden, und daß die Diagnose rechtzeitig gestellt wird, damit, wenn möglich, eine geeignete Behandlung eingeleitet werden kann.

12. Schwachsinn und Geisteskrankheiten

Für die Beratung bei diesen Krankheitsgruppen gelten prinzipiell die gleichen Gesichtspunkte, die in den vorausgegangenen Kapiteln entwickelt wurden:

Es gibt z. B. Schwachsinnsformen, die einem einfachen Mendelschen Erbgang folgen, andere, die auf eine unter dem Mikroskop sichtbare Chromosomenveränderung zurückgeführt werden können, und wieder andere, deren genetische Grundlage beim gegenwärtigen Stand unseres Wissens durch ein multifaktorielles genetisches System am besten beschrieben wird. Wenn wir trotzdem diesen Diagnosen ein besonderes Kapitel widmen, so hat das 2 Gründe:

1. Schwachsinn und Geisteskrankheiten sind häufig; zusammen umfassen sie mehrere Prozent unserer Bevölkerung.

2. Für beide, den Ratsuchenden und den Beratenden, verschränken sich genetische, psychologische und soziale Motive gerade bei diesen Krankheiten besonders eng miteinander.

Allzusehr können wir auch hier nicht ins Spezielle hineingehen; im Band V, 2 des Humangenetik-Handbuches von P.E. BECKER sind alle diejenigen Spezialfragen diskutiert, auf die der Genetiker eine Antwort geben kann.

A. Schwachsinn

Der Schwachsinn ist von dem, was wir unter normaler Intelligenz verstehen, nicht klar abzugrenzen, sondern der Übergang ist kontinuierlich. So überrascht es nicht, daß die Definition umstritten ist. Viele Autoren sind jedoch der Meinung, daß eine sinnvolle Grenze zwischen der „physiologischen Dummheit" und dem leichten Schwachsinn etwa bei einem IQ von 70 gezogen werden kann. Geht man einmal von diesem Wert aus, so liegen die Häufigkeitsschätzungen für Personen mit einem niedrigeren IQ in verschiedenen Bevölkerungen in der Größenordnung von 1–3% (für zahlreiche Einzelangaben vgl. ZERBIN-RÜDIN 1967).

Wir kennen hunderte von Faktoren, die zu einer krankhaften Störung der geistigen Entwicklung führen können, und mehr noch harren der Aufklärung. Der ärztlich-genetische Berater muß differentialdiagnostisch zunächst die erworbenen von den angeborenen Formen abgrenzen. Aber auch wenn wir hier nur die letzteren betrachten, reicht die Skala von den intrauterin wirksamen exogenen Faktoren über die chromosomalen Anomalien und die durch Einzelgene bedingten Störungen mit einfachem Erbgang zu der inhomogenen Gruppe der multifaktoriell-genetisch bestimmten Formen. Die Mehrzahl der ratsuchenden Eltern von Kindern mit geistigen Störungen bringt keine ausreichende Diagnose mit. Eine ärztlich-genetische Beratung erfordert, daß unter Beiziehung aller verfügbaren Daten aus der Anamnese und aus früheren Untersuchungen, durch Einsatz der eigenen Mittel und evtl. Veranlassung weiterer Spezialuntersuchungen alle Möglichkeiten erschöpft werden, die Ursache im Einzelfall näher zu bestimmen. Eine für die Beratung besonders wichtige Gruppe sind die durch intrauterine Faktoren erworbenen oder die geburtstraumatisch bedingten Formen, da sich hier häufig unbegründete Ängste abbauen lassen. Meist mit geringem Wiederholungsrisiko behaftet sind auch chromosomal bedingte Schwachsinnsformen. Zudem steht hier die pränatale Diagnostik zur Verfügung. Stoffwechselbedingte Schwachsinnsformen führen zur Gruppe der einfach-erblichen, meist autosomal-rezessiven, oder X-chromosomal-rezessiven Formen (vergleiche hierzu die Übersichten bei STANBURY und Mitarbeiter, 1978, BICKEL und CLEVE, 1968, G. KOCH, 1967). Hier gibt es für manche Therapiemöglichkeiten, andere sind durch pränatale Diagnostik zu erkennen.

Auf die Bedeutung auch vieler noch unbekannter autosomal-rezessiver Anlagen für die Entstehung „idiopathischer" Schwachsinnsformen weist auch die Häufigkeit des schweren Schwachsinns unter Kindern aus Inzestverbindungen, z. B. zwischen Bruder und Schwester, oder Vater und Tochter hin, auch wenn die Interpretation dieser Beobachtungen nicht ganz so einfach ist, da ja auch die hier beteiligten Personen für sich schon Besonderheiten aufweisen.

Andere mit Schwachsinn verbundene Krankheiten lassen sich durch klinisch erkennbare Begleitsymptome abgrenzen und bestimmten Syndromen mit bekanntem Erbgang zuordnen.

Ein praktisch wichtiges Beispiel ist hier die tuberöse Sklerose (Morbus Bourneville-Pringle), bei der typische Hauterscheinungen im Gesicht (Adenoma sebaceum) die Diagnose gestatten. Dem Leiden liegt eine autosomal-dominante Anlage zugrunde. Während ein großer Teil der Patienten Neumutanten darstellt — mit entsprechend ganz geringem Risiko für Geschwister — lassen sich bei sorgfältiger Untersuchung auf minimale Hauterscheinungen (z. B. typische weiße Flecken u. a.) oder sogar durch computertomographische Untersuchungen nicht selten ein Elternteil, weitere Vorfahren und vielleicht Geschwister als klinisch gesunde Genträger erkennen, mit den entsprechenden Konsequenzen für die Beratung.

In neuerer Zeit hat eine andere heterogene Gruppe der Schwachsinnigen große Beachtung gefunden, der X-chromosomal-rezessive Schwachsinn. Schon Penrose vermerkte in seinen Erhebungen einen deutlichen Überschuß von männlichen Kranken unter den Schwachsinnigen. Er glaubte damals nicht, dies auf X-chromosomale Vererbung beziehen zu können. Heute können wir neben bekannten X-chromosomal erblichen Stoffwechselstörungen eine heterogene Gruppe X-chromosomal erblicher Schwachsinnsformen abgrenzen, die ohne bekannten Stoffwechseldefekt und ohne Fehlbildungen einhergeht. Hierher gehören die von Allan, Herndon und Dudley abgegrenzte Form mit Hypotonie, Muskelatrophien und gestörter motorischer Entwicklung, die später von Renpenning definierte Form mit eher kleinem Schädel, Kleinwuchs und auffallender Störung der Sprachentwicklung, und das als „Makroorchidismus mit Marker-X-chromosom" bezeichnete Syndrom. Patienten der letzgenannten Untergruppe haben auffallend große Testes, die schon bei der Geburt bemerkt werden können, meist allerdings erst später deutlich werden. Unter geeigneten Kulturbedingungen zeigt das X-Chromosom dieser Patienten eine sekundäre Konstriktion oder „fragile Stelle" an der Position Xq27 oder 28. Dieses Marker-X-Chromosom läßt sich auch bei einigen der weiblichen Überträger nachweisen und kann so für die Beratung Bedeutung haben. Ein abschließendes Urteil über die Zuverlässigkeit dieser Bestimmung und über die weitere Heterogenität der Gruppe des X-chromosomal erblichen Schwachsinns ist noch nicht möglich. Auch mit einer Verbesserung des Nachweises von zytogenetischen Besonderheiten des X-Chromosoms ist zu rechnen.

Beispiel 5:

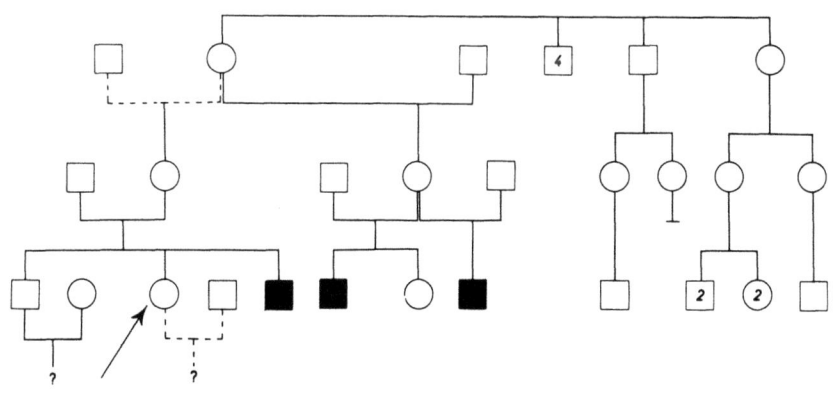

■ Erkrankte

Abb. 43

Eine junge Frau, K. S., erbittet eine genetische Beratung vor der Heirat, da sie einen schwachsinnigen Bruder hat. Sie bittet gleichzeitig um Rat für ihren jungverheirateten gesunden Bruder bezüglich des Risikos für dessen Kinder. Aus der Familienanamnese wird berichtet, daß zwei Vettern, Kindern einer in den USA lebenden Tante, mongoloid seien. Die Stammbaumaufzeichnung ergibt, daß es sich um Söhne aus zwei verschiedenen Ehen der Tante handelt. Der kranke Bruder der Ratsuchenden zeigt keine morphologischen Auffälligkeiten. Eine dennoch zum Ausschluß einer familiären strukturellen Anomalie durchgeführte Chromosomenanalyse ergibt einen normalen männlichen Karyotyp. Auf unser Bitten werden Bilder der kranken Vettern beschafft, die ebenfalls unauffällig erscheinen und keine Stigmata des Down-Syndroms aufweisen. Die Stammbauminformation weist auf einen X-chromosomal-rezessiven Erbgang des Schwachsinns hin. Ein schließlich ebenfalls übersandter Befund des Kinderarztes der Vettern bestätigt, daß auch dieser bereits die Diagnose Renpenning-Syndrom gestellt hat. Auch in wiederholten Chromosomenanalysen mit verschiedenen Kultur- und Färbeverfahren ließ sich kein Marker-X-Chromosom demonstrieren. Für die Beratung ergibt sich daraus, daß die Mutter unserer Ratsuchenden ebenso wie deren Mutter und Schwester Überträger des Gens sein müssen. Die Ratsuchende selbst hat eine Wahrscheinlichkeit von 50% heterozygote Überträgerin zu sein. Da bei dem betroffenen Bruder kein Marker-X-Chromosom erkennbar war, ergibt sich auch keine Möglichkeit, mit Hilfe der Chromosomenuntersuchung zwischen beiden Möglichkeiten zu unterscheiden. Rechnerisch besteht für Söhne von ihr ein Erkrankungsrisiko von 25%. Für Kinder des gesunden Bruders dagegen besteht keine Gefahr, da er selbst ja gesund und damit auch nicht Genträger ist.

Ein zweites Beispiel mag demonstrieren, wie wichtig die genaue Analyse und Erkennung eines Erbganges gerade bei einer im landläufigen Sinne „erblich schwer belasteten" Familie sein kann.

Beispiel 6:

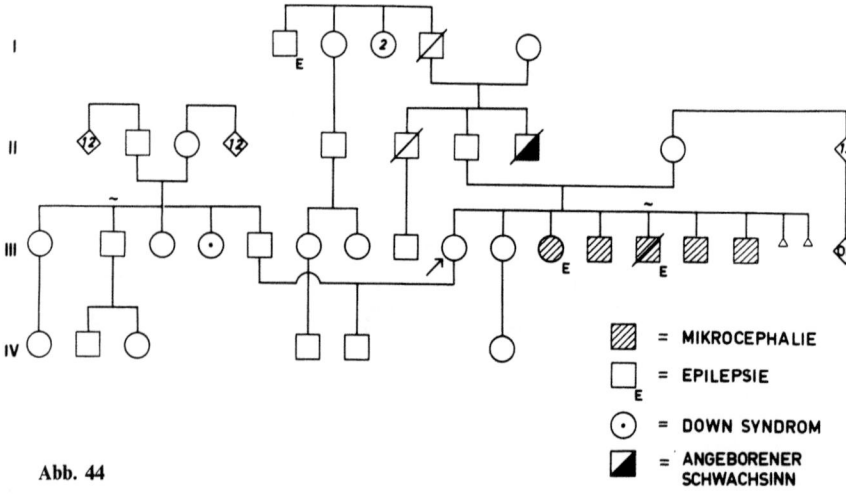

Abb. 44

Die Patientin erbat eine humangenetische Beratung, nachdem sie sich 5 Jahre vorher nach der Geburt ihres ersten Sohnes auf Rat des behandelnden Gynäkologen hatte sterilisieren lassen. Jetzt hatte sie Zweifel an der Richtigkeit ihrer damaligen Entscheidung, hatte Kinderwunsch und fragte, ob tatsächlich ein so hohes Risiko für Kinder bestünde, wie ihr damals gesagt wurde. Anlaß für die Sterilisierung war die Tatsache, daß 5 ihrer insgesamt 6 Geschwister geistig schwer behindert waren. Eine gesunde Schwester hat ihrerseits einen gesunden Sohn, ein weiteres Geschwister war durch eine Infektion als Säugling verstorben, zwei Schwangerschaften ihrer Mutter endeten mit einem Abort. Bei zweien der behinderten Kinder und bei einem Bruder des Vaters wurden Krämpfe berichtet.

Bei der Erhebung der Vorgeschichte erwähnte die Patientin bereits, daß die Betroffenen alle sehr kleine Köpfe hätten. Die Beiziehung von Bildern dieser Geschwister ließ eine typische mikrozephale Kopfform mit kleinem Hirnschädel erkennen und führte zu der Verdachtsdiagnose, daß es sich um eine erbliche Mikrozephalie handele. Während der Kopfumfang der Ratsuchenden und der gesunden Schwester im Normbereich lag, bestätigten auch die später erhaltenen Arztberichte das Vorliegen einer schon bei der Geburt ausgeprägten Mikrozephalie bei den Kranken. Bei dem ebenfalls früh verstorbenen Onkel mit Krampfleiden und Entwicklungsstörungen fand sich dagegen in den Arztberichten der behandelnden Anstalten nie ein Hinweis auf eine Mikrozephalie, so daß hier wohl eine andere Grundlage angenommen werden kann. Es bleibt fraglich, ob das Krampfleiden dieses Patienten und die Krämpfe der zwei Geschwister in Zusammenhang gebracht werden können oder ob letztere der Mikrozephalie zuzuschreiben sind. In jedem Fall spricht der Stammbaum jedoch für ein autosomal-rezessives Auftreten der Mikrozephalie, entsprechend dem häufigsten bei dieser Störung bekannten Erbgang. Unsere Patientin hatte damit eine Wahrscheinlichkeit von 2/3, Genträger zu sein; es besteht aber nur ein sehr geringes Risiko dafür, daß ihre Kinder wieder homozygote Kranke werden, zumal ihr Ehemann nicht aus der gleichen Gegend stammt.

Als Nebenbefund ergab sich, daß eine Schwester des Ehemanns ein Down-Syndrom hatte. Sofern hier der Chromosomenbefund der Kranken nicht mehr erhältlich wäre, wäre eine Chromosomenuntersuchung beim Manne angebracht, ehe man der Patientin ihren Wunsch nach einer Refertilisierungsoperation erfüllte, um auszuschließen, daß eine der seltenen familiären Strukturvarianten vorlag.

Wenn man einerseits die Kranken mit eindeutig exogenem Hirnschaden, andererseits die eindeutig genetisch bedingten Fälle herausnimmt, so bleibt beim heutigen Stande unseres Wissens ein breiter Rest diagnostisch unklarer Fälle übrig. Sind sie die einzigen Schwachsinnigen in einer sonst gesunden Familie, so besteht kein unbedingter genetischer Grund, von weiteren Kindern abzuraten, wenn man auch immer an das Vorkommen einer noch unbekannten autosomal-rezessiven Form denken muß. Die Beurteilung und Beratung hängt von den Umständen des Einzelfalles ab. Eine generelle Regel läßt sich nicht aufstellen. Anders ist es jedoch, wenn weitere Fälle in der gleichen Familie, vorwiegend bei Eltern und Geschwistern, vorhanden sind.

Ganz anders als diese in sich heterogene Gruppe der Imbezillen und Idioten verhalten sich die leicht Schwachsinnigen. Hier findet man in der Regel wesentlich weniger eindrucksvolle exogene Einflüsse als bei den schwer Schwachsinnigen, wenn diese auch in manchen Fällen nicht ganz fehlen. Auch massive neurologische Befunde und grobe äußere Auffälligkeiten sind meist nicht vorhanden. Dafür findet sich aber eine *ganz erhebliche familiäre Belastung*. Während bei Gruppe 2 die Eltern fast immer normal und Geschwister nur gelegentlich schwachsinnig sind, ist der Prozentsatz leicht schwachsinniger Eltern und Geschwister in Gruppe 1 sehr hoch.

Die Belastungsziffern der Literatur liegen für „idiopathische" Fälle, d. h. solche, bei denen sich keine plausible exogene Schädigung findet, für die Mutter meist bei ca. 25–35%, für die Väter etwas niedriger, für Geschwister zwischen 10 und 40% und für Kinder zwischen 15 und 50%. Bei Vettern und Basen finden sich immer noch Angaben zwischen 3 und 25%, bei Neffen und Nichten zwischen 3 und 24%. Die Zahlen schwanken deshalb so stark, weil die Definitionskriterien nicht einheitlich sind. Alle Daten weisen jedoch einheitlich in Richtung auf einen starken Einfluß genetischer Faktoren. Erschwerend kommt noch hinzu, daß neben wirklich Schwachsinnigen in den gleichen Familien ein erheblicher Prozentsatz Minderbegabter beobachtet wird.

Selbst dann, wenn man von leicht Schwachsinnigen ausging, für die Anamnese oder Untersuchungsbefund Hinweise auf eine exogene Hirnschädigung zu enthalten schienen, fand man immer noch eine gegenüber dem Bevölkerungsdurchschnitt erheblich erhöhte Belastung mit Schwachsinn bei den nahen Verwandten.

Deutliche Hinweise auf einen einfachen Erbgang fehlen dagegen; die Daten sind am ehesten mit der Annahme einer multifaktoriellen Grundlage vereinbar.

Die Häufung mehrerer leicht Schwachsinniger in den gleichen Familien hat zur Folge, daß die sozialen Bedingungen, unter denen diese Familien leben, schlecht sind. Eine schwachsinnige Mutter schafft eben für ihre Kinder sehr ungünstige Umweltbedingungen und behindert dadurch noch zusätzlich ihre Entwicklung. So kombinieren sich in diesen Familien exogene und genetische Faktoren zu einem besonders ungünstigen Endergebnis.

Um so mehr wäre es zu begrüßen, wenn in derartigen Familien die Zahl der Kinder begrenzt werden könnte. Unglücklicherweise sind gerade die leicht Schwachsinnigen und auch an der Grenze des Schwachsinns dahinlebende „physiologisch Dumme" am wenigsten einsichtig und in der Lage, ihre eigene Fortpflanzung zu beschränken.

Da häufig Schwachsinnige selbst haltlos sind und schwachsinnige Mädchen leicht mißbraucht werden, man sie aber nicht, wie das früher oft geschah, nur zur Verhütung der Schwangerschaft in ihrer Beweglichkeit über Gebühr einschränken will, ist in vielen Fällen eine zuverlässige Empfängnisverhütung der einzige Ausweg. Temporäre Verhütungsmaßnahmen versagen gerade bei diesen Patienten oder bedeuten eine jahrzehntelange hormonale Belastung. Deshalb ist oft die Sterilisierung der einzige Ausweg und im Interesse der Patientin geboten. Sie kann gerade dann eine Lösung bieten, wenn leicht Schwachsinnige mit entsprechenden Partnern zusammenleben wollen, aber der Betreuung von Kindern gar nicht gewachsen wären. Auf die speziellen, auch juristischen Probleme der Sterilisierung Schwachsinniger wird auch in Kap. 16 eingegangen.

B. Geisteskrankheit

Hier sollen einerseits der schizophrene Formenkreis, andererseits die Affektpsychosen kurz besprochen werden. Für beide Krankheitsgruppen müssen wir auf die zahlreichen Einzelheiten an dieser Stelle verzichten; der neueste Stand der humangenetischen Forschung ist bei ZERBIN-RÜDIN (1967); GERSHON (1976); PROPPING (1980) soweit dargestellt, wie das für die genetische Beratung erforderlich ist. Bei den *Schizophrenen* ist es besonders schwierig, einige einfache Richtlinien zu geben, denn nicht nur über die Abgrenzung dieser Krankheitsgruppe besteht keine volle Einigkeit mehr, sondern auch bezüglich der Ursachen stehen sich verschiedene Auffassungen gegenüber: Einerseits haben die meisten Zwillingsserien eine wesentlich höhere Konkordanz[7] bei eineiigen im Vergleich zu zweieiigen Zwillingen ergeben, und bei nahen Verwandten von Schizophrenie-Probanden ist die Erkrankungswahrscheinlichkeit um ein Mehrfaches höher als im Bevölkerungsdurchschnitt. Andererseits aber ist keineswegs sicher, daß alle Befunde ausschließlich genetisch interpretiert werden müssen. Die psychoanalytisch geschulten Psychiater haben überzeugende Argumente dafür beigebracht, daß auch die psychologische Konstellation in einer Familie sehr wichtig dafür ist, ob sich bei Kindern später eine Schizophrenie entwickelt oder nicht. Zusätzliche Argumente in dieser Richtung erbrachten Untersuchungen an diskordanten eineiigen Zwillingen (u. a. TIENARI, 1963).

Eine Bestätigung fand dagegen die genetische Hypothese durch den Vergleich von Kindern, die in früher Kindheit adoptiert worden waren,

---

[7] Unter Konkordanz versteht man in der Zwillingsforschung Übereinstimmung, während man Nichtübereinstimmung als Diskordanz bezeichnet.

mit ihren biologischen Eltern einerseits, den Adoptiveltern andererseits. Bahnbrechend waren hier Befunde von HESTON, der bei der Nachuntersuchung von Kindern schizophrener Frauen, die von ihren Müttern innerhalb weniger Tage nach der Entbindung getrennt wurden, später keinen Kontakt mit der Mutter hatten und auch nicht bei deren Verwandten lebten, eine gleich hohe Erkrankungsziffer an Schizophrenie fand, wie sie in anderen Serien für Kinder von Schizophrenen überhaupt gefunden wurde. In einer in allen anderen Variablen streng vergleichbaren Kontrollgruppe von Heim- und Adoptionskindern fand sich kein Fall von Schizophrenie. Während 5 von 47 Kindern schizophrener Mütter, die alle genannten Bedingungen erfüllten, an Schizophrenie erkrankten, erkrankte keines von 50 Kontrollkindern. Von den übrigen Kindern der schizophrenen Frauen fanden sich bei der Hälfte zum Teil schwere psychosoziale Behinderungen, bei dem Rest aber zum Teil sogar eine besondere Begabung. Die Bedeutung der biologischen Elternschaft für das Schizophrenie-Risiko wurde später durch wesentlich umfangreichere Adoptionsstudien bestätigt und erweitert.

Dieses Problem allerdings, so wichtig es für die Grundlagenforschung und auch für die Therapie sein mag, ist doch für die Familienberatung von mehr untergeordneter Bedeutung. Kommt es doch hier zunächst einmal praktisch darauf an, für die einzelne Familie der Geburt von Kindern vorzubeugen, die ein erhöhtes Risiko haben, später einmal geisteskrank zu werden. Ob dieses Risiko aus genetischen Gründen erhöht ist, oder weil die Familiensituation ungünstig sein wird, oder — was am wahrscheinlichsten ist — aus beiden Gründen zusammen, das ist im Grunde nicht so wichtig. Man wird sich also in der Praxis nach wie vor auf die empirischen Erbprognose-Ziffern stützen dürfen. Eine Zusammenstellung nach Angaben verschiedener Autoren enthält die Tabelle 14 (aus PROPPING, 1980). Die Angaben dieser Tabelle können nur einen ersten Anhaltspunkt geben; im konkreten Fall wird man sich um eine genaue Prognose bemühen, die die Krankheitsform und die genetischen Verhältnisse in der betreffenden Familie berücksichtigt.

So ist die familiäre Belastung höher bei Kernformen (Hebephrenie; Katatonie) als bei Randformen; sie ist bei Geschwistern höher, wenn auch ein Elternteil oder gar beide Eltern erkrankt sind, als wenn beide Eltern gesund sind. Sie steigt mit der Anzahl der erkrankten Verwandten in der elterlichen Generation (Vgl. Tabelle 14), usw.

Wir selbst würden in jedem Fall dazu neigen, einem Patienten, der selbst an einer eindeutig diagnostizierten Schizophrenie gelitten hat, von der Fortpflanzung ganz abzuraten; und das selbst dann, wenn bisher nur ein einziger Schub aufgetreten ist.

Tabelle 14. Empirische Belastungsziffern bei Schizophrenie (aus: PROPPING 1980)
a) Risiko der Erkrankung an Schizophrenie nach dem Grad der Verwandtschaft mit einem schizophrenen Patienten (aus ZERBIN-RÜDIN)

Verwandtschaftsgrad	Erkrankungswahrscheinlichkeit (korrigierte Prozentziffern)
Eltern	5–10%
Kinder	9–16%
Geschwister	8–14%
zweieiige Zwillinge	5–16%
eineiige Zwillinge	20–75%
Enkel	2– 8%
Vettern und Basen	2– 6%
Neffen und Nichten	1– 4%
Häufigkeit in der Bevölkerung	1%

b) Wiederholungsrisiko der Schizophrenie für Geschwister von Probanden in Abhängigkeit von der Zahl weiterer schizophrener Verwandter in der Elterngeneration

Nach Vartanian und Gindilis (26)	Anzahl psychotischer Verwandter in der Elterngeneration[a]			
	0	1	2	3
Anzahl der Geschwister	361	127	78	29
Anzahl erkrankter Geschwister	36	21	14	9
% (ohne Alterskorrektur)	10,0	16,5	17,9	31,0

[a] Die Angaben von VARTANIAN und GINDILIS beziehen sich nur auf Onkel und Tanten.

c) Häufigkeit der Schizophrenie unter Kindern zweier schizophrener Eltern (ERLENMEYER-KIMLING). Alterskorrektur mit dem abgekürzten Verfahren nach WEINBERG.

Autor	Anzahl der Kinder	Häufigkeit der Schizophrenie	
		eindeutige Fälle	eindeutige und unsichere Fälle
Kahn, 1923	17	41,1%	52,9%
Kallmann, 1938	35	37,1%	45,7%
Schulz, 1940	59	22,0%	30,5%
Elsässer, 1952	56	21,4%	26,8%
Lewis, 1957	27	14,8%	14,8%
total (Rohrate)	194	25,2%	31,9%
total (mit Alterskorrektur)		39,2%	44,4%

Manche Fachkollegen stimmen allerdings mit dieser Beurteilung nicht überein und betrachten einen einzelnen Schub nicht als so schwerwiegend.

Schwierig wird das Problem, wenn Geschwister von Schizophrenen heiraten und Kinder haben wollen. Hier wird man seinen Rat sehr individuell einrichten und dabei das Vorkommen weiterer Fälle in der Familie, besonders bei den Eltern, sowie das Alter des Fragenden und seinen bisherigen Lebensweg (Versagen in der Schule und im Beruf? „Schizoide" Züge? Zeichen einer neurotischen Fehlentwicklung?) sehr sorgfältig abwägen müssen. Am besten sollte hier die Prognose und Beratung aus einem Zusammenwirken von Hausarzt, Psychiater und Humangenetiker erwachsen.

Ebensowenig wie über die Schizophrenien besteht Einigkeit über die Abgrenzung und Unterteilung der Affektpsychosen. Hier kann bezüglich der Einzelheiten auf ZERBIN-RÜDIN (1967); GERSHON (1976, 1979) verwiesen werden. Aus den im einzelnen widersprüchlichen Befunde hat sich in den letzten Jahren doch herauskristallisiert, daß man im wesentlichen zwei klinisch-genetisch und wohl auch biochemisch verschiedene Gruppen unterscheiden muß: Die „bipolaren" Psychosen, bei denen es neben depressiven auch zu manischen Phasen kommt, und die „unipolare" Form, bei welcher depressive Phasen mit solchen normaler Stimmungslage abwechseln. Von der zweiten Gruppe lassen sich die in höherem Lebensalter vorkommenden Involutions-Depressionen nur unvollständig abgrenzen. Aber auch die Unterscheidung zwischen bipolaren und unipolaren Formen ist nicht so vollkommen, wie man sich das wünschen würde: Auch unter den nahen Verwandten bipolarer Probanden finden sich unipolare Fälle dem Bevölkerungsdurchschnitt gegenüber vermehrt. Für die Beratung brauchbar sind die empirischen Risikoziffern der Tabelle 15 (n. Gershon et al. 1976). Auffällig ist jedoch in der Fachliteratur die erhebliche Variationsbreite der Angaben verschiedener Autoren. Sie hängt einerseits mit den Schwierigkeiten der Merkmals-Definition und der Abgrenzung des Probandenmaterials, andererseits mit dem Unterschied in der Diagnose der Verwandten zusammen.

Gerade bei diesem Krankheitsbefund wird man bei der Beratung sehr genau die Besonderheiten des Einzelfalles bedenken müssen. Finden sich doch unter den Manisch-Depressiven relativ häufig Menschen mit besonderer Begabung, die trotz ihrer Psychose in ihrem Leben Besonderes geleistet haben. Hier wird sehr viel vom Urteil des Patienten selbst abhängen. Vielleicht ist er der Meinung, daß die Last, die seine Gemütskrankheit für ihn gebracht hat, durch andere Erfahrungen, die

Tabelle 15. Empirische Belastungsziffern für affektive Psychosen (sechs Serien; nach GERSHON et al., 1976)

a) Einfluß des Erkrankungsalters des Probanden

Typ der Erkrankung	Erkrankungsalter	Zahl der untersuchten Verwandten 1. Grades	Erkrankt %:
Bipolar	<40	561	19,9
	>40	276	11,2
Unipolar	<40	886	16,7
	>40	933	9,5

b) Einfluß des Geschlechtes des Probanden (Bipolare Probanden)

Geschlecht des Probanden	Geschwister n (mit Alterskorrektur)		Erkrankt (%)		Kinder n (mit Alterskorrektur)		Erkrankt (%)	
	♂	♀	♂	♀	♂	♀	♂	♀
♂	146,9	135,1	12,3	15,5	115,9	122,2	8,6	21,3
♀	136,9	137,3	11,0	19,7	179,0	167,8	13,4	16,7

Unipolare Probanden

♂	296,6	307,0	16,2	12,1	305,5	335,8	10,5	11,0
♀	743,9	789,1	7,8	13,6	717,4	755,2	7,8	15,2

ihm teilweise gerade wegen seiner Besonderheit vergönnt waren, mehr als aufgewogen wird.

Das vertrauensvolle ärztliche Gespräch wird sich hier nicht nur auf das Leiden des Patienten richten, sondern zwanglos auch seine Geschwister und Kinder mit einbeziehen.

Das gilt überhaupt für das Gesamtgebiet der psychiatrischen Erkrankungen: *Die Familienberatung ist hier nur denkbar als Teil des Gesamt-Therapieplanes.* Je mehr der Arzt aufhört, den Kranken nur zu klassifizieren und zu begutachten, und je stärker er sich für den Einzelfall engagiert und ihn behandelt, desto eher wird er auch zu einer überzeugenden genetischen Familienberatung in der Lage sein.

13. Das Risiko der Verwandtenehe

Seit alters her haben Gesellschaft und Religionsgemeinschaften Verbote von Ehen zwischen Verwandten erlassen. Diese Einschränkungen haben aber sehr wahrscheinlich ihre Wurzel nicht in biologischen Erwägungen und Erfahrungen, sondern vielmehr in soziologischen Notwendigkeiten. Die Bildung menschlicher Gemeinschaften ist ohne ein Inzesttabu schwer vorstellbar. Es dürfte historische Gründe haben, bis zu welchem Verwandtschaftsgrad das Inzesttabu in den verschiedenen Gesellschaften ausgedehnt wurde. In Ausnahmefällen wurde sogar die Ehe unter Geschwistern toleriert oder, wie bei den Pharaonen, gefordert. Im gesamten christlichen Raum gilt auch die Ehe zwischen Vettern ersten Grades noch als unerwünscht. In der katholischen Kirche ist für solche Ehen eine spezielle Dispens einzuholen, die aber in der Regel erteilt wird. Daß den kirchlichen Vorschriften andere als biologische Erwägungen zugrunde lagen, wird beim Verbot der Ehe bei sogenannter geistlicher Verwandtschaft (z. B. Taufpate und Patenkind) offensichtlich.

Die Vetternehen ersten Grades sind bei uns stets selten gewesen. Mit zunehmender Mobilität und Durchmischung der Bevölkerung dürfte ihr Anteil unter allen Ehen auf unter 0,3% gesunken sein, in den Großstädten eher bei 0,1% liegen. In anderen Kulturkreisen wird die Ehe zwischen Vettern ersten Grades als etwas durchaus Erstrebenswertes angesehen. Wirtschaftliche Vorteile und der Vorzug genauer Kenntnisse der Familie der Ehepartner sind einige der Gründe hierfür. So fanden SCHULL und NEEL in Japan (Hiroshima und Nagasaki) eine Häufigkeit von Vetternehen von etwa 6%, in einzelnen Inseldörfern wurden 29% aller Ehen zwischen Vettern und Basen geschlossen. Teilweise noch größere Häufigkeit findet man etwa bei arabischen Beduinen, sowie in manchen Bevölkerungsgruppen Südindiens, Ägyptens und der Türkei. Für den genetischen Berater ist das wichtig zu wissen; denn in Mitteleuropa leben z. Zt. viele türkische Gastarbeiterfamilien. Sie kommen in zunehmender Zahl auch zur genetischen Beratung. Ist das Krankheitsbild diagnostisch unklar, so darf die Tatsache, daß die Eltern etwa Vetter und Kusine sind, uns nicht ohne weiteres zu der Schlußfolgerung verleiten, wir hätten es mit einem autosomal-rezessiven Erbleiden zu tun, wenn dies auch ein zusätzlicher Hinweis in dieser Richtung bleibt. In einigen Bevölkerungen Südindiens sind Ehen zwischen noch engeren Verwandten, etwa zwischen der Tochter und dem Bruder der Mutter (Onkel-Nichten-Ehen) nicht nur häufig, sondern auch sozial besonders erwünscht.

In europäischen und amerikanischen Bevölkerungen dagegen ist die Auffassung sehr verbreitet, daß Kinder aus Vetternehen in besonderem Maße durch Mißbildungen und Erbleiden gefährdet sind und daß sie häufig mindere Intelligenz aufweisen. Menschen, die eine Vetternehe eingehen wollen, finden deshalb besonders oft den Weg zum Arzt und suchen eine kompetente Antwort auf ihre brennenden Fragen.

Das Wesen der „Blutsverwandtschaft" besteht darin, daß Verwandte über den allgemein der Bevölkerung gemeinsamen Genbestand hinaus durch ihre Abstammung von gemeinsamen Vorfahren einen durch den Grad ihrer Verwandtschaft bestimmten zusätzlichen Anteil gemeinsamer Gene besitzen (Abb. 39). Kinder von verwandten Eltern haben damit ein erhöhtes Risiko an einem Genort von beiden Eltern das gleiche Allel zu erhalten, also homozygot zu werden. Ziehen wir wieder das praktisch wichtige und wegen der Häufigkeitsverteilung rechnerisch besonders einfach zu behandelnde Beispiel der *Phenylketonurie* heran:

In einer Familie, in der bisher kein Kranker aufgetreten ist, wollen Vetter und Cousine ersten Grades heiraten. Wie stark ist dadurch die Gefahr für ihre Kinder erhöht, dieses Erbleiden zu bekommen?

Wie zahlreiche Untersuchungen gezeigt haben, beträgt die Häufigkeit der Kranken mit Phenylketonurie bei uns etwa 1/10 000. Nach dem Hardy-Weinberg-Gesetz läßt sich daraus die Genhäufigkeit errechnen als

$$\sqrt{\frac{1}{10\,000}} = \frac{1}{100} = q.$$

Vetter und Cousine haben jedoch ein gemeinsames Großelternpaar (Abb. 45). Betrachten wir nun einen einzelnen Genlocus, so besitzt jeder Großelternteil für diesen locus zwei Allele. Zusammen haben sie also 4 Allele. Abbildung 45 zeigt die Wahrscheinlichkeit dafür, daß das Kind für *ein* Allel, das seine Großeltern besitzen, durch Übertragung auf dem Weg über seine beiden Eltern homozygot wird. Diese Wahrscheinlichkeit beträgt, wie man sieht, $(1/2)^6 = 1/64$. Da beide Großeltern aber, wie gesagt, zusammen vier Allele für diesen Genlocus besitzen, beträgt die Wahrscheinlichkeit dafür, daß überhaupt eines dieser vier Allele bei dem Kind homozygot wird, $4 \times 1/64 = 1/16$. Nehmen wir nun an, ein Gen a habe die Genhäufigkeit q. Dann besteht eine Wahrscheinlichkeit von $4q$ dafür, daß eines der 4 Allele der beiden Großeltern die Beschaffenheit a hat[8]. Die Wahrscheinlichkeit für das Kind, aus diesem Grunde homozygot aa zu

---

[8] Näherungsweise; dabei ist die Möglichkeit vernachlässigt, daß ein Großelternteil homozygot für das Allel a ist.

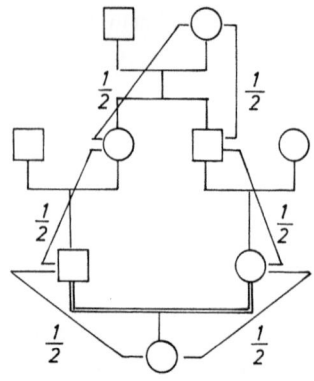

Die Wahrscheinlichkeit für ein Allel, von dem gemeinsame Urgrosselter auf zwei verschiedenen Wegen zu dem Kind zu gelangen: $\left(\frac{1}{2}\right)^6 = \frac{1}{64}$ Abb. 45

werden, ist demnach $^1/_{64} \times 4q = ^1/_{16}q$. Ein Kind aus einer Vetternehe 1. Grades hat also für ein Gen mit der Häufigkeit q die Wahrscheinlichkeit $^1/_{16}q$, homozygot zu werden, weil einer der gemeinsamen Großeltern dieses Gen besitzt. Man kann den gleichen Sachverhalt, wenn man nicht nur ein einzelnes Gen, sondern alle Gene betrachtet, auch so ausdrücken: Für $^1/_{16}$ aller seiner Gene ist ein Kind, das aus einer Vetternehe stammt, deshalb homozygot, weil einer der beiden gemeinsamen Großeltern dieses Gen besessen hat. Wie jeder andere Mensch kann es aber auch für einen Teil der übrigen $^{15}/_{16}$ seines Genoms rein zufällig homozygot sein. Betrachten wir wieder das Allel a mit der Genhäufigkeit q, so ergibt sich für die übrigen $^{15}/_{16}$ nach dem Hardy-Weinberg-Gesetz die Wahrscheinlichkeit q^2 für Homozygotie. Insgesamt hat also ein Kind aus einer Vetternehe 1. Grades das Risiko $^1/_{16}q + ^{15}/_{16}q^2$ homozygot aa zu sein, — im Gegensatz zur Häufigkeit q^2 für ein Kind, das nicht aus einer Vetternehe stammt.

Kehren wir zur Phenylketonurie zurück. Hier gilt, wie wir sahen, $q = ^1/_{100}$. Daraus folgt für ein Kind aus einer Vetternehe 1. Grades:

$^1/_{16}q + ^{15}/_{16}q^2 = ^1/_{16} \times ^1/_{100} + ^{15}/_{16} \times ^1/_{10\,000} =$
$= 0{,}000625 + 0{,}00009375 = 0{,}000718$

im Vergleich zu $q^2 = 0{,}001$ ohne Verwandtenehe. Unter Kindern aus Verwandtenehen ist demnach die Phenylketonurie gut siebenmal häufiger als in der nicht blutsverwandten Bevölkerung.

Den bei dieser Rechnung eingesetzten Wert von $1/16$ nennt man den *Inzuchtkoeffizienten* (F) für das Kind aus einer Verbindung zwischen Vetter und Cousine 1. Grades.

Die allgemeine Formel für die Häufigkeit (R) von homozygotkranken Nachkommen aus einer Verwandtenehe ist:

$$R = (1 - F) q^2 + F q$$

oder

$$q^2 + Fp\, q.$$

Die Inzuchtkoeffizienten (F) der für die Beratung wichtigsten Ehetypen sind in der Abb. 46 zusammengefaßt. Er bedeutet also die Wahrscheinlichkeit dafür, daß ein Individuum für ein bestimmtes Gen durch Übertragung dieses Gens auf zwei verschiedenen Wegen von einem Vorfahren homozygot wird. Gleichzeitig beschreibt der Inzucht-Koeffizeint den Anteil aller Gene, der bei einem Individuum durch Abstammung vom gleichen Vorfahren homozygot vorhanden ist.

Das Verhältnis zwischen der Häufigkeit von für ein rezessives Gen Homozygoten aus Ehen zwischen Vettern ersten Grades und der Häufigkeit dieses Genotyps bei Kindern aus zufälligen Verbindungen hängt, wie die Rechnung und Formel schon zeigte, von der Häufigkeit des rezessiven Gens (9) ab. Das Verhältnis ist:

$$\frac{1/16\, q + {}^{15}/_{16}\, q^2}{q^2} = \frac{1 + 15 \cdot q}{16 \cdot q}$$

Je seltener also ein Gen in der Bevölkerung ist, desto größer wird dieser Wert. Bei einem seltenen rezessiven Erbleiden ist das Risiko für Kinder aus Verwandtenehen also relativ stärker erhöht als bei häufigen rezessiven Leiden.

Wie auch die Abb. 46 deutlich macht, nimmt das durch die Verwandtschaft der Partner bedingte zusätzliche Risiko, daß ein Kind für ein pathologisches Gen homozygot wird, mit fallendem Verwandtschaftsgrad rasch ab. *Eine entferntere Verwandtschaft als die von Vettern ersten Grades ist damit für die genetische Beratung praktisch ohne Bedeutung.* Selbst wenn von einem der Partner nachgewiesen wäre, daß er selbst heterozygot ist, wäre bei Vettern zweiten Grades die Wahrscheinlichkeit, daß der Partner aufgrund der gemeinsamen Abstammung für das gleiche Gen heterozygot ist, nur noch $1/32$, das Risiko, ein homozygotkrankes Kind zu haben, also $1/128$, d. h. unter 1%. Dies würde einen wohl nur bei einem besonders schweren Leiden schrecken. Andererseits wäre allerdings nach der Geburt eines Kindes mit unklarer Erkran-

Schema	Bezeichnung	Inzuchtkoeffizient F
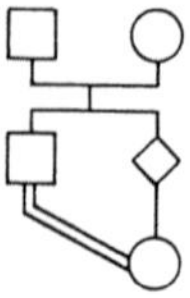	Onkel–Nichten-Ehe	$1/8$
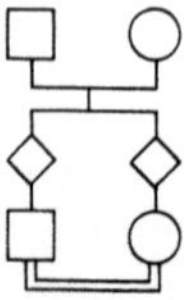	Vettern 1. Grades	$1/16$
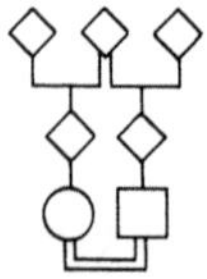	Halbvettern 1. Grades	$1/32$
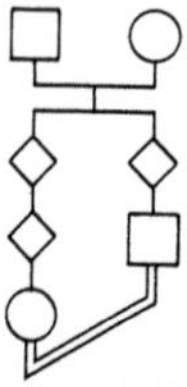	Vettern 1. Grades mit Generationsverschiebung (First cousin once removed)	$1/32$
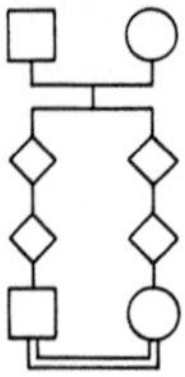	Vettern 2. Grades	$1/64$

Abb. 46. Die wichtigsten Typen der Verwandtenehen und deren Inzuchtkoeffizient

kung aufgrund der Tatsache, daß die Eltern überhaupt verwandt sind, der Verdacht auf ein autosomal-rezessives Leiden besonders sorgfältig zu prüfen.

Kehren wir also noch einmal zum häufigsten Beratungsproblem zurück, der Ehe zwischen Vettern ersten Grades. Der einfachste Fall der

Beratung liegt hier vor, wenn wir von einem Partner wissen, daß er ein bestimmtes Gen trägt. Die Wahrscheinlichkeit, daß seine Kusine (oder ihr Vetter) das gleiche Gen durch Abstammung besitzen, ist dann $1/8$, das Risiko, homozygot zu werden, für jedes Kind $1/32$. Das wird uns bei einem schweren Leiden mit Recht zu Bedenken veranlassen. Besonders zu warnen wäre, wenn beide Ehepartner Anzeichen einer Anomalie aufwiesen. Wir müßten dann damit rechnen, daß beide Ehepartner die Anlage für diese Anomalie heterozygot tragen, und befürchten, daß bei $1/4$ der Kinder durch Homozygotie eine weit schwerere Ausprägung des Leidens auftritt. Im übrigen empfiehlt sich in dieser Situation, wo immer angängig, die Anwendung von Heterozygotentests.

Ist von keinem der prospektiven Ehepartner direkt etwas bekannt, das auf seinen Genotyp schließen ließe, aber ein Erbleiden in der Familie, so kann man, wie vorn für die einzelnen Erbgänge beschrieben, für jeden Ehepartner getrennt errechnen, wie groß die Wahrscheinlichkeit ist, daß er das Gen erhalten hat.

Für den Fall aber, daß es sich um selbst gesunde Vettern ersten Grades aus anscheinend unbelasteter Familie handelt, sind folgende Überlegungen wichtig:

Die für diesen Fall für das Beispiel der Phenylketonurie errechnete Erhöhung der Gefahr für ein Erbleiden der Kinder von 1 auf 10000 auf 7 auf 10000 wird uns für das einzelne Kind nicht sehr bedeutend erscheinen. Wir müssen jedoch berücksichtigen, daß das, was wir oben für das eine Gen bzw. Allel — Anlage für Phenylketonurie bzw. den entscheidenden Enzymdefekt — errechnet haben, auch für alle anderen Genorte gilt. Wir kennen aber heute schon über 900 rezessiv erbliche, meist pathologische Merkmale. Eine exakte allgemeine Berechnung des Risikos scheitert hier natürlich bereits daran, daß für viele dieser Zustände die Genfrequenz nicht bekannt ist. Zudem ist der Krankheitswert der betreffenden Merkmale sehr unterschiedlich.

Die Zahl der menschlichen Gene ist unbekannt. Gut begründete Schätzungen rechnen mit etwa 50000–100000.

Wir müssen ferner annehmen, daß jeder von uns im Durchschnitt wahrscheinlich mehrere Gene trägt, die in homozygotem Zustand zur Erbkrankheit führen würden. Daraus folgt, daß eine vermehrte Homozygotie nicht gleichgültig ist. Wir können darüber hinaus vermuten, daß in einer Reihe von multifaktoriellen Systemen ein höherer Homozygotiegrad gesteigerte Erkrankungsgefahr mit sich bringt.

Es hat nicht an Versuchen gefehlt, die Folgen dieser genetischen Belastung an den Kindern aus Vetternehen direkt nachzuweisen. Die Ergebnisse aller dieser Untersuchungen sind wenig zuverlässig. (Für eine ausführliche Diskussion dieser Probleme vgl. VOGEL u. MOTULSKY 1979, Kap. 6). Das Problem liegt:

a) in dem geringen Ausmaß des erwarteten Effekts. Es müssen sehr große Serien untersucht werden, um signifikante Ergebnisse zu erhalten;

b) den dadurch in Kauf zu nehmenden Erfassungsfehlern,

c) der Schwierigkeit, eine wirklich vergleichbare Kontrollgruppe zu bilden.

Je seltener Verwandtenehen in einer Bevölkerung sind, desto größer wird unter den Vetternehen der Anteil von Verbindungen, die Sonderverhältnisse darstellen. Geographische, sozio-ökonomische und psychologische Faktoren beeinflussen dann stärker die Entscheidung zur Vetternehe, aber gleichzeitig auch die Lebensbedingungen der Familie.

Eine besonders gut geplante und unter günstigen Bedingungen durchgeführte Untersuchung über Kinder aus Vetternehen haben SCHULL und NEEL aus Japan vorgelegt. Die große Häufigkeit der Verwandtenehen dort und die fehlende Diskriminierung ließen hoffen, daß die betreffenden Eltern in geringerem Maße eine Ausnahmegruppe darstellen als in anderen Bevölkerungen. Die Kinder wurden nach der Geburt und wieder nach 6–12 Jahren untersucht. Auf der Basis eines Vergleichsalters von 10 Jahren ergab sich, kurz zusammengefaßt, für das Durchschnittskind aus einer Ehe zwischen Vettern ersten Grades eine 3% größere Gefährdung, vor Abschluß des 10. Lebensjahres zu sterben und ein 1,6% größeres Risiko ernster Krankheit. Kinder aus Vetternehen waren im betreffenden Alter durchschnittlich 0,6 cm kleiner und 0,3 kg leichter, ihr IQ war um 6 Punkte geringer und auch die Schulleistungen, bei Wertung von 1–5 Punkten, um 0,1 Punkte schlechter. Auch in dieser Serie aber war zu vermerken, daß der sozio-ökonomische Status der untersuchten Vetternehen im Durchschnitt schlechter war. NEEL und SCHULL schätzen, daß zwischen 12 und 35% des beobachteten Effekts *allein* auf das Konto dieses exogenen Faktors gehen, Mißbildungen sind leicht vermehrt (Tabelle 16). Den wirklichen, nachteiligen genetischen Effekt der Vetternehe an sich quantitativ abzuschätzen, blieb damit außerordentlich schwierig.

Ein möglicher Vorteil der Vetternehe könnte demgegenüber darin gesehen werden, daß ein größerer gemeinsamer Genbestand beider Eltern die Gefahr einer Inkompatibilität zwischen Mutter und Kind (z. B. im AB0- oder Rh-System) verringert. Dieser Vorteil dürfte jedoch quantitativ gering sein.

Für die praktische Beratung ergibt sich, daß man bei einer beabsichtigten Vetternehe besonders sorgfältig nach Anhaltspunkten einer möglichen genetischen Belastung der Ratsuchenden fahnden muß, aufgrund derer man das spezielle Risiko zu errechnen hätte. Darüber hinaus wird man auf das wahrscheinlich leicht erhöhte Risiko für Kinder aus Ehen zwischen Vettern ersten Grades im allgemeinen hinweisen. Es besteht jedoch kein ausreichender Grund, vor solchen Ehen grundsätzlich zu warnen.

Gelegentlich wird die Frage nach der Bedeutung von Verwandtenehen zwischen Vorfahren eines der Verlobten gefragt. Wenn die Verlobten selbst nicht miteinander verwandt sind, sind Verwandtenehen in früheren Generationen ohne Einfluß auf die Zusammensetzung des Erbguts der zu erwartenden Kinder.

Sind die Verlobten selbst miteinander verwandt, so würde die Tatsache, daß ein *gemeinsamer* Vorfahr ebenfalls aus einer Verwandtenehe stammt, eine errechenbare geringe weitere Erhöhung des allgemeinen Homozygotierisikos bedingen. Für das spezielle Risiko eines bestimm-

Tabelle 16. Verteilung der Kinder mit schwereren angeborenen Anomalien, aufgeschlüsselt nach Heimatstadt und Grad der Blutsverwandtschaft der Eltern. (Nach Schull, 1958) (n = Zahl der beobachteten Kinder, m = Zahl der Anomalien)

		Vetternehen 1. Grades	Vetternehen $1^{1}/_{2}$. Grades	Vetternehen 2. Grades	Eltern nicht verw.	insgesamt
Hiroshima	n	936	313	384	26012	27645
	m	17	2	4	293	316
	p	0,0182	0,0064	0,014	0,0113	0,0114
Kure	n	318	113	140	7544	8115
	m	4	2	1	58	65
	p	0,0126	0,0177	0,0071	0,0077	0,0080
Nagasaki	n	1592	412	637	30240	32881
	m	27	4	8	300	339
	p	0,0170	0,0097	0,0126	0,0099	0,0103
Insgesamt	n	2846	838	1161	63796	68641
	m	48	8	13	651	720
	p	0,0169	0,0095	0,0112	0,0102	0,0105

Analyse:

	χ^2	DF.:	P:
Städte:	7,269	2	$0,02 < P < 0,05$
Verwandtenehen gegen andere Ehen:	11,775	3	$0,001 < P < 0,01$
Wechselwirkung:	2,535	6	$0,75 < P < 0,90$

(Verwendet wurde die Methode von Roy u. Kastenbaum, 1956; vgl. Schull.) Es zeigt sich ein sehr schwach signifikanter Unterschied zwischen den Städten; ein sehr deutlich signifikanter Unterschied zwischen den Verwandtenehen und den übrigen Ehen.

ten autosomal-rezessiven Erbleidens ist das deshalb nicht der Fall, weil Homozygotie dieses Vorfahren durch die Krankheitsmanifestation direkt nachweisbar geworden wäre, bei normalem Phänotyp also ausscheidet.

14. Exposition gegenüber mutagenen Noxen

Unsere Bevölkerungen unterliegen in steigendem Maße der Wirkung von Umwelt-Mutagenen. Deshalb kommt es öfter und öfter vor, daß Personen, die solchen Einwirkungen ausgesetzt waren, die Frage nach dem genetischen Risiko für spätere Kinder an uns herantragen. Unsere Aufgabe ist es, möglichst in jeder Situation einen differenzierten Rat zu geben. In vielen Fällen ist das auch möglich, wenn wir nicht nur die wenigen, am Menschen selbst gewonnenen Ergebnisse, sondern vor allem die Ergebnisse der experimentellen Mutationsforschung am Säugetier unserer Betrachtung zugrunde legen (HOLLAENDER, 1971, 1973; VOGEL und RÖHRBORN, 1970; VOGEL u. MOTULSKY 1979, Sect. 5.2).

Zwei Gruppen von Umweltfaktoren müssen wir hier berücksichtigen: Ionisierende Strahlen, vor allem Röntgenstrahlen, und chemische Mutagene.

Die folgenden Fragen sollte man sich bei jedem möglichen Mutagen vorlegen:

1. Wie hoch ist die Dosis?
2. In welcher Phase der Entwicklung der Keimzelle gelangt das Mutagen zur Wirkung?
3. Welcher Art ist diese Wirkung? Was geschieht am genetischen Material?
4. Wie groß ist das Risiko der geschädigten Keimzelle, zur Befruchtung zu gelangen?
5. Mit welchen Auswirkungen auf den Phänotyp müssen wir bei den Nachkommen rechnen?

Diese Fragen müssen für Männer und Frauen getrennt beantwortet werden.

Strahlenwirkung

Beim männlichen Säugetier töten schon relativ geringe Strahlendosen (um 100 R herum) einen großen Teil der Spermatogonien ab; es entsteht eine — mehr oder weniger lange — sterile Phase. Später tritt, von einigen besonders resistenten A-Spermatogonien ausgehend, eine Repopulation des Samenepitels ein, und das Individuum wird wieder fertil.

Der größte Teil derjenigen gröberen Chromosomenaberrationen, die die Nachkommenschaft erreichen, wird in der prästerilen Phase, d.h. in postmeiotisch bestrahlten männlichen Keimzellen, ausgelöst.

Überträgt man diese Befunde auf den Mann, so läßt sich ein erhebliches genetisches Risiko folgern, wenn die Befruchtung innerhalb der ersten Wochen nach der Strahlenexposition erfolgt, denn dann kommen in späteren Entwicklungsstadien bestrahlte Spermien zur Befruchtung. Dieses Risiko betrifft strukturelle (und wohl auch numerische) Chromosomenaberrationen. Die Keimzellen mit diesen Aberrationen können zur Befruchtung gelangen. Wenn es erlaubt ist, von spontan auftretenden auf induzierte Chromosomenaberrationen zu schließen, so müssen wir annehmen, daß die meisten dieser Aberrationen zum Abort führen. Diese Schlußfolgerung wurde durch Modellversuche an der Maus bestätigt: Der weitaus größte Teil der Zygoten mit induzierten Chromosomenaberrationen geht im Laufe der Embryonalentwicklung zugrunde; sehr viele schon in der Frühentwicklung, vor Implantation der Frucht in den Uterus. Eine immer noch beträchtliche Zahl wird jedoch überleben und Mißbildungssyndrome zeigen.

Vor der Befruchtung innerhalb weniger Wochen nach akuter Strahlenbelastung der Keimzellen des Mannes ist deshalb zu warnen.

Wie hoch ist aber die genetische Gefahr, wenn ein längerer Zeitraum zwischen der einmaligen Exposition gegenüber einer hohen Strahlendosis und der Befruchtung gelegen ist? Hier erlauben die tierexperimentellen Daten die folgenden Schlüsse:

1. Es werden Spermatogonien betroffen. Daraus folgt, daß genetische Veränderungen auf sehr lange Zeit — vielleicht lebenslang — wirksam sein können.

2. Es werden rezessive und dominante Punktmutationen sowie Chromosomenaberrationen ausgelöst. Keimzellen, die gröbere strukturelle Chromosomenaberrationen enthalten, haben jedoch größtenteils keine Chance, die meiotischen Teilungen zu überleben. Die meisten Punktmutationen und auch einzelne Chromosomenaberrationen allerdings können in die nächste Generation gelangen.

In der ersten Generation (F_1) ist das Risiko für Aborte und chromosomal bedingte Mißbildungssyndrome also etwas erhöht, aber niedriger als nach postmeiotischer Bestrahlung. Syndrome durch dominante Punktmutationen (Kap. 4) sind äußerst selten zu erwarten. Etwas häufiger dürften Mutationen vorkommen, die zu uncharakteristischen Anomalien des Skelets und der inneren Organe führen. Ihre Penetranz dürfte gering, die Expressivität sehr variabel sein. Beim Menschen sind diese Mutationen aus methodischen Gründen kaum nachweisbar; bei der Maus wurden sie jedoch eindeutig gezeigt. Die Vermehrung rezessiver Mutationen, mit der wir rechnen müssen, wird in der F_1 nicht erkennbar.

Unseres Erachtens zwingen uns diese Befunde im Einzelfall nicht, unbedingt von einer Fortpflanzung abzuraten. Insbesondere lassen sich zuverlässige Risikoziffern nicht angeben. Viele genetische Berater empfehlen eine vorgeburtliche Diagnostik, wenn eine *therapeutische* Bestrahlung (oder eine Bestrahlung aus anderen Gründen) bis zu einem Vierteljahr vor der Empfängnis erfolgt ist, so daß mit einer Schädigung von Keimzellen zwischen Meiose und Befruchtung zu rechnen ist. Wurden die Keimzellen in prämeiotischen Entwicklungsstadien getroffen, so ist eine pränatale Diagnostik wohl in keinem Falle indiziert.

Beim weiblichen Geschlecht ist die Situation etwas anders. Wenn wir von den an der Maus erhobenen Befunden her verallgemeinern dürfen, dann ist die Oozyte um die Befruchtung herum besonders strahlengefährdet; denn im frühen Vorkern-(Pronucleus)-Stadium, also in den ersten Stunden nach Eindringen des Spermiums, werden besonders häufig Aneuploidien, besonders Monosomien, ausgelöst. Diese dürften größtenteils zu Aborten, zum kleineren Teil aber zu Mißbildungen führen. Eine gewisse Vermehrung von Aneuploidien bei der Oozytenbestrahlung, auch außerhalb der Zeit um die Befruchtung herum, wird durch die experimentellen Befunde nahegelegt. Diese bei der Maus gefundene Tatsache dürfte auch für den Menschen zutreffen. Auch rezessive Punktmutationen werden durch Bestrahlung von Oozyten ausgelöst; die Mutationsrate liegt etwa in der Größenordnung der Spermatogonienbestrahlungen.

Eine pränatale Diagnose kommt in Frage, wenn bis ca. 8 Wochen vor oder in den ersten Wochen nach Beginn der Schwangerschaft eine Bestrahlung mit sehr hohen Dosen erfolgt ist, und wenn die Gefahr besteht, daß die inneren Geschlechtsorgane im Strahlengang lagen.

Besonders auffällig bei beiden Geschlechtern ist der Dosisraten-Effekt. Bestrahlt man Spermatogonien oder Oozyten, so induziert die gleiche Dosis als Dauerbestrahlung auf sehr lange Zeit höchstens 1/4 so viele rezessive Punktmutationen, als wenn man sie auf einmal verabreicht hätte. Offenbar wird das Reparatursystem der Zelle mit den Schäden leichter fertig, wenn sie sich über einen längeren Zeitraum verteilen.

Für unsere genetische Beratung folgt daraus, daß eine Dauerbelastung mit geringer Dosisrate auch beim Menschen wesentlich ungefährlicher sein dürfte als eine kurze Bestrahlung mit hoher Dosisrate. Für postmeiotische Keimzellstadien männlicher Tiere wurde ein solcher Dosisrateneffekt nicht nachgewiesen.

Schwer zu beurteilen ist die Frage, welche absolute Strahlendosis als gefährlich angesehen werden muß. Grundsätzlich gilt noch immer die Regel, daß es eine ungefährliche Dosis, also einen Schwellenwert, für die genetische Wirkung nicht gibt. Einen Anhaltspunkt können die bei der Maus erarbeiteten Verdoppelungsdosen geben. Das sind diejenigen Dosen, die in Spermatogonien die Rate der spontan, d. h. ohne äußere Einwirkungen auftretenden Mutationen gerade verdoppeln (LÜNING u. SEARLE, 1971):

1. Dominante sichtbare Mutationen (einschließlich von Skeletanomalien) 16–26 R; 2. Rezessive Mutationen an 7 „specific loci": 32 R; 3. Autosomal-rezessive Letalfaktoren: 51 R; 4. Effekte struktureller Chromosomenaberrationen (Semisterilität): 31 R. Diese Angaben beziehen sich auf akute Bestrahlung in prämeiotischen Keimzellstadien; wie schon erwähnt, liegen die Verdoppelungsdosen für chronische Bestrahlung höher (80–200 R), die Gefahr ist also geringer. Aus neueren Nachuntersuchungen bei Kindern von Bestrahlten der Hiroshima- und Nagasaki-Bomben könnte *vielleicht* eine geringere Gefährdung des Menschen gefolgert werden (Neel 1981; Schull et al. 1981). Dagegen liegen sie für postmeiotische Keimzellstadien niedriger. Hier ist also die Gefahr größer.

Beispiel Nr. 7: Bei einem 29jährigen Mann wurde vor 3 Jahren der rechte Hoden wegen eines Seminoms entfernt und anschließend eine Telekobaltbestrahlung durchgeführt. Während der folgenden 3 Jahre blieb der Patient rezidiv-frei. Die Ehefrau nahm zunächst für ca. 2 Jahre hormonelle Kontrazeptiva. Da der Ejakulatbefund eine Konzeption als sehr unwahrscheinlich erscheinen ließ, wurde danach auf kontrazeptive Maßnahmen verzichtet. Ein Jahr später trat jedoch eine Konzeption ein. Beide Partner sind in großer Sorge, daß die früheren Bestrahlungen zu Fehlbildungen oder sonstigen Erkrankungen des Kindes geführt haben können.

Genaue Nachforschungen bei den vorbehandelnden Kliniken und Ärzten ergeben, daß nach bestmöglicher Schätzung mit einer Strahlendosis von 150 R auf die Haut des Skrotums über dem verbleibenden linken Hoden gerechnet werden muß. Die Dosis, die die Keimzellen getroffen hat, ist nicht exakt zu ermitteln, kann aber jedenfalls mit einem Wert niedriger als 150 R angenommen werden.

Da die Bestrahlung nicht den Feten, sondern die väterlichen Keimzellen traf, kommt nicht ein teratogener Effekt, sondern nur der mutagene Effekt in Betracht. Die viel diskutierten Folgen einer allgemeinen

Erhöhung der Mutationsrate in einer Bevölkerung interessieren im vorliegenden Fall nicht, sondern nur die eventuellen unmittelbaren Gefahren für das erwartete Kind. Nach dem weiter oben Ausgeführten ergibt sich, daß bei der genannten Strahlendosis im Falle einer kurz nach der Bestrahlung erfolgten Zeugung mit einer Verdoppelung, bis ungünstigen Falles Vervierfachung der Mutationswahrscheinlichkeit gerechnet werden müßte. Über die Gefahr einer chromosomalen Anomalie bei einem hiernach ausgetragenen Kind ist eine exakte Angabe nicht möglich, jedoch ist diese Gefahr offenbar gering. Die Mehrzahl eventuell ausgelöster Mutationen wäre rezessiv, d.h. träte allenfalls erst in späteren Generationen in Erscheinung, wenn gleichartige Defekte durch Zufall oder Verwandtenehe in doppelter Dosis zusammenträfen. Von Bedeutung wären in erster Linie dominante Mutationen, die sich bereits in der ersten Generation ausprägten. Die wenigen dominanten Erbleiden, für die zuverlässige Schätzungen vorliegen, haben Mutationsraten in der Größenordnung von 1 : 100000. Eine Verdoppelung der Mutationsrate würde die Gefahr einer solchen Mutation für jeden entsprechenden Genort auf zwei zu 100000 erhöhen. Hierbei ist zu beachten, daß bisher fast 1500 dominant erbliche Merkmale beim Menschen bekannt sind, von denen aber nur etwa die Hälfte klinisch bedeutsame Ausfälle verursacht. Dazu kommt die zusätzliche Schädigung durch die oben erwähnten dominanten Mutationen mit uncharakteristischem Phänotyp, sehr unvollständiger Penetranz und variabler Expressivität.

Im konkreten Fall kann aufgrund von umfangreichen Tierversuchen erwartet werden, daß nach dreijähriger Wartezeit der weitaus größte Teil der durch die Bestrahlung ausgelösten Mutationen entweder eliminiert oder repariert ist. Die Gefahr für das erwartete Kind, irgendeinen erkennbaren, auf die Bestrahlung des Vaters zurückzuführenden Defekt zu zeigen, ist zwar theoretisch etwas erhöht, diese zusätzliche Gefährdung ist aber auch aus theoretischen Gründen sehr gering und konnte in entsprechenden, umfangreichen Erhebungen niemals nachgewiesen werden. Vom genetischen Standpunkt her besteht daher kein Grund für Bedenken gegen das Austragen dieses Kindes und auch kein Grund für Bedenken gegen weitere Kinder. Sicher muß aber die ärztliche Beratung umfassender sein und auch die sich aus der individuellen Prognose des Patienten ergebenden Probleme für die Ehe und für die Familie berücksichtigen. Wegen der im Tierversuch nachgewiesenen und beim Menschen durch statistische Untersuchungen nahegelegten Zunahme von Chromosomenanomalien beim Feten nach Bestrahlung der Keimzellen der Eltern rät man heute in Schwangerschaften, die nach höherer Strahlenexposition eintreten, zur pränatalen Chromosomenanalyse (s. Kapitel 10 u. S. 160).

Chemische Mutagene

Für chemische Mutagene ist die Situation weit weniger klar; insbesondere hat sich herausgestellt, daß die Phasenspezifität der mutagenen Wirkung in der Regel noch viel ausgeprägter ist als bei ionisierenden Strahlen. Außerdem weichen die einzelnen Gruppen von Mutagenen bezüglich des Stadiums der Keimzellentwicklung, in welchem sie besonders wirksam sind, wie auch bezüglich der Art der ausgelösten Mutationen erheblich voneinander ab. Es ist hier sehr schwer, allgemeine Regeln zu geben; immerhin gibt es offenbar Stadien der Keimzellentwicklung, die gegenüber fast allen mutagenen Noxen empfindlich sind. Dazu gehören die postmeiotischen Stadien der Spermatogenese, sowie bei der Frau die Oogonien, die sich nur während der Embryonalentwicklung und um die Geburt herum finden, sowie die Oozyten um die Zeit der Befruchtung herum.

Als potentiell mutagen in den in der Therapie üblichen Dosen sind vor allem die Zytostatika, daneben auch Antimetaboliten zu betrachten.

Häufig wurde in den letzten Jahren eine mögliche genetische Schädigung durch Halluzinogene, z. B. LSD, diskutiert. Die experimentellen Ergebnisse sind jedoch noch widerspruchsvoll.

Eine verbindliche Liste mutagener Medikamente läßt sich daher außer für die bereits genannten Gruppen nicht aufstellen. Insbesondere sind keine zuverlässigen Angaben darüber möglich, daß ein bestimmtes Medikament ganz sicher nicht mutagen ist. Ähnliches gilt aber natürlich auch für viele andere unerwünschte Wirkungen von Arzneimitteln. Diese fortbestehende Unsicherheit sollte zwar zur Zurückhaltung mahnen, aber kein Grund für übertriebene Befürchtungen sein. Auch wenn wir bezüglich der Wirkung zelleigener Reparatursysteme auf die verschiedenen Typen chemisch ausgelöster Mutationen nur ungenügend informiert sind, weisen mehrere Untersuchungen darauf hin, daß auch hier die Gefahr für Nachkommen geringer ist, wenn man die Zeugung bzw. Empfängnis während und bis zu etwa 8 Wochen nach der Aufnahme eines möglicherweise mutagenen Medikaments vermeidet.

15. Teratogene Wirkungen

Fragen nach der teratogenen Wirkung von Strahlen, Infektionen, Arzneimitteln oder anderen Chemikalien stellen nicht primär ein humangenetisches Problem dar. Da der Humangenetiker sich aber mit der Differentialdiagnose und den Ursachen von Entwicklungsstörungen befaßt, sind auch solche Fragen sehr häufig Gegenstand der genetischen Beratung. Das Arzneimittelgesetz zwingt die Hersteller, auf den Beipackzetteln der Medikamente entsprechende Warnhinweise anzubringen, wenn irgendwelche Zweifel an der Sicherheit bei Einnahme in der Schwangerschaft bestehen. Dadurch sind viele Ärzte und Schwangere verunsichert, und entsprechende Anfragen nehmen zu. Die Embryonalpharmakologie ist noch in den Anfängen. Über die mögliche teratogene Wirkung der meisten Medikamente sind unsere Kenntnisse unzureichend, über die Wirkung von Arzneimittelkombinationen wissen wir noch weniger. Es ist daher gute Praxis, vor jeder unnötigen Verabreichung von Medikamenten, insbesondere bei bestehender Schwangerschaft, zu warnen. Unzweifelhaft kann aber das Unterlassen einer notwendigen Therapie ebenfalls eine hohe Gefahr für den Feten bedeuten. Die Auswahl und Empfehlung möglichst ungefährlicher Medikamente ist ein Problem der Pharmakologie und der Embryonalpharmakologie. In der humangenetischen Beratung wird eher das Problem akut, ob nach erfolgter Therapie (oft ohne vorherige Kenntnis der Schwangerschaft) für den Feten ein so hohes Mißbildungsrisiko besteht, daß besondere diagnostische Maßnahmen oder eine Abruptio angezeigt sein könnten.

Die Einzelbeurteilung ist zu kompliziert, um ihre Darstellung im Rahmen dieses Buches auch nur zu versuchen.

Ganz allgemein kann man unterscheiden zwischen generellen Teratogenen, die in unspezifischer Weise alle Organe betreffen können und speziellen Teratogenen, die nur oder bevorzugt bestimmte Organe betreffen. Zur ersten Gruppe gehören z. B. *Zytostatika* und *Anti-Metaboliten*. Hier ist Zelltod der sich gerade entwickelnden Gewebe oder Organbezirke als Wirkungsmechanismus anzunehmen. Es herrscht Zeit- und Dosisabhängigkeit vor. Die zweite Gruppe ist schwerer zu erfassen und zu definieren. Es werden nur einige Organe betroffen, andere auch in höheren Dosen nicht. Neben Zeit und Dosis spielen in dieser Gruppe die Speciesspezifität und interindividuelle Variation eine große Rolle.

Das beim Menschen weitaus gefährlichste Teratogen, das Thalidomid, hat sich im Tierversuch bei den meisten Spezies als weit weniger wirksam erwiesen. Sein Wirkmechanismus ist bis heute unaufgeklärt. Es hat praktisch keine Bedeutung mehr, da es nur unter besonderen Bedingungen noch verwendet wird.

In früheren Jahren sind verschiedentlich andere Medikamente und Hormone verdächtigt worden, Entwicklungsstörungen zu verursachen oder zu begünstigen, ohne daß dieser Verdacht sich bestätigte. In diesen Fällen handelt es sich auch stets um nur relativ schwache und wenig spezifische Effekte, etwa im Sinne einer möglichen Verdopplung der allgemeinen Fehlbildungshäufigkeit. Hier Einzelbeispiele zu nennen verbietet sich, da die Untersuchungen in vielen Fällen nicht endgültig abgeschlossen sind. *Bei aller verbleibenden Unsicherheit läßt sich aber feststellen, daß in den seltensten Fällen eine Arzneimitteleinnahme in der Frühschwangerschaft die Indikation zur Abruptio begründet.* Die meisten Anfragen beruhen auf unbegründeter Verunsicherung. *Dennoch ist in jedem Fall eine Einzelprüfung erforderlich.*

Die zahlenmäßig größte Bedeutung als chemisches Teratogen hat in unserer Bevölkerung der *Aethylalkohol*. Die Alkoholembryopathie ist ein festumrissener Fehlbildungskomplex. Exakte Angaben über die Grenze einer „unschädlichen Dosis" sind nicht möglich, andererseits sind auch nicht alle Kinder von Trinkerinnen deutlich geschädigt. (Für eine genaue Diskussion cf. MAJEWSKI). Starkes Rauchen der Mutter beeinträchtigt die Entwicklung des Kindes. Kinder von Raucherinnen zeigen vermindertes Geburtsgewicht. Eine Erhöhung der Mißbildungshäufigkeit ist nicht sicher nachgewiesen.

Der Rat, Alkohol und Rauchen in der Schwangerschaft zu meiden, sollte jeder Frau gegeben werden. Nachteilige Wirkungen von Alkohol oder Nikotingebrauch des Vaters ist nicht erwiesen.

Als besonderes Problem seien die Schwangerschaften von Epileptikerinnen erwähnt. Hier besteht noch Unsicherheit darüber, ob alle *Anticonvulsiva* zur Schädigung des Feten führen können, oder ob einige dies in stärkerem Maße tun als andere. Von keinem Medikament dieser Gruppe kann sicher gesagt werden, daß es für den Feten ungefährlich sei. Man wird im Einzelfall prüfen, ob vor einer geplanten Schwangerschaft eine Reduktion der Dosis, ein Absetzen oder ein Umsetzen auf ein anderes, nach dem letzten Stand der Information weniger gefährliches Medikament möglich ist.

Nicht ohne weiteres ist der Schluß erlaubt, daß neue Medikamente, die in der Literatur noch nicht mit Fehlbildungen in Verbindung gebracht werden, deshalb ungefährlicher seien. Da es Hinweise auf eine Verstärkung der teratogenen Wirkung bei Kombination verschiedener Anticonvulsiva gibt, sollte man wenn möglich einer Monotherapie mit einem gut untersuchten Medikament den Vorzug geben.

In keinem Fall soll die Medikation während der Schwangerschaft drastisch geändert werden, da das Auftreten von Krämpfen Mutter und Kind erheblich gefährden kann. Je nach Medikament und Dosis sowie Einstufung der beim Kind bemerkten Stigmata wurde ein Anticonvulsivasyndrom bei 10 oder mehr Prozent der Kinder beobachtet.

Die Frage der teratogenen Wirkung von *Röntgenstrahlen* wird ebenfalls häufig in der genetischen Beratung gestellt. Röntgenstrahlen sind als teratogen bekannt und werden wegen ihrer guten Dosierbarkeit häufig zu teratologischen Versuchen genutzt. Die Strahlenempfindlichkeit des Embryo ändert sich in der Zeit der intrauterinen Entwicklung. Strahlenexposition in der Präimplantationsphase (1.–10. Tag nach der Konzeption) führt nach den bestehenden Erfahrungen entweder zum Absterben des Embryo, oder eventuelle Schäden werden vollständig repariert („Allesoder Nichts-Regel"). Die größte Empfindlichkeit für die Verursachung von Entwicklungsstörungen besteht zwischen dem 10. Tag und der 12. Woche der embryonalen Entwicklung. Das tatsächliche Risiko bei Bestrahlung der Frucht mit niedrigen Dosen, wie sie im medizinischen Bereich gewöhnlich in Betracht kommen, ist nicht aus Beobachtungen beim Menschen bekannt, sondern kann nur errechnet werden. Gut begründete Schätzungen geben 0,1% pro 1 rad (10 mGy) an.[9]

Daraus wird abgeleitet, daß eine Belastung unter 20 rad (200 mGy) in der empfindlichen Periode noch unter der Dosis bleibt, die eben eine Verdoppelung der Häufigkeit von Fehlbildungen bewirkt. 10–20 rad (100–200 mGy) fetaler Dosis war auch die niedrigste Dosis, die unter den Bedingungen der Exposition beim Atombombenabwurf in Hiroshima eine Mikrozephalie beim Feten zur Folge hatte. (Hier ist zu berücksichtigen, daß ein gewisser Anteil der Gesamtdosis in Neutronenstrahlung bestand.)

Aus den bekannten Daten wurden die folgenden *Schlußfolgerungen* abgeleitet: Ergibt die Schätzung der Dosis, der der Fet in der sensiblen Phase ausgesetzt war, eine Dosis von weniger als 1 rad (10 mGy), so sind keine weiteren Ermittlungen erforderlich. Zwischen 1–5 rad (10 mGy–50 mGy) sollte die maximal mögliche Strahlenbelastung des Feten auf der Basis der vorgeschriebenen Aufzeichnungen des Röntgenologen genauer geschätzt werden. Bei Werten über 5 rad (50 mGy) soll die Organdosis durch Messungen am Phantom unter Berücksichtigung der anatomischen

---

[9] Die Bezeichnung der Dosiseinheiten wird unterschiedlich gehandhabt. Bisher wurde die vom Körper aufgenommene Energiedosis üblicherweise in rad (oder auch abgekürzt rd) oder mrad (=0,001 rad) angegeben. Für die bei der Röntgenuntersuchung auftretende ionisierende Strahlung entspricht 1 rad der ebenfalls gebräuchlichen Angabe 1 rem. Nach internationaler Übereinkunft soll künftig die Einheit Gy bzw. mGy gebraucht werden. 0,01 mGy oder 10 µGy entsprechen 1 mrad.

Verhältnisse der Patientin und der Aufzeichnungen des Untersuchers berechnet werden. Ein Schwangerschaftsabbruch aus Gründen der möglichen Schädigung der Frucht kommt bei einer für den Embryo errechneten Dosis von unter 2 rad (20 mGy) nicht in Betracht. Erst ab einer Exposition von mehr als 5–20 rad (50–200 mGy) ist ein Abbruch zu diskutieren. Auch im Bereich von 10 rad (100 mGy) ist das Risiko aber noch als klein zu bezeichnen.

Die weitaus meisten radiologischen Untersuchungen führen zu einer Exposition am Uterus, die im Einzelfall kleiner ist als 1 rad (10 mGy). Röntgenuntersuchungen des unteren Abdomens mit längerer Durchleuchtung können zu Dosiswerten über 2 rad (20 mGy) führen. Gut orientierende Anhaltswerte gibt die Tabelle 17 nach STIEVE. Generell ergibt sich, daß die weitaus meisten diagnostischen Untersuchungen kritische Grenzwerte nicht erreichen oder überschreiten.

Es wird auch immer wieder die Frage nach der Mißbildungs-Erzeugung durch Infektionskrankheiten gestellt. Deshalb soll sie auch wenigstens kurz diskutiert werden, obwohl weder dieses Problem noch die Frage einer teratogenen Wirkung von Arzneimitteln eigentlich zum Thema der genetischen Beratung dazu gehört.

Seit dem Bericht von GREGG (1941) ist wohl bekannt, daß eine Röteln(Rubeolen)-Erkrankung in der Frühschwangerschaft in einem hohen Prozentsatz der Fälle zu einer schwerwiegenden Infektion des Feten führt. Wie prospektive Studien gezeigt haben, hängt diese Wir-

Tabelle 17. Strahlenexposition von Mutter und Embryo bei Untersuchungen mit Röntgenstrahlen — Mittelwerte und übliche Schwankungsbreiten bei verschiedenen Untersuchungsverfahren. Angaben in rem (Nach STIEVE, 1978)

Untersuchungsart	MUTTER		FETUS	
	Mittelwert der Einfalldosis	Schwankungsbreite	Mittelwert der Einfalldosis	Schwankungsbreite
Schädel	0,65	0,5 – 1,0	0,0002	0,0001–0,004
Lunge	0,14	0,01– 2,0	0,003	0,0002–0,05
Abdomen (Übersicht)	0,4	0,1 – 5,0	0,1	0,025 –1,3
Becken (Übersicht)	0,7	0,25– 2,8	0,2	0,06 –0,7
Lendenwirbelsäule	3,5	0,8 –12,0	0,6	0,2 –3,0
Magendarmpassage	3,8	2,5 –80,0	0,4	0,06 –4,0
Kontrasteinlauf	15,0	5,0 –50,0	0,9	0,01 –3,0
Gallenblase	2,0	0,5 – 5,0	0,05	0,01 –0,5
i.v. Pyelogramm	2,0	0,5 –10,0	0,4	0,2 –1,0
Hysterosalpingographie	2,5	1,0 –20,0	0,5	0,3 –3,0

Tabelle 18. Strahlenexposition von Mutter und Fetus bei den wichtigsten Untersuchungen mit radioaktiven Stoffen GK = Ganzkörperdosis — SD = Schilddrüsendosis — LE = Leberdosis (nach dem 50. Tag der Schwangerschaft; STIEVE 1978)

Nuklid	Appl. Akt. µCi	Ganzkörperdosis der Mutter (mrd)	Ganzkörper-/Organdosis des Fetus (Mittelw. in mrd)
J-131-Jodid	50	1–100	GK: 9
			SD- 25000
Tc-99m-Pertechnetat	1000	10–15	GK: 17
			SD- 560
Au-198-Kolloid	300	390	–
Se-75-Methionin	300	2400–3900	GK: 3000
Fe-59-Citrat/Chlorid	10	180	GK: 250
			LE: 3700

kung sehr stark vom Stadium der Schwangerschaft ab, in dem die Mutter erkrankte. Selbst eine klinisch symptomlos verlaufende Infektion der Mutter kann den Fetus schwer schädigen; die Zahlen der Tabelle 19 mögen als grober Hinweis für die Abschätzung des Risikos dienen, wenn die Daten auch manchen Begrenzungen unterliegen und schwer zu interpretieren sind. Darüberhinaus haben neuere Untersuchungen gezeigt, daß außer dem klassischen Röteln-Syndrom noch weitere Symptome auf eine intrauterine Röteln-Infektion zurückgehen können, so Hepatosplenomegalie, Hepatitis, Gelbsucht, thrombozytopenische Purpura, interstitielle Pneumonie, Myokarditis, Glaukom und Verkalkungsstörungen der langen Röhrenknochen. Diese Störungen können als Folge von Röteln-Infektion während des zweiten Trimesters auftreten. Eine mögliche Schädigung des Feten ist also nicht auf Röteln-Infektion während des ersten Trimesters beschränkt (Ref. in GROSCURTH et. al., 1973).

Nach Rötelnerkrankung entsteht eine lebenslange Immunität. Nur die frische Infektion der nicht immunen Schwangeren gefährdet den Fetus. Da Rötelninfektionen ohne typische klinische Symptome ablaufen und andere Viruserkrankungen ein den Röteln ähnliches Exentem hervorrufen können, ist die klinische Diagnose der Röteln unsicher. Nur serologische Untersuchungen lassen eine zuverlässige Aussage über die Immunitätslage zu. Meist wird hierzu der Hämaglutinationshemmtest (HHT) eingesetzt. Da hier unspezifische Reaktionen vorkommen, wird im allgemeinen erst ein positiver Ausfall in der Verdünnungsstufe 1 : 16 bzw. 1 : 20 als sicherer Hinweis auf Immunität gewertet. Unter den Frauen, die hiernach als negativ eingestuft werden, dürfte etwa die Hälfte tatsächlich doch

Antikörper besitzen. Es stehen auch andere, zum Teil empfindlichere Tests zur Verfügung (z. B. Hämolyse im Gel (HIG)). Sofern der Titer nicht vor der Schwangerschaft als positiv bekannt ist, sollte die Bestimmung bei der ersten Beratung in der Schwangerschaft veranlaßt werden, damit im Bedarfsfall später entweder eine Gefahr ausgeschlossen, oder eine Titerveränderung erkannt werden kann. Bei negativem Titer kommt eine Wiederholung der Bestimmung kurz vor Ablauf der Frist in Betracht, in der eine Abruptio bei Gefahr für den Feten noch gesetzlich zulässig ist. In Fällen mit hoch positivem oder ansteigendem Titer oder bei klinischem Verdacht auf Rötelninfektion erlaubt die Bestimmung der rötelnspezifischen Antikörper in der Immunoglobulin-M-Fraktion die Beurteilung, ob ein frischer Erstinfekt vorliegt. Die Bewertung der Befunde im einzelnen zu diskutieren, ist hier nicht der Platz und erfordert individuelles Vorgehen.

Die Schutzwirkung durch Gabe von Rubella-Hyperimmunglobulin ist umstritten. Ein Erfolg ist bisher nie eindeutig nachgewiesen worden.

Die sicherste Lösung des Problems wäre die allgemeine Impfung aller Mädchen vor der Menarche. Auch die generelle Bestimmung der Rötelnimmunitätslage vor Eintritt der Schwangerschaft und gegebenenfalls Impfung der nicht immunen Frauen, zur Zeit ca. 10% der Frauen im gebärfähigen Alter, ist praktikabel und wird heute in Deutschland von den Kassen getragen. Zwischen der Impfung und der Empfängnis sollten drei Monate Karenzzeit liegen, um eine Gefährdung des Feten durch das Impfvirus auszuschließen. Andererseits ist aber bis heute kein Fall bekannt geworden, bei dem ein Fet bei kürzerem Abstand oder durch Impfung bei noch unbekannter Frühschwangerschaft sicher durch das Impfvirus geschädigt wurde. Der Übergang des Impfvirus auf fetale Gewebe wurde zwar nachgewiesen, jedoch scheint die teratogene Potenz der attenuierten Virusstämme zu fehlen oder gering zu sein. Rötelnimp-

Tabelle 19. Häufigkeit von Anomalien verschiedener Organe bei 27 Feten, die nach Schwangerschafts-Unterbrechung wegen mütterlicher Röteln-Infektionen untersucht wurden. (Nach TÖNDURY u. SMITH, 1966)

Alter des Feten während der Röteln-Infektion der Mutter	n	% Anomalien	% mit Anomalien von:			
			Linse	Herz	Innenohr	Skelet-Muskulatur
0– 4 Wochen	20	80	35	65	12	25
4– 8 Wochen	31	58	48	45	13	16
8–11 Wochen	6	(4/6)	(4/6)	(3/6)	0	0
0–11 Wochen	57	68	45	53	11	18

fung kurz vor oder in der Schwangerschaft stellt deshalb im allgemeinen keine Indikation zum Schwangerschaftsabbruch dar. Eine sorgfältige Kontrolluntersuchung des Kindes und eine Dokumentation der Beobachtung ist jedoch dringend wünschenswert.

Außer für Röteln wurde nur für das Zytomegalie-Virus eine Infektion mit der Folge von Mißbildung beim Feten nachgewiesen. Diese Krankheit wird jedoch nur selten bei werdenden Müttern diagnostiziert, und da sie nur wenige und dazu leichte Symptome bietet, wurde bisher keine Beziehung zwischen der Zeit der Infektion und dem Risiko für das Kind nachgewiesen. Viele andere Viren wurden von Zeit zu Zeit für Mißbildungen verantwortlich gemacht, so z. B. das Masern-Virus, Influenza- und Hepatitis-Viren, Pocken u. a. Beweise stehen jedoch noch aus, und Risikoziffern sind nicht verfügbar.

16. Psychologische und soziale Aspekte

Die genetische Familienberatung stellt uns nicht nur vor naturwissenschaftliche, sondern auch vor psychologische und soziale Probleme. Sie ist eine ärztliche Handlung von großer Tragweite. Die Anzahl von Familien, die eine Beratung in Anspruch nehmen, hat in den letzten Jahren stark zugenommen. Das hängt einerseits mit der raschen Entwicklung der medizinischen Genetik, andererseits mit einer veränderten Einstellung zur Fortpflanzung zusammen: Früher bedurfte es eines besonderen Entschlusses, keine Kinder zu haben; heute muß sich ein Paar bewußt zu Kindern entschließen. Daß in diesen Entschluß auch Erwägungen über Krankheitsrisiken der zukünftigen Kinder eingehen, ist nur zu begrüßen. Durch diese Entwicklung wurden die relativ wenigen kompetenten Berater zunächst einmal überrollt. Erst allmählig gelingt es, die Kapazitäten zu schaffen, die erforderlich sind, um jeder Familie, die von der Sache her eine genetische Beratung nötig hätte, diese auch anzubieten. Eine Überlastung der Berater bringt jedoch die Gefahr mit sich, daß aus Zeitmangel dem Einzelfall nicht mehr genügend Aufmerksamkeit und Sorgfalt geschenkt wird. Diese Aufmerksamkeit darf sich nicht nur auf den wissenschaftlichen Teil der Aufgabe beschränken:

Die sorgfältigste und genaueste genetische Beurteilung einer konkreten Beratungssituation ist nutzlos, wenn ihr Ergebnis und die daraus folgende Beratung von den Betroffenen nicht richtig verstanden wird. Wenn man deshalb eine spezielle Situation erklärt, so ist es unbedingt notwendig, die Persönlichkeit, den Bildungsstand und die besonderen Bedürfnisse der Ratsuchenden zu berücksichtigen.

Zunächst einmal sollte erreicht werden, daß Menschen, die einer genetischen Beratung bedürfen, diese auch in Anspruch nehmen. Hier kann besonders der Arzt viel ausrichten; sei es der Arzt für Allgemeinmedizin oder der Facharzt, sei es auch der Arzt im öffentlichen Gesundheitswesen, wenn er Schulkinder oder Behinderte untersucht. Wann besteht eine *Indikation* zur genetischen Beratung? Das sollte er vor allem erkennen. Darüber hinaus sollte er den Familien auch helfen, psychologische Hindernisse auf dem Wege zur genetischen Beratung aus dem Wege zu räumen. Vielfach wird das Vorhandensein genetischer Krankheiten und Krankheitsdispositionen noch als Schande empfunden, die es möglichst zu verbergen gilt. Nicht selten wird es sogar als Schuld erlebt, welche die Eheleute sich gegenseitig vorwerfen. Der Arzt, der mit einem Ehepaar bespricht, ob eine Beratung wünschenswert ist, sollte auf derartige Reaktionen gefaßt sein.

Selbst wenn Menschen sich im Prinzip davon überzeugt haben, daß sie den Rat des Genetikers brauchen, dauert es oft noch Wochen oder Monate, bis sie sich entschließen, sich um einen Termin zu bemühen. Beim ersten Telefonanruf sind sie oft noch von ambivalenten Gefühlen bewegt. Werden sie von der Sekretärin, die den Termin verabredet, gleich gefragt: „Was für Mißbildungen hat denn das Kind?" oder in ähnlicher Weise verständnislos behandelt, so kann bereits das dazu führen, daß der Kontakt abgebrochen wird. Andererseits ist es gut, wenn der Berater schon vor dem ersten persönlichen Gespräch ungefähr weiß, um welches Problem es sich handelt. Auch sollte der Ratsuchende sich durch Umfragen in der Verwandtschaft und, wenn möglich, durch Sammeln von Arztbefunden etc. auf den ersten Besprechungstermin vorbereiten. So erfordert bereits der erste Telefonkontakt Einfühlungsvermögen und Takt. Wer genetische Beratungen durchführt, sollte speziell geschulte Hilfskräfte mit der Annahme der Anmeldungen und der Führung des Terminkalenders beauftragen. Diese Hilfskräfte sollten besonders sorgfältig ausgesucht und auch später überwacht werden[10].

Wir empfehlen dringend, Ratsuchende nicht auf allgemeine Sprechstunden zu verweisen, sondern genaue Termine zu vereinbaren. Genetische Beratung erfordert Zeit; für die erste Besprechung sollte man (mindestens) eine Stunde einplanen. Nichts beeinträchtigt die Aufgeschlos-

---

[10] Diese und viele der im Folgenden diskutierten Probleme werden von P. KELLY (1977) abgehandelt.

senheit von Ratsuchenden so sehr, wie stundenlanges Warten. Andererseits ist es auch nicht gut, sie noch atemlos von der Anfahrt ins Sprechzimmer zu bitten; eine Wartezeit von 10–15 Minuten hilft ihnen, etwas zur Ruhe zu kommen und ihre Gedanken zu sammeln.

Die Personalien können von einer Hilfskraft aufgenommen werden; möglichst der gleichen, die den Ratsuchenden schon vom ersten Telefonkontakt her bekannt ist. Die Aufnahme sollte dokumentationsgerecht erfolgen, so daß später ein Rückgriff sowohl nach Namen, als auch nach Diagnosen möglich ist. Manche Berater lassen auch den Stammbaum von einer Hilfskraft aufnehmen. Dies kann Zeit sparen; andererseits aber bietet schon die Aufnahme des Stammbaumes dem Berater Gelegenheit, seinen persönlichen Kontakt mit den Ratsuchenden zu verbessern.

Die Beratung sollte in einem freundlichen, ruhigen Raum erfolgen. Das erscheint selbstverständlich, erfordert aber doch oftmals eine besondere Organisation.

Für den Ablauf des Beratungsgespräches lassen sich kaum ins Einzelne gehende Regeln aufstellen. Man wird sich hier nach den Gegebenheiten des Einzelfalles richten müssen. Es ist sicher gut, wenn man nach einer ganz allgemeinen Einleitung die Ratsuchenden erst einmal in Ruhe über ihre Probleme berichten läßt. Erst allmählig wird man das sich ergebende Bild durch Fragen ergänzen, dann den Stammbaum aufstellen und die notwendigen Informationen erfragen. So erfährt man, welches das eigentliche Problem ist, das den Ratsuchenden bewegt; die Gewichte können für ihn ganz anders gelagert sein, als der Berater annimmt. Diesen mag etwa ein hohes Risiko für Diabetes mellitus vor allem beeindrucken. Dagegen hat sich der Ratsuchende vielleicht mit dem Gedanken, sein Kind könne einen Diabetes bekommen, längst abgefunden; ihn beunruhigt viel mehr, daß eine entfernte Kusine einen Sohn mit Down-Syndrom hat.

Die Art der Darstellung des Problems aus der Sicht des Beraters muß sich nach dem Bildungsstand und dem Auffassungsvermögen des Ratsuchenden richten. Ohne unzulässig zu vereinfachen, müssen wir die Aussage doch so einfach halten, daß sie verstanden werden kann. Es empfiehlt sich, zu diesem Zweck einen Satz von schematischen Zeichnungen von Erbgängen und Karyotypen von normalen Frauen und Männern, von Patienten mit Trisome 21 etc. bereit zu halten.

Vielfach ist es nützlich, eine zweite Besprechung zu vereinbaren. Das ist insbesondere dann notwendig, wenn während der ersten Besprechung nicht alle Punkte zur Zufriedenheit geklärt werden können, — z. B. weil Arztbefunde angefordert werden müssen, oder weil zusätzliche Untersuchungen zur Sicherung einer Diagnose notwendig sind. Der Berater sollte mitgeteilte ärztliche Diagnosen grundsätzlich mit Kritik betrachten. Es ist leider eine Erfahrungstatsache, daß speziell Diagnosen *seltener* Syndrome und Erkrankungen, — und mit solchen haben wir es in der Regel zu tun, sehr oft falsch oder nicht genau genug sind. Diese Festellung ist differenziert zu sehen. Ärztliche Diagnosen dienen ja in erster Linie als Voraussetzung für eine rationelle Therapie, und dafür sind sie in der Regel auch ausreichend. Andererseits ist das alldurchdringende Element klinisch-genetischer Spezialforschung die Entdeckung genetischer Heterogenität — mit der Folge, daß die Beratung bei ganz ähnlich aussehenden Zustandsbildern verschieden verlaufen kann.

Die Vereinbarung eines zweiten Besprechungstermins ist aber auch dann notwendig, wenn die Lage klar ist, die Ratsuchenden aber beim ersten Male aus intellektuellen oder emotionalen Gründen nicht fähig sind, ihre Situation richtig zu verstehen. Mache Fachleute empfehlen generell eine Abfolge verschiedener Termine und später eine nachgehende Fürsorge (Vgl. KELLY 1977). Auch hier sollte man nicht schematisch verfahren, sondern versuchen, auf die Wünsche des Patienten einzugehen. Nicht jeder wünscht eine nachgehende Fürsorge, mancher könnte sie als Belästigung empfinden.

Vor allem aber: Das mit der Beratung verbundene menschliche Problem sollte dem Berater auch in der täglichen Routine immer gegenwärtig sein. Das Beratungsgespräch ist für den Berater die, oft tägliche, Berufspflicht. Für den Ratsuchenden ist es ein sehr seltenes, oft nur einmal im Leben vorkommendes, mit hochgespannten Erwartungen und schweren Befürchtungen erwartetes Ereignis.

Die ärztlich-genetische Beratung hat viele Elemente mit jeder anderen Arzt- Patientenbeziehung gemeinsam, nur konzentriert sich der Kontakt auf wenige Sitzungen und sind meist besonders schwerwiegende Probleme und Entscheidungen angesprochen.

Relativ einfach hat man es, wenn die Situation erlaubt, vorhandene Bedenken zu zerstreuen. Wenn jedoch erhebliche Erkrankungsrisiken vorliegen, so kann die Konsequenz der Beratung den gesamten Lebensplan eines Individuums oder eines Ehepaares von Grund auf verändern. Das kann zu einem Orientierungsverlust der Persönlichkeit beitragen und auch eine Partnerschaft erheblich beeinträchtigen.

Die Mitteilung zum Beispiel, daß einer der Ehepartner als Überträger des krankhaften Gens angesehen werden muß, ist wie gesagt, geeignet, schwere Schuldgefühle auszulösen. Dem kann man am besten entgegenwirken, wenn man klar und deutlich die Zufallsverteilung der Erbanlagen hervorhebt. Es ist das für das richtige Verständnis des gegebenen Rats ohnehin wichtig. Die Ratsuchenden müssen verstehen, daß Zufallsereignisse dafür maßgebend sind, welche Gene gemeinsam in eine Gamete gelangen und daß es ebenso zufällig ist, welche Gamete zur Befruchtung gelangt. Für die Gene, die wir von unseren Vorfahren erhalten, sind wir genauso wenig verantwortlich wie für Mutationen des eigenen Erbguts, sofern wir das Risiko dafür nicht leichtsinnig erhöht haben. Jeder Mensch trägt im Durchschnitt mehrere deletäre Gene, und er hat normalerweise keine Möglichkeit zu erkennen, welche das sind und ob ein gewählter Partner zufällig für ein gleiches Gen heterozygot ist. *Wir müssen jede Anstrengung machen, ein falsches Wertdenken aus der genetischen Beratung zu verbannen. Unser einziges gemeinsames Anliegen kann sein, durch Erbleiden bedingtes Unglück für den einzelnen und seine Familie zu verhüten.*

Eine solche Beratung wirkt auch „eugenisch", indem sie die Häufigkeit *Erbkranker* in der Familie und der Bevölkerung herabsetzt. Eugenik im engeren Sinne zielt aber auf die Verminderung pathologisch veränderter *Gene* in der Bevölkerung überhaupt ab. Wie unter anderem das Beispiel der Chorea Huntington zeigte, kann auch das durchaus die Folge der genetischen Familienberatung sein. Wir müssen uns aber bewußt sein, daß eine verantwortungsvolle Familienberatung auch das Gegenteil bewirken kann. Das ist dann der Fall, wenn wir bei autosomal-rezessiven Erbleiden durch Warnung vor Verwandtenehen oder anderweitige Verhütung von Ehen zwischen Heterozygoten erreichen, daß weniger Homozygote auftreten. Mit einem homozygoten Kranken, der nicht zur Fortpflanzung gelangt, werden ja jeweils zwei krankhafte Gene aus dem Gesamtgenbestand der Bevölkerung eliminiert. Vermeidet man das Zusammentreffen zweier pathologischer Gene in Homozygoten, so wird damit der Selektionsdruck gegen das betreffende Gen vermindert; seine Häufigkeit muß zunehmen, es sei denn, wir veranlaßten die Heterozygoten auch in Ehen mit anderen (gesunden) Ehepartnern weniger Kinder zu zeugen. Es würde das bei der sehr viel größeren Häufigkeit der Heterozygoten einen in populationsgenetischer Hinsicht sehr wirksamen Ausgleich schaffen.

Wie in jeder ärztlichen Beratungssituation sind wir zur Wahrheit verpflichtet. Die Rücksicht auf die Persönlichkeit des Ratsuchenden oder seine Situation kann aber gebieten, ihm nicht die volle Wahrheit aufzudrängen. Besteht zum Beispiel bereits eine Schwangerschaft, so wird man es nach Möglichkeit vermeiden, die werdende Mutter unnütz zu beunruhigen. Oft genügt es und ist auch in anderen Fällen dann richtig, wenn man sich zur Warnung vor weiteren Kindern nicht entschließen muß, statt zum Beispiel des Mißbildungsrisikos von 5% die Wahrscheinlichkeit von 95% für die Geburt eines gesunden Kindes hervorzuheben.

Die Erfahrung lehrt, daß es in der genetischen Beratung erfreulicherweise viel häufiger vorkommt, daß man unnütze oder übersteigerte Furcht abbauen kann, als daß eine ernste Warnung ausgesprochen werden muß.

Viele Berater sind der Auffassung, daß man die genetische Beratung darauf beschränken soll, das Erkrankungsrisiko für zu erwartende Kinder zu ermitteln und diese Werte den Ratsuchenden als Grundlage ihrer eigenen Entscheidung zur Verfügung zu stellen. Wir sind auch der Meinung, daß die eigentliche Entscheidung den Beteiligten selbst überlassen werden muß; wir glauben aber nicht, daß es möglich ist, sich als Ratgeber völlig dieser Verantwortung zu entziehen. Bereits die Art der Darstellung des gleichen Sachverhalts wird die Entscheidung beeinflussen, und diese Darstellung wird von unserer persönlichen Meinung beeinflußt. Wir glauben auch nicht, daß es richtig und überhaupt wünschenswert ist, einer persönlichen Stellungnahme auszuweichen, wenn sie erbeten wird. Es liegt im Wesen jeder Arzt-Patient-Beziehung, daß der Arzt Verantwortung für den Patienten übernimmt, dessen Entscheidung beeinflußt und auch für diese Mitverantwortung trägt. In welchem Umfang das geschieht, wird von der Person des Patienten und den Umständen abhängen. Die persönliche Situation des Patienten, seine Weltanschauung und seine religiösen Bindungen müssen hier ebenso berücksichtigt werden wie die naturwissenschaftlichen Grundlagen.

Wenn einerseits dringender Kinderwunsch besteht, andererseits aber eine erhöhte Gefahr für die Geburt eines erbkranken oder mißbildeten Kindes besteht, und wenn diese Gefahr nicht sehr hoch ist, so empfiehlt sich mitunter ein Kompromiß: Man kann den Ratsuchenden nahelegen, ein einziges Kind zu haben. Dadurch wird der Kinderwunsch zufriedengestellt, und das Risiko bleibt in erträglichen Grenzen. Selbst wenn die Ratsuchenden, — vielleicht nach wiederholten Besprechungen, — das Problem wirklich verstehen, und wenn sie ihre persönlichen Entscheidungen, vom Beratenden unterstützt, verantwortlich getroffen haben, so liegt es doch in der menschlichen Natur, daß sich die erhaltene Information mit der Zeit verwischt. Allzu leicht wird sich dann das Bild im Sinne eigener Wünsche und Vorurteile verschieben. Deshalb sollte jede genetische Beratung durch einen ausführlichen *Brief an den Ratsuchenden* und an seinen Arzt ergänzt werden. Dieser Brief sollte die wesentlichen Informationen vollständig enthalten. Es genügt nicht, einfach eine Risikoziffer zu wiederholen, sondern man sollte auch die Erwägungen ansprechen, die zu dieser Risikoziffer geführt haben. Andererseits muß der Brief, ohne eine komplexe Situation zu verschleiern, doch so abgefaßt sein, daß der Ratsuchende ihn verstehen kann. Man stellt außer den naturwissenschaftlichen Tatsachen auch die im Beratungsgespräch diskutierten, möglichen

Auswege noch einmal dar. Hat der Ratsuchende sich bereits für einen dieser Auswege entschieden, so sollte auch diese Entscheidung besprochen werden. Die Beratungsbriefe sind in gewisser Weise die Visitenkarte des Beraters nach außen hin. Er vergegenwärtige sich, daß sie in den betroffenen Familien oft wiederholt vorgenommen und mit verschiedenen Angehörigen nach allen Seiten hin diskutiert werden. Das Abfassen guter Beratungsbriefe ist eine Kunst, die man üben kann und sollte.

In einer steigenden Zahl von Fällen ist es heute möglich, einen genetischen Defekt nicht nur mit Wahrscheinlichkeit vorauszusagen, sondern bereits im Embryonalalter praktisch mit Gewißheit zu diagnostizieren, so daß die Schwangerschaft dann noch rechtzeitig abgebrochen werden kann (Pränatale Diagnostik, Kap. 10). Diese pränatale Diagnostik konfrontiert uns mit erheblichen ethischen Problemen, für die es keine Patentlösungen gibt. Wie schwer muß ein Defekt sein, um den Rat für eine Schwangerschafts-Unterbrechung zu rechtfertigen? Sollte ein solcher Rat nur dann gegeben werden, wenn der Embryo selbst einen Defekt hat, oder auch dann, wenn er nur Überträger ist? Bis zu welchem Stadium der Schwangerschaft läßt sich eine Unterbrechung rechtfertigen? Natürlich liegt auch hier die endgültige Entscheidung bei den Eltern; der Arzt aber wiche seiner Verantwortung aus, wenn er es einfach dabei belassen würde. Was hier „richtig" ist, darüber gibt es keine allgemeingültigen Aussagen; die Entscheidung sollte in jedem einzelnen Fall in einem offenen Dialog zwischen Arzt und Eltern erarbeitet werden. Das Elternpaar und die Familie muß mit dieser Entscheidung leben, und der Arzt sollte ihnen helfen, zu der für sie angemessenen Lösung des Problems zu kommen.

Pränatale Diagnostik macht es uns jetzt möglich, auch solchen Paaren zu helfen, die sonst auf eigene Kinder ganz verzichtet hätten, weil das Risiko zu groß wäre. Sie hilft also zur Geburt von gesunden Kindern.

Wie in Kapitel 10 genauer auseinandergesetzt wurde, ist die häufigste Indikation zur pränatalen Diagnostik ein fortgeschritteneres Alter der Schwangeren. Diese Erkenntnis, — zusammen mit der raschen Zunahme des Bedarfes und dem relativen Mangel an Arbeitskreisen, die diese Methode anbieten können, — führt leicht dazu, daß man diese Untersuchung als eine Art Routine im Rahmen der Schwangeren-Überwachung betrachtet. Demgegenüber bleibt festzuhalten: *Die pränatale Diagnostik ist eine Hilfsmethode der genetischen Beratung;* sie erfordert eine mindestens genau so umfassende Betreuung der betroffenen Familie, wie die Beratung als solche. Wir empfehlen das folgende Vorgehen: Sobald die Schwangerschaft feststeht, verabredet die Schwangere oder ihr Arzt einen ersten

Termin mit dem genetischen Beraterteam. Dieser Termin verläuft genau so, wie jeder andere genetische Beratungstermin, d. h. es wird ein Stammbaum aufgenommen, und es wird umfassend über genetische Risiken gesprochen. Außerdem wird die Schwangere, wenn eine Indikation für die Amniocentese besteht, eingehend über diagnostische Möglichkeiten und Risiken des Eingriffes aufgeklärt. Wie jede andere genetische Beratung, so wird auch diese mit einem Brief an die Familie und an den überweisenden Arzt abgeschlossen.

Entschließt sich die Schwangere zu dem Eingriff, so vereinbart der Berater zusammen mit ihr mit dem Gynäkologen einen Termin für die Ultraschall-Untersuchung. Diese Untersuchung dient dazu, das genaue Stadium der Schwangerschaft festzustellen und den Punktionstermin festzulegen. Außerdem gibt sie der Ratsuchenden und dem Arzt, der die Punktion durchführen wird, Gelegenheit, in persönlichen Kontakt zu kommen. Die Punktion wird von dem Arzt, der auch die erste Ultraschall-Untersuchung durchgeführt hatte, unter Ultraschall-Kontrolle vorgenommen. Das Fruchtwasser geht dann in das Laboratorium, wo die notwendigen Untersuchungen vorgenommen werden. Wir empfehlen, nach Möglichkeit auch dann, wenn die Indikation eine Chromosomen-Untersuchung verlangte, zusätzlich Alpha-Fetoprotein zu untersuchen. Umgekehrt sollte man möglichst auch eine Chromosomen-Untersuchung vornehmen, wenn die Indikation eine Alpha-Fetoprotein-Untersuchung verlangte.

Sobald die Ergebnisse vorliegen, wird die Ratsuchende möglichst durch den gleichen genetischen Berater, mit dem sie von Anfang an Kontakt hatte, informiert. Besteht eine Indikation für den Schwangerschaftsabbruch, — etwa indem ein abweichender Karyotyp oder ein erhöhtes Alpha-Fetoprotein gefunden wurde, — so wird kurzfristig ein neuer Beratungstermin vereinbart und das Problem mit der Schwangeren besprochen. In der Regel wird diese sich für den Abbruch entscheiden; der Berater sollte das aber nicht als selbstverständlich voraussetzen. Auch andere Optionen sollten offen bleiben. Auch wenn die Schwangere vor der Amniozentese fest zum Abbruch entschlossen war, falls der Befund abnorm sei; — steht sie unmittelbar vor der Entscheidung, dann hat für sie das Problem oft ein ganz anderes Gesicht. Jeder erfahrene Berater kennt Frauen, die sich bewußt für das Austragen eines Kindes mit Down-Syndrom entschieden haben.

Viel erstrebenswerter als ein Schwangerschafts-Abbruch ist dort, wo eine rechtzeitige Voraussage möglich ist, die Verhinderung von Schwangerschaften. Führt die Beratung zum Entschluß der Ratsuchenden, so muß man auch bereit sein, einen Rat in den Problemen der Konzeptionsverhütung zu geben oder den Patienten an eine geeignete Stelle zu vermitteln. Es ist zweckmäßig, sich hierzu der Mitarbeit eines Fachgynäkologen zu versichern. Vielfach werden die Patienten entsprechende Fragen nicht gezielt stellen. Meist ist ein entsprechender Hinweis trotzdem am Platze, da trotz der Verbreitung der Konzeptionsverhütung zum Teil sehr falsche Vorstellungen über die Sicherheit und Zweckmäßigkeit der einzelnen Methoden bestehen. An die Verläßlichkeit einer Methode wird man aber bei bestehender genetischer Indikation viel höhere Anforderungen stellen, als wenn nur die Familiengröße überhaupt begrenzt werden soll.

Bei fast jeder sich aus der genetischen Familienberatung ergebenden Indikation wird man mit den bekannten konzeptionsverhütenden Mitteln auskommen. Sie erfordern jedoch eine intelligente und verantwortungsvolle Mitarbeit der Betroffenen. Auch sind alle bekannten Methoden mit Nachteilen, zum Teil Nebenwirkungen oder Unsicherheitsfaktoren behaftet. Es kann hier auf die Spezialliteratur verwiesen werden. Die meisten dieser Nachteile und Nebenwirkungen vermeidet die sicherste verfügbare Maßnahme zur Empfängnisverhütung, die *operative Unfruchtbarmachung*. Sie ist aber auch die im juristischen, religiösen und zum Teil auch medizinischen Bereich umstrittenste Methode. Die wichtigsten Vorzüge der Methode sind die Sicherheit des Erfolgs und der Wegfall des Zwangs zu ständig wiederholten, Aufmerksamkeit erfordernden Maßnahmen.

An Sicherheit wird die Methode bei korrekter Anwendung nach Ansicht der meisten Autoren allerdings von den Ovulationshemmern erreicht. Vereinzelte Konzeptionen wurden auch nach operativer Sterilisierung mitgeteilt. Allgemeine Nebenwirkungen, wie bei den hormonalen Ovulationshemmern, sind ebensowenig zu erwarten wie störende Lokalreaktionen. Demgegenüber bedeutet die Operation selbst ein gewisses Risiko, das aber bei der Frau (Tubenligatur) bei sachgemäßer Handhabung sehr gering ist (1:1000 nach DÖRING). Beim Manne ist die Operation (Unterbindung der Samenleiter) praktisch ohne Gefahr.

Die ernstesten Bedenken gegen diesen Eingriff liegen in seiner Irreversibilität. Sofern der Patient selbst Träger der deletären Anlage ist, wären Einwände höchstens von der Möglichkeit einer Fehldiagnose oder Revision bestehender Lehrmeinungen abzuleiten. Ernster ist die Situation, wenn nur die Verbindung bestimmter Partner den Rat zum Verzicht auf Kinder begründet hat, und nach Auflösung der Ehe bei einer Wiederheirat die Situation verändert ist. Dieser Einwand gilt im besonderen Maße gegen die vikariierende Sterilisation (Sterilisation zum Beispiel des Mannes als des leichteren Eingriffs wegen Erbkrankheit der Frau).

Häufiger ist das Problem akut, wenn ein autosomal-rezessives Erbleiden der Grund für den Verzicht auf Kinder ist. In diesem Falle ist nämlich die Gefahr nur auf die vorliegende Kombination zweier Heterozygoter beschränkt; keiner der beiden Partner brauchte erkrankte Kinder aus einer anderen Verbindung zu befürchten.

Entschließt sich ein Ehepaar trotzdem zur Sterilisierung, so sollte man berücksichtigen, daß die Vasektomie beim Manne ein wesentlich leichterer Eingriff ist als die Tubenligatur bei der Frau; sie erfordert keine Krankenhausaufnahme und hat ein offenbar nur geringes Risiko für postoperative Komplikationen. Möglicherweise können sich jedoch psychologische Probleme ergeben.

Von verschiedener Seite werden die möglichen psychischen Reaktionen eines Menschen auf die operative Sterilisierung hervorgehoben. (Um Mißverständnisse zu vermeiden, muß betont werden, daß es sich ja nicht um eine Kastration handelt. Die Keimdrüsen bleiben mit allen hormonalen Wirkungen voll erhalten, die Sexualfunktionen sind nicht gestört.) Es ist sicher falsch, wenn zum Vergleich Menschen herangezogen werden, die unter Zwang sterilisiert wurden. Daß hier schwere psychische Reaktionen resultieren müssen, ist selbstverständlich. Ein aus freiem Entschluß nach vollständiger Aufklärung über alle Konsequenzen und aus Verantwortung gegenüber den Kindern akzeptierter oder gewünschter Eingriff kann damit nicht verglichen werden. Er bedeutet für die Betroffenen nicht selten eher eine Befreiung. *Vom ärztlichen und juristischen Standpunkt dürften dann keine Einwände bestehen, wenn, wie bei jeder anderen Operation.*

1. die (genetische) Indikation eindeutig geklärt ist,

2. der Patient voll über Risiko und Konsequenzen aufgeklärt wurde und zum Verständnis fähig ist,

3. er seine Einwilligung ausdrücklich und ohne jeden äußeren Druck freiwillig gegeben hat bzw. den Eingriff selbst wünscht.

Da keine Notfallsituation vorliegt, sind in allen drei genannten Punkten hohe Anforderungen zu stellen.

Eine Sondersituation kann bei Schwachsinnigen gegeben sein. Gerade bei diesen sind alle bisher bekannten konzeptionsverhütenden Maßnahmen nicht brauchbar, eine sichere Konzeptionsverhütung ist aber sowohl im Interesse des Patienten wie der Nachkommen oft dringlich. Häufig ist das ein wesentlicher Grund der Anstaltsunterbringung. Einen Ausweg könnten in der Entwicklung befindliche Medikamente bringen, die bei Gabe in großen Abständen, zum Beispiel einmal im Monat, langfristige Sterilität zur Folge haben. Der Eingriff in den Hormonhaushalt ist hier aber unter Umständen weitreichender als der operative Eingriff bei der Sterilisierung.

Während sonst für die Sterilisierung gilt, daß der Eingriff juristisch unbedenklich ist, wenn ein volljähriger Patient die Operation wünscht oder ihr nach eingehender Aufklärung zustimmt, ist die fehlende Einsicht und die fehlende Geschäftsfähigkeit eines Schwachsinnigen ein Hindernis, das auch durch die Einwilligung des gesetzlichen Vertreters oder Sorgeberechtigten nicht umgangen werden kann. Nach Auffassung namhafter Juristen genügt jedoch die Einwilligung des Patienten bei wenigstens bedingter Einsichtsfähigkeit. Eine klare gesetzliche Regelung ist dringend notwendig.

In besonderen Situationen könnte die künstliche heterologe Insemination, — d. h. die Insemination mit Sperma von einem anderen Manne, — eine Alternative für die Kinderlosigkeit oder Adoption darstellen. Vom genetischen Standpunkt aus kommen alle Fälle in Frage, in welchen das Risiko nur auf den männlichen Partner oder — wie bei autosomal-rezessiven Erbleiden — auf die spezielle Kombination zweier Heterozygoter zurückgeht. Die allgemeinen ethischen und rechtlichen Probleme sind die gleichen wie bei anderen Indikationen für eine Insemination, und für die Auswahl des Spenders gelten die gleichen Regeln. Wenn irgend möglich, sollten jedoch zusätzliche Untersuchungen ausgeführt werden, damit man sicher geht, daß der Spender nicht zufällig auch ein Heterozygoter für das gleiche Gen ist.

In diesem Zusammenhang ist auch der Abbruch der Schwangerschaft aus genetischer Indikation zu erwähnen. In der Bundesrepublik Deutschland besteht die folgende Rechtslage:

Im Bundesgesetzblatt vom 21. 6. 74 wurde u. a. der folgende neue § 218b des 5. Str. R. G. verkündet: „Der mit Einwilligung der Schwangeren von einem Arzt nach Ablauf von zwölf Wochen seit der Empfängnis vorgenommene Schwangerschaftsabbruch ist nicht nach § 218 strafbar, wenn nach den Erkenntnissen der medizinischen Wissenschaft

1. ..., oder

2. dringende Gründe für die Annahme sprechen, daß das Kind infolge einer Erbanlage oder schädlicher Einflüsse vor der Geburt an einer nicht behebbaren Schädigung seines Gesundheitszustandes leiden würde, die so schwer wiegt, daß von der Schwangeren die Fortsetzung der Schwangerschaft nicht verlangt werden kann, und seit der Empfängnis nicht mehr als zweiundzwanzig Wochen verstrichen sind."

An der Formulierung des Gesetzes ist bemerkenswert, daß diese genetische bzw. kindliche Indikation den ungewöhnlich langen Zeitraum bis zur 22. Schwangerschaftswoche umfaßt; hier hat der Gesetzgeber auf die besonderen Bedingungen der vorgeburtlichen Diagnostik (Kap. 10) Rücksicht genommen.

Ein abschließendes Wort sei hier gestattet: dieses Buch wurde geschrieben, weil wir der Ansicht sind, das jeder Arzt in der Lage sein sollte zu erkennen, wann seinem Patienten durch eine humangenetische Beratung und Diagnostik geholfen werden kann. Ohne die Mitwirkung der praktizierenden Ärzte wird es nie gelingen, gerade *die* Menschen einer genetischen Beratung zuzuführen, die dieser am meisten bedürfen. Wir sind auch der Überzeugung, daß in einer Reihe von Fällen und je nach individuellem Interesse und persönlicher Weiterbildung der Arzt in der Praxis selbst kompetenten Rat über die Erbbedingtheit eines Leidens geben oder diese ausschließen kann, sofern er bereit und in der Lage ist, genügend Zeit dafür aufzuwenden. Dieses Buch soll ihm dabei helfen und ihn gleichzeitig vor allzu leicht übersehenen Fehlermöglichkeiten warnen. Niemand wird durch das Studium dieser Einführung oder selbst umfangreicherer Lehrbücher allein zum kompetenten ärztlich-genetischen Berater; dieser Text soll ihm aber helfen, seinem Patienten die richtigen Wege zu weisen und ihm später im Gespräch über den erhaltenen humangenetischen Rat weitere Hilfe zu geben.

Die wichtigsten Aufgaben des Arztes in der Praxis aber sind das Erkennen der Indikation zur genetischen Beratung, das Motivieren der Patienten, die gebotenen Hilfen zu nutzen, und seinerseits durch die Sicherung notwendiger Befunde, Diagnosen und Daten eine korrekte Beratung zu ermöglichen. Wir möchten hier besonders darauf hinweisen, daß die gesetzliche Mindestfristen für die Aufbewahrung von Patientendaten oft zu kurz sind, um im Falle späterer genetischer Beratung ausreichende Daten über Vorfahren zu erhalten. Hier sollte man wichtige diagnostische Aufzeichnungen länger speichern. Sehr hilfreich ist es, wenn der Arzt dem Patienten einen Bericht für seine eigenen Unterlagen überlassen kann. Eine wichtige Hilfe aber ist gerade im Falle früh verstorbener Kinder mit ungesicherter Diagnose die genaue Aufzeichnung der Einzelbefunde, die Anfertigung von Photos und Röntgenaufnahmen vor allem auch ein sorgfältiger und u.a. durch Photographien und Röntgenbilder gut dokumentierter Sektionsbefund, kurz die Sicherung alles dessen, was später doch noch zur Diagnose beitragen kann. Hier kann keine Statistik und Überlegung die verläßliche Ermittlung und Sicherung der Daten durch den behandelnden Arzt ersetzen.

Literatur

1. Eine Auswahl zusammenfassender Werke

ADVANCES in human genetics (H. Harris, K. Hirschhorn, ed.) Vol. I–XI New York: Plenum Press 1970–81
BECKER, P.E. (Ed.): Humangenetik, II. Stuttgart: Thieme 1964.
BECKER, P.E. (Ed.): Humangenetik, III/1. Stuttgart: Thieme 1964.
BECKER, P.E. (Ed.): Humangenetik, IV. Stuttgart: Thieme 1964.
BECKER, P.E. (Ed.): Humangenetik, V/1. Stuttgart: Thieme 1967.
BECKER, P.E. (Ed.): Humangenetik, V/2. Stuttgart: Thieme 1967.
BECKER, P.E. (Ed.): Humangenetik, III/2. Stuttgart: Thieme 1972.
BERGSMA, D. (Ed.): Birth Defects Original Article Series Vol. 1 (1965) bis Vol. (wird fortgesetzt) New York: The National Foundation – March of Dimes.
BERGSMA, D. (Ed.): Birth Defects Compendium, 3rd Ed. The National Foundation – March of Dimes The Macmillan Press Ltd. 1979.
FRASER, G. R.: The Causes of Profound Deafness in Childhood. Baltimore-London: The Johns Hopkins Univ. Press 1976.
FUHRMANN, W.: Taschenbuch der allgemeinen und klinischen Humangenetik. Stuttgart: Wissenschaftl. Verlagsges. 1965.
GALJAARD, H.: Genetic Metabolic Diseases. Amsterdam-New York-Oxford: Elsevier/-North Holland Biomedical Press 1980.
GERMAN, J., (Ed.): Chromosomes and cancer. New York, London, Sidney, Toronto: John Wiley & Sons 1974.
GOODMAN, R. M., GORLIN, R. L.: Atlas of the Face in Genetic Disorders 2nd Ed. Saint Louis: The C. V. Mosby Company 1977.
GRENLIDE, W. W., IDELL PYLE, S.: Radiographic Atals of Skeletal Developement of the Hand and Wrist. 2nd Ed. Stanford Univ. Press, Stanford, California. London: Oxford Univ. Press 1959.
HAMERTON, J. L.: Human cytogenetics I and II, New York-London: Academic Press 1971.
HANDBUCH der allgemeinen Pathologie. Bd. IX: Erbgefüge. Berlin-Heidelberg-NewYork: Springer 1974.
HANSHAW, J. B., DUDGEON, J. A.: Viral diseases of the fetus and newborn. In: Series major problems in clinical pediatrics. Philadelphia-London-Toronto: W. B. Saunders Co. 1978.
HARRIS, H.: The principles of human biochemical genetics. 4rd ed. Amsterdam-Oxford: North Holland 1980.
HEINONEN, O.P., SLONE, D., SHAPIRO, S.: Birth defects and drugs in pregnancy. Littleton, Mass.: Publ. Sience Group Inc. 1977.
JACKSON, L. G., SCHIMKE, R. N. (Ed.): Clinical genetics. New York-Chichester-Brisbane-Toronto: John Wiley & Sons, Inc. 1979.
JADASSOHN, J.: Handbuch der Haut- und Geschlechtskrankheiten, Ergänzungswerk. 7. Band: Vererbung von Hautkrankheiten (Hrsg.: H. A. GOTTRON, U. W. SCHNYDER). Berlin-Heidelberg-New York: Springer 1966.

KELLY: Dealing with dilemma. New York: Springer Publ. Comp. 1977.
KESSLER, S. (Ed.): Genetic counseling psychological dimensions. New York-San Francisco-London: Academic Press 1979.
LANGMAN, J.: Medizinische Embryologie 6th Ed. Stuttgart: Georg Thieme Verlag 1980.
LEIBER, B., OLBRICH, G.: Die klinischen Syndrome 5. Aufl. München-Wien-Baltimore 1981.
LENZ, W.: Medizinische Genetik 4. Aufl. Stuttgart: Thieme 1979.
LI, C.C.: Human genetics: Principles and methods. New York-Toronto-London: McGraw-Hill 1961.
LUBS, H. A., DE LA CRUZ, F. (Ed.): Genetic counseling. New York: Raven 1977.
MCKUSICK, V. A.: Mendelian inheritance in man, 5th Ed. Baltimore: The Johns Hopkins Press 1978.
MILUNSKY, A.: The prevention of genetic disease and mental retardation. Philadelphia: Saunders 1975.
MILUNSKY, A.: Genetic disorders and the fetus diagnosis, prevention, and treatment. New York and London: Plenum Press 1979.
MILUNSKY, A., ANNAS, G. J.: Genetics and the law. New York and London: Plenum Press 1975
MULVIHILL, J. J., MILLER, R. W., FRAUMENI, Jr., J. F. (Eds.): Genetics of human cancer. New York: Raven Press 1977.
MURKEN, J.-D., STENGEL-RUTKOWSKI, S. (Eds.).: Pränatale Diagnose. Stuttgart: Enke 1978.
MURPHY, E. A., CHASE, G. A.: Principles of genetics counseling. Chicago: Year Book Med. Publ. 1975.
NEWMARK, M. E., KIFFIN PENRY, J.: Genetic of Epilepsy - A Review. New York: Raven Press 1980.
NORA, J. J., NORA, A. H.: Genetics and Counseling in Cardiovascular Diseases. Springfield-Illinois: Charles C. Thomas Publisher 1978.
PASSARGE, E.: Elemente der klinischen Genetik. Stuttgart-New York: Gustav Fischer Verlag 1979.
PENROSE, L. S.: Einführung in die Humangenetik. (Heidelberger Taschenbücher, Band 4.), 2. Aufl. Berlin-Heidelberg-New York: Springer 1973.
PRENATAL Diagnosis Past, Present and Future (Report of an International Workshop) In: Prenatal Diagnosis Special Issue. Dec. 1980 PRDIDM 1-63 (1980) Chichester-New York-Brisbane-Toronto: John Wiley & Sons, Ltd 1980.
PROGRESS in Medical Genetics (New series) Steinberg, A. G., Bern, A. G., Motulsky, A. G., Childs, B. (Eds.) Vol 5. I-, Philadelphia: Saunders 1977-.
SCHREIER, K. (Hrsg.): Die angeborenen Stoffwechselanomalien, 2. Aufl. Stuttgart: Georg Thieme Verlag 1979.
SCRIVER, C. R., ROSENBERG, L.E.: Amino acid metabolism and its disorders. Philadelphia: Saunders 1973.
SHEPPARD, T. H.: Catalog of Teratogenetic Agents. Baltimore and London: The Johns Hopkins Univ. Press 1973.
SPRANGER, J. W., LANGER, L.O., WIEDEMANN, H.-R.: Bone dysplasis. Stuttgart: Fischer 1974.
SMITH D. W.: Recognizable Patterns of Human Malformation. Vol. VII in Series Major Problems in Clin Pediat., Alexander J. Schaffer Cors. Ed. (2 nd ed.). Philadelphia-London-Toronto: W. B. Saunders Company 1976.
STANBURY, J.B., WYNGAARDEN, J.B., FREDRICKSON, D.S.: The metabolic basis of inherited disease, 4rth Ed. New York-Toronto-Sidney-London: McGraw-Hill 1978.

STEINBERG, A.G. (Ed.): Progress in medical genetics, Vol. I-X. New York and London: Grune and Stratton 1961-1975.
STEWART, R.E., PRESCOTT, G.H.: (Ed.): Oral Facial Genetics Saint Louis: The C.V. Mosmy Company 1976.
VOGEL, F., A.G. MOTULSKY: Human Genetics. Problems and Approaches. Berlin-Heidelberg-New York: Springer Verlag 1979.
WAARDENBURG, P.J., FRANCESCHETTI, A., KLEIN, D.: Genetics and ophthalmology I. Assen, NL: Royal Van Gorcum; Oxford: Blackwell Scientific Publ. 1961.
WAARDENBURG, P.J.: Genetics and ophthalmology. Vol. II: Neuro-ophthalmological part. Oxford: Blackwell Scientific Publ.; Assen, NL: Royal Van Gorum; Springfield, Ill.: Ch.C.Thomas 1963.
WARKANY, J.: Congenital Malformation. Chicago: Year Book Med. Publ. 35 East Wacker Drive 1975.
WENDT, G.G., THEILE, U.: Genetische Beratung für die Praxis. Stuttgart: Fischer 1975.
WITKOWSKI, R., PROKOP, O.: Genetik erblicher Syndrome und Mißbildungen. Wörterbuch für die Familienberatung. Berlin: Akademie-Verlag 3. Aufl. 1982 (Im Druck).
WYNNE-DAVIES, R.: Heritable Discorders in Orthopaedic Practice. Oxford-London-Edinburgh-Melbourne: Blackwell Scientific Publications 1973.

2. Im Text zitierte Arbeiten

BERNSTEIN, R.E.: Prenatal diagnosis of X- linked diseases. Clinical Genetics **18** 147-150 (1980)
BERTRAMS, J., DEWALD, G., SPITZNAS, M., RITTNER CH.: HLA-A, B, C, DR, Bf and C2 Alleles in Insulin-Dependent Diabetes Mellitus with Proliferative Retinopathy Immunobiol. **158**, 113–118 (1980).
BERTRAMS, J., BAUR, M.P., GRÜNEKLEE, D., HINTZEN, U.: Assoziation of Bf Fl and Haplotype HLA-B18, Bf Fl with Insulin-Dependent Diabetes Mellitus Immunobio.**158**, 129-133 (1980).
BHASIN, M.K., FOERSTER, W., FUHRMANN, W.: A cytogenetic study of recurrent abortion.
BIERICH, J.J., MAJEWSKI, F., MICHAELIS R, THILLNER, I.: Über das embryofetale Alkoholsyndrom. Europ. J. Pediatr. **121**, 3, 1976.
CARTER, C.O., EVANS, K., HICKMAN, V.: Children of those treated surgically for Hirschsprung's disease J. Med. Genet. **18**, 87-90 (1981).
CARTER, C.O.: The genetics of common malformations. Second Internat. Conf. Congenit. Malformations 1963, p.306. New York: International Medical Congress 1964.
CARTER, C.O.: The inheritance of common congenital malformations. Progr. med Genet. IV, 59 (1965).
CARTER, C.O. EVANS, K.A.: Spina bifida and anencephaly in greater London a family study. 4th International Congress of Human Genetics, Paris 1971.
COWCHOCK, S., AINBENDER, E., PRESCOTT, G., CRANDALL, B., LAU, L., HELLER, R., MUIR, W.A., KLOZA, E., FEIGELSON, M., MENNUTI, M., CEDERQUIST, L.: The Recurrence Risk for Neural Tube Defects in the United States: A Collaborative Study Am. J. Med. Genet. **5**, 309–314 (1980).
CREUTZFELDT, W., KÖBBERLING, J., NEEL, J.V. (Eds): The genetics of diabetes mellitus Berlin, Heidelberg, New York: Springer-Verlag 1976.
DARLOW, J.M., SMITH, Ch., DUNCAN, L.J.P.: A statistical and genetical study of diabetes. III. Empiric risks to relatives. Ann. hum. Genet. **37**, 157 (1973).

DAUSSET, J., SVEJGAARD, A. (Eds.) HLA and disease Copenhagen: Munksgaard 1977.

DAVIES, K.E. The application of DNA recombinant technology to the analysis of the human genome and genetic disease Hum. Genet. 1981, in the press.

FALK, C.T., RUBINSTEIN, P.: The effect of association of genetic factors on relative risk Ann. Hum. Genet., Lond. **43**, 295–301 (1980).

FOGH-ANDERSEN, P.: Inheritance of harelip and cleft palate. Copenhagen: A. Munksgaard 1943.

FOGH-ANDERSEN, P.: Recent statistics of facial clefts, Pregnancy, heredity, mortality. In: Early treatment of cleft lip and palate. Internat. Symp. Zürich, 1964 (Hrsg. R HOTZ), S.44. Bern-Stuttgart: Huber 1964.

FRASER, F.C.: The genetics of cleft lip and cleft palate. Amer. J. hum. Genet. **22**, 336 (1970).

FUHRMANN, W,: Untersuchungen zur Atiologie der angeborenen Angiokardiopathien. Acta genet. **11**, 289 (1961).

FUHRMANN, W.: Pränatale Diagnostik genetischer Defekte. Deutsches Ärzteblatt **78**, 1339–1346 (1981)

FUHRMANN, W.: Genetische und peristatische Ursachen angeborener Angiokardiopathien. Ergebn. inn. Med. Kinderheilk. **18**, 47 (1962).

FUHRMANN, W.: Congenital heart disease in sibships ascertained by two affected siblings. Hum.-Genet. **6**, 1 (1968 a).

FUHRMANN, W.: A family study in transposition of the great vessels and in Tricuspid atresia. Hum.-Genet. **6**, 148 (1968 b).

FUHRMANN, W., STAHL, A., SCHROEDER, T.M.: Das oro-facio-digitale Syndrom. Hum.-Genet. **2**, 133 (1966).

FUHRMANN, W., STEFFENS, CH., SCHWARZ, G., WAGNER, A.: Dominant erbliche Brachydaktylie mit Gelenksaplasien. Hum.-Genet. **1**, 337 (1965).

FUHRMANN, W.: Befunde bei speziellen angeborenen Angiokardiopathien (I). In: Humangenetik, Handbuch Vol. II/2. (Ed. P.E. BECKER), S. 328. Stuttgart: Thieme 1972 (b).

FUHRMANN, W.: Fehlbildungen des Herzens und der großen Gefäße. In: Humangenetik, Handbuch Vol. I/2. (Ed. P.E. BECKER), S. 257. Stuttgart: Thieme 1972 (a).

FUHRMANN, W.: Genetische Aspekte des Mißbildungsproblems. In: Hdb. d. Allg. Pathologie, Bd. IX: Erbgefüge (Ed. F. VOGEL), S. 523. Berlin-Heidelberg-New York: Springer 1974.

GERSHON, E.S., BUNNY, W.E., LECKMAN, J.F., VAN EERDEWEGH, M., DE BAUCHE, B.A.: The inheritance of affective disorders. A review of data and hypotheses. Behavior Genetics **6**, 227–261 (1976).

GRAHAM, J.B.: Genetic counseling in classic hemophilia. New England J. of Med. 296, 996 (1977).

GREGG, M.: Congenital Cataracts following german measles in the mother. Trans. Ophthal. Soc. Aust. **3**, 35 (1941).

GROSCURTH, P., KISTLER, G.S., TÖNDURY, G.: Zum Problem der Röteln im zweiten Schwangerschaftsdrittel. Dtsch. med. Wschr. **98**, 570 (1973).

HADORN, E.: Developmental genetics and lethal factors. London: Methuen; New York: John Wiley & Sons 1961.

HAMERTON, J.L.: Robertsonian translocation in man: Evidence for prezygotic selection. Cytogenetics **7**, 260 (1968).

HAMERTON, J.L., SIMPSON N.E. (Eds.): Prenatal Diagnoses. Past, Present and Future. Special issue of Prenatal Diagnosis. New York: John Wiley and Sons, Ltd. (1980).

HANHART, E., KÄLIN, A.: Zur Vererbung und empirischen Erbprognose der Lippen-Kiefer-Gaumenspalten anhand von 326 Fällen aus 309 unausgelesenen Schweizer Familien. J. Génét. hum. **20**, 93 (1972).

HAYDEN, G.F., HERRMANN, K.L., BUIMOVICI-KLEIN, E., WEISS, K.E., NIEBURG, P.I., MITCHEL, J.E.: Subclinical congenital rubella infection associated with maternal rubella vaccination in early pregnancy Journal of Pediatrics 96, 869–872 (1980).

HESTON, L.L.: Psychiatric Disorders in Foster Home Reared Children of Schizophrenic Mothers. Brit. J. Psychiat. **112**, 819 (1966).

HERBST, D.S.: Nonspecific X-Linked Mental Retardation I: A Review with Information from 24 New Families Am. J. Med. Genet. **7**, 443 (1980).

HOLLAENDER, A. (Ed.) Chemical mutagens. Principles and methods for their detection. New York, London: Plenum. Vols I/II 3. 1971, Vol. III 1973.

HOWARD-PEEBLES, P.N.: Fragile Sites in Human Chromosomes II: Demonstration of the Fragile Site Xq27 in Carriers of X-Linked Mental Retardation Am. J. Med. Genet. **7**, 497 (1980).

IDELBERGER, K.H.: Die Erbpathologie der sogenannten angeborenen Hüftverrenkung. München: Urban & Schwarzenberg 1951.

JENNINGS, M., HALL, J.G, HOEHN, H.: Significance of Phenotypic and Chromosomal Abnormalities in X-Linked Mental Retardation (Martin-Bell or Renpenning Syndrome) Am. J. Med. Genet. **7**, 417 (1980).

JÖRGENSEN, G.: Befunde bei speziellen Angiokardiopathien (II). In: Humangenetik, Handbuch, Vol. III/2. (Ed. P.E. BECKER), S. 345. Stuttgart: Thieme 1972.

KÖBBERLING, J., BRÜGGEBOES, B.: Prevalence of Diabetes among Children of Insulin-dependent Diabetic Mothers Diabetologia **18**, 459–462 (1980).

KÖBBERLING, J., TILLIL, H.: Empirical risk figures for first degree relatives of non-insulin dependent diabetics 2nd International Conference on "The Genetics of Diabetes Mellitus" Freiburg, 1981

KONIGSMARK, B.M., GORLIN, R.J.: Genetic and metabolic deafness Philadelphia, London, Toronto: Saunders 1976.

LAURITSEN, J.G.: Genetic aspects of spontaneous abortion Univ. of Aarhus: Laegeforeninges 1977.

LEIDEL, J., MERTENS, Th., EGGERS, H.J.: Auftreten und Persistenz röteln-spezifischer IgM-Antikörper Dtsch. med. Wschr. **102**, 1418–1421 (197

LENZ, W.: Zur Genetik der Incontinentia pigmenti. Ann. paediat. **196**, 149 (1961).

LENZ, W.: Anomalien der Geschlechtschromosomen, Gonadendysgenesien, Intersexualität, Hypospadie. In: Humangenetik, Handbuch, Vol III/1 (Ed. P.E. BECKER), S. 387. Stuttgart: Thieme 1964.

LENZ, W.: Anomalien der Autosomen unter besonderer Berücksichtigung des Schwachsinns. In: Humangenetik, Handbuch, Vol. **V/2** (Ed. BECKER), S. 340. Stuttgart: Thieme 1967.

LÜNING, K.G., SEARLE, A.G.: Estimates of the genetic risks from ionizing radiation. Mutation Res. **12**, 291 (1971).

MAJEWSKI, F.: Untersuchungen zur Alkoholembryopathie Thieme, Copythek, Stuttgart 1980.

MAJEWSKI, F., BIERICH, J.R., MICHAELIS, R.: Diagnose Alkoholembryopathie Deutsches Ärzteblatt–Ärztliche Mitteilungen, 74. Jahrgang, Heft **17**, S. 1133–1136 (1977).

MAJEWSKI, F., BIERICH, J.R., SEIDENBERGER, J.: Zur Häufigkeit und Pathogenes der Alkoholembryopathie Mschr. Kinderheilkunde **126**, 284 (1978).

MARTIN, R.H., LIN, C.C., MATHIES, B.J., BRAIN LOWRY, R.: X-Linked Mental Retardation with Macro-Orchidism and Marker X-Chromosomes Am. J. Med. Genet. **7**, 433 (1980).

MIKKELSEN, M., STEINE, J.: Genetic counselling in Down's syndrome. Human Heredity **20**, 457 (1970).

MIKKELSEN, M.: Down's syndrome. Current stage of cytogenetic research. Hum.-Genet. **12**, 1 (1971).

MORRIS, G.: Neural tube defects: towards prevention and unterstanding Nature **284**, 121–123 (1980).

SCHULL, W.J., OTAKE, M., NEEL, J.V.: Genetic Effects of the Atomic Bombs: A Reappraisal Science, 213, 1220–1227, 1981

OPPENHEIM, B.E., GRIEM, M.L., MEIER, P.: The Effects of Diagnostic X-Ray Exposure on the Human Fetus: An Examination of the Evidence Radiology **114**, 529 – 534 (1975).

PENROSE, L.S., SMITH, G.F.: Down's anomaly. London: Churchill 1966.

PENROSE, L.S.: The biology of mental defect, 3rd Ed. London: Sidwick and Jackson 1963.

PROPPING, P.: Genetische Familienberatung bei Schizophrenie Dtsch. Med. Wschr. **105**, 273–276 (1980).

RAUSCH, L.: Strahlenrisiko? München (1979), R. Piper & Co.

RAUSKOLB, R.: Fetoskopie Thieme Copythek, Stuttgart 1980.

RICHTLINIEN für das ärztliche Verhalten nach Exposition der menschlichen Frucht mit ionisierenden Strahlen und nach Inkorporation radioaktiver Stoffe aus medizinischer Indikation – Entwurf. RöFo **132**, 595–604 (1980).

ROBERTS, J.A.F.: Multifactorial inheritance and human disease. Progr. in Medical Genetics, Vol. III (Ed. A. G. STEINBERG, A. G. BEARN), p. 179. New York: Grune & Stratton 1964.

RODECK, C.H.: Fetoscopy guided by real-time ultrasound for pure fetal blood samples, fetal skin samples, and examination of the fetus in utero Brit. J. Obstet. & Gynaecol. **87**, 449 – 456 (1980).

SCHARDIEN, J.L.: Congenital Abnormalities and Hormones During Pregnancy: A Clinical Review Teratology **22**, 251 – 270 (1980).

SCHLOOT, W., GOEDDE, H.W.: Biochemische Genetik des Menschen. In: Handb. Allg. Pathol., Bd. IX: Erbgefüge (Ed. F. VOGEL), p. 325. Berlin-Heidelberg-New York: Springer 1974.

SCHMID, W.: Genetik der Lippen-Kiefer-Gaumen-Spalten Z. Kinderchir. Suppl. zu **19**, 23–32 (1976).

SMITHELLS, R.W., SHEPPARD, S., SCHORAH, C.J., SELLER, M.J., NEVIN, N.C., HARRIS, R., READ, A.P.: Possible prevention of neural tube defects by periconceptional vitamin supplementation Lancet **1**, 339 – 340 (1980).

SCHULL, W.J.: Empirical risks in consanguineous marriages: Sex ratio, malformation, and viability. Amer. J. hum. Gen. **10**, 3 294 (1958).

SCHULL, W.J., NEEL, J.V.: The effects of inbreeding on Japanese children. New York: Harper & Row 1965.

NEEL, J.V.: Genetic Effects of Atomic Bombs Science, 213, 1206, 1981

SCHULZE, CH.: Anomalien und Mißbildungen der Kiefer, Lippen-Kiefer-Gaumenspalten. In: Humangenetik, Handbuch, Vol. II (Ed. P.E. BECKER), S. 440. Stuttgart: Thieme 1964.

SLATER, E., COWIE, V.: The Genetics of mental disorders. London, New York: Oxford University Press 1971.

STENE, J., STENE, E., STENGEL-RUTKOWSKI, S., MURKEN, J.-D.: Paternal Age and Down Syndrome Human Genet. (in press) 1981.

STIEVE, F.-E.: Strahlenexposition als Indikation zum Schwangerschaftsabbruch Internist **19**, 299–303 (1978).

TÖNDURY, G.: Zur Genese der Lippen-Kiefer-Gaumen-Spalten Z. Kinderchir. Suppl. zu **19**, 5–22 (1976).

TÖNDURY, G., SMITH, D.W.: Fetal rubella pathology. J. Pediat. **68**, 867 (1966).

TRIMBLE, B.K., P.A. BAIRD: Maternal Age and Down Syndrome: Age-Specific Incidence Rates by Single-Year Intervals American Journal of Medical Genetics **2**, 1–5 (1978).
UEDA, K., NISHIDA, Y., OSHIMA, K., SHEPARD, T.H.: Congenital rubella syndrome: Correlation of gestational age at time of maternal rubella with type of defect Journal of Pediatrics **94**, 763–765 (1979).
VOGEL, F.: Genetics of retinoblastoma. A review. Hum. Genet. **52**, 1–54 (1979).
VOGEL, F., RÖHRBORN, G. (Eds.): Chemical mutagenesis in mammals and man. Berlin-Heidelberg-New York: Springer 1970.
VOIGTLÄNDER, Th. et al.: Human Genetics 1981 (im Druck).
WALD, N.J., CUCKLE, H.S.: Amniotic Fluid Acetylcholinesterase Electrophoresis as a secondary Test in the Diagnosis of Anencephaly and open Spina bifida in early pregnancy Report of the Collaborative Acetylcholinesterase Study. Lancet II, 321–324, 1981
WARD, B.E., HENRY, G.P., ROBINSON, A.: Cytogenetic Studies in 100 Couples with recurrent Spontaneous Abortions Am. J. Hum. Genet. 32, 549–554 (1980).
WENDT, G.G., DROHM, D.: Die Huntingtonsche Chorea. Stuttgart: Thieme 1972.
ZERBIN-RÜDIN, E.: Idiopathischer Schwachsinn. In: Humangenetik, Handbuch, Vol. **V**/2 (Ed. P.E. BECKER), S. 158. Stuttgart: Thieme 1967.
ZERBIN-RÜDIN, E.: Endogene Psychosen. In: Humangenetik. Handbuch, Vol. **V**/2 (Ed. P.E. BECKER), S. 446–577. Stuttgart: Thieme 1967.

Eine Auswahl für die medizinische Genetik wichtiger Zeitschriften:

American Journal of Human Genetics
American Journal of medical Genetics
Annales of Human Genetics
Clinical Genetics
Cytogenetics and Cell Genetics
Excerpta Medica, Sect. 22/Human Genetics
Human Genetics
Journal de Génétique Humaine
Journal of Medical Genetics
Prenatal Diagnosis
Teratology

Appendix

Genetische Beratungsstellen in der Bundesrepublik Deutschland

Berlin
Heubnerweg 6
1000 Berlin 19
Telefon 0 30/3 20 33 76

Bochum
Universitätsstraße 150
4630 Bochum 1
Telefon 02 34/7 00 56 00

Bonn
Wilhelmstraße 31
5300 Bonn 1
Telefon 0 22 21/65 29 81
App. 3 46 od. 3 47

Braunschweig
Gaußstraße 17
3300 Braunschweig
Telefon 05 31/3 91 25 30

Bremen
Leobenerstraße
2800 Bremen 33
Telefon 04 21/2 18 23 90

Horner Straße 60–70
2800 Bremen 1
Telefon 04 21/4 97 55 69

Düsseldorf
Universitätsstraße 1
Gebäude 23.12
4000 Düsseldorf 1
Telefon 02 11/3 11 23 55
od. 39 63

Erlangen
Bismarckstraße 10
8520 Erlangen
Telefon 0 91 31/85 23 19

Essen
Hufelandstraße 55
4300 Essen 1
Telefon 02 01/7 23 25 60
od. 25 61

Frankfurt
Kennedyallee 123
6000 Frankfurt/Main 70
Telefon
06 11/63 01 56 78

Freiburg
Albertstraße 11
7800 Freiburg
Telefon 07 61/2 03 46 39

Gießen
Schlangenzahl 14
6300 Gießen
Telefon 06 41/7 02 41 46
od. 41 45

Göttingen
Nikolausberger Weg 5a
3400 Göttingen
Telefon 05 51/39 75 90

Hamburg
Martinistraße 52
2000 Hamburg 20
Telefon 0 40/4 68 31 20

Rübenkamp 148
Haus 36
2000 Hamburg 60
Telefon 0 40/6 38 54 00

Hannover
Karl-Wiechert-Allee 9
3000 Hannover 61
Telefon 05 11/5 32 32 00
od. 32 01

Heidelberg
Im Neuenheimer
Feld 328
6900 Heidelberg 1
Telefon 0 62 21/56 38 91

Homburg
Universitätskliniken,
Bau 68
6650 Homburg
Telefon 0 68 41/16 22 72

Kiel
Schwanenweg 24
2300 Kiel
Telefon 04 31/5 97 27 90

Schwanenweg 20
2300 Kiel
Telefon 04 31/5 97 38 78

Lübeck
Ratzeburger Allee 160
2400 Lübeck
Telefon 04 51/5 00 29 31

Mainz
Große Langgasse 29
6500 Mainz
Telefon 0 61 31/1 07 91
(Zentrale)

Marburg
Bahnhofstraße 7 A
3550 Marburg/Lahn
Telefon 0 64 21/28 22 13

München
Richard-Wagner-Straße
10/I
8000 München 2
Telefon 0 89/5 20 33 81

Goethestraße 29
8000 München 2
Telefon 0 89/51 60 37 20
od. 5 99 63 40

Münster
Vesaliusweg 12–14
4400 Münster
Telefon 02 51/83 54 22
od. 54 23

Tübingen
Wilhelmstraße 27
7400 Tübingen
Telefon 0 70 71/29 64 58

Ulm
Oberer Eselsberg
7900 Ulm/Donau
Telefon 07 31/1 76 32 54

Prittwitzstraße 6
7900 Ulm/Donau
Telefon 07 31/1 79 40 11

Sachverzeichnis

A-beta-Lipoproteinämie 44
A-Spermatogonien 159
α-Glucosaminidase 10
α-L-iduronidase 10
Aberrationen, numerische 75 f.
Abbruch der Schwangerschaft, genetische Indikation 180
Ablauf des Beratungsgespräches 172
AB0-System 156
Aborte 14, 77, 95, 159 f.
–, wiederholte spontane 94 f.
Abortrate, Verwandtenehen 98
Abruptio 169
–, Indikation 165
Acetylcholinesterase 115, 123 f.
Achondroplasie 23, 27
Adenin 73
Adenoma sebaceum 140
Adoptiveltern 146
Aethylalkohol 165
Affektpsychosen 145, 148
AFP-Konzentration, Grenzwerte 124
AFP-Screening 117
AFP-Spiegel 123
Aganglionose (M. Hirschsprung) 112
Ahornzucker – Urinkrankheit 126
Akatalasämie 126
Akrozephalosyndaktylie (Apert) 26, 27, 100
Akuter Rheumatismus 138
Alkoholembryopathie 108, 165
Alkylierende Chemikalien 111
Alpha-Fetoprotein 177
Alpha-Fetoprotein (AFP-), Bestimmung im mütterlichen Serum 117, 123
Alpha-Fetoprotein-Konzentration 109
Alpha-Fetoprotein im Fruchtwasser 115
Alpha-Fetoproteinkonzentration, Fruchtwasser 118

–, mütterliches Serum 119
Altersindikation 120
Amniographie 117
Amnionitis 121
Amnionzellen 74
Amniozentese 77, 120, 126, 177
–, Indikation 177 f.
Amniozentese – Diagnostik 120
Anamnese 16
Anenzephalie 108 f., 115 f., 123 f.
Aneuploidien 160
Anfallsleiden 16
Angeborene Angiocardiopathien, Wiederholungsrisiko 108
– Herzfehler 112
– Schwachsinn 142
Angiokardiopathien, angeborene 107, 113
Aniridie 24, 25
Anomalie ohne einfachen Erbgang 12
Anomalie des Genitaltraktes 97
– des X-Chromosoms 77
Anti-D-Prophylaxe 121
Anticonvulsiva 165
– Syndrom 108
Antimetaboliten 163 f.
Aortenisthmusstenose 108
Aortenstenose 108
Apert-Syndrom 27, 28, 100
a posteriori-Wahrscheinlichkeit 55 f.
a priori-Wahrscheinlichkeit 54 f.
Artefakte 122
Arteriosus Botalli, Ductus 108
Arylsulfatase B 11
Argininbernsteinsäuresyndrom 125
Arzneimittel 164
Arzt, Allgemeinmedizin 171
–, öffentliches Gesundheitswesen 171
Arzt-Patientenbeziehung 173

Atherome 131
Atresien 115
Asthma bronchiale 7, 138
Atemnotsyndrom 121
Atopien 138
atopische Dermatitis 7, 138
atopische Erkrankungen 7
Aufspaltungsziffern, theoretische 5
Augen-Albinismus, X-chromosomal 44
Autosomal-dominantes Erbleiden 12, 17f., 24f.
Autosomal-rezessives Erbleiden 12, 13, 35f.
– Erbgang, Erwartungswerte 36
Autosomen 17

β-Galactosidase 10
β-Glucuronidase 11
β-Thalassämie 126, 128
Barrsches Körperchen 92 f.
Bayes-Theorem 54 f.
Bedingte Wahrscheinlichkeit 54 f.
Belastungsziffern, empirische 9, 29
Beratung eines(r) Diabetikers(in) 138
Beratungsbriefe 176
Beratungsgespräch, Ablauf 172
Beratungspraxis, Faustregel 92
Bevölkerungen Südindiens 150
Bewegungsmangel 134
Bipolare Psychosen 148
Blutgruppe A 134
Blutsverwandtschaft 151
Brustkrebs 134

Ca der weiblichen Brust 134
Caudale Dysplasie 137
Chemikalien, akylierende 111
Chemische Mutagene 163 f.
Chondrodysplasie 27, 100
Chorea Huntington 20, 21, 23, 26, 70 f., 74, 174
„Cri-du-Chat"-Syndrom 97
Chromatin-positiv 92
Chromosom 6 73
Chromosom 21 83
–, zusätzlich 89
–, D 82, 87
–, homologe 2, 3

Chromosomale Anomalie 162
Chromosomenaberrationen 74 f., 100, 159
Chromosomenaberrationen, autosomale 95, 100
Chromosomenaberrationen, induzierte 159
–, numerische 75 f., 91 f., 159
–, strukturelle 91 f., 122, 159, 161
Chromosomenanalyse 94, 101
Chromosomenanomalie 12, 95, 98, 107, 110, 121
–, numerische 95, 122
Chromosomenbefunde 94
Chromosomendiagnostik 74 f.
Chromosomen-Instabilität 133
Chromosomen-Translokationen 133
Chromosomen-Strukturanomalie 98
Chromosomenuntersuchung 75, 76, 90, 92, 100, 143, 177
–, Abortfeten 98
–, Fruchtwasserzellen 91
Chromosomenveränderung 139
Chromosomenverteilung, normale Keimzellbildung 80
Citrullinämie 125
Computertomographische Untersuchungen 140
Conditional probability 54 f.
Cystathioninurie 126
Cystinose 125
Cytomegalie 102
Cytosin 73

Darmkrebs 131
Defekt der DNA-Reparatur 133
degenerative Erkrankung 26
Deletäre Gene 174
Deletion, kurzer Arm Chromosom 5 97
Dermatansulfat 10, 11
Dermatoglyphen 100
Determinationsperiode 101
Diabetes, insulinabhängig 135 f.
Diabetes mellitus 135, 136 f.
–, Risiko 172
DiFerrante Syndrom 11
Differentialdiagnose erblicher Syndrome 128

DNA 73f., 133
DNA-Basensequenzen 73
DNA-Polymorphismen 74
DNA-Reparatur 133
DNA-Replikation 63f.
Dosisrate 161
Dosisraten-Effekt 160
Down-Syndrom 75f., 95, 142f., 172, 177
-, Karyotypen 90
-, Alter der Mutter 75f.
Drumsticks 92f.
D-Trisomie 97
Ductus, offener 108
Ductus arteriosus Botalli 102
Dupuytren-Kontraktur 1, 2, 4, 6, 7, 8, 21
Dysostosen, generalisierte 2
Dysplasie, caudale 137
-, Finger 100
-, Gesichtsbildung 100
-, Hände 100
-, Ohren 100
Dystrophia myotonica 27

Edwards-Syndrom 95
Ehen zwischen Vettern ersten Grades 153
Einziehungen im Lippenrot 111
Einverständniserklärung 120
Einwilligung des gesetzlichen Vertreters 180
Einzelgendefekte 101
Eisenmenger-Komplex 112
ektodermale anhidrotische Dysplasie 51
Embryonalentwicklung 47, 159
Embryonalpharmakologie 164
Empfängnisverhütung 114
Empirische Belastungszahlen 113
- -, affektive Psychosen 149
- -, Schizophrenie 147
- Erbprognose 105
Endokardfibroelastose 108
Endotoxinschock 121
Entwicklung, geistige 139
-, verzögerte 100
Entwicklungsstörungen 143
Enzymaktivität, vermindert 44
Enzyme, funktionell abnorme 44
Enzymdefekte 8, 40, 47, 133

Epilepsie 142
Epileptikerinnen, Schwangerschaften 165
Epitheliom 132
Erbgang, autosomal-dominant 17f.
-, autosomal-rezessiv 2
-, geschlechtsgebundene 47f.
-, intermediärer 18
Erbleiden, autosomal-rezessiv 158
-, seltenes rezessives 153
erbliche Belastung 7, 28, 142
Erbprognose, empirische 5, 6, 9, 90, 106
-, spezielle 9
Erfassungsfehler 37
Erkrankungsalter 26
Erkrankungsrisiko 89
Erkrankungswahrscheinlichkeit 145
Ernährungsfaktoren 109
„Erwachsenen-Diabetes" 136
Ethische Probleme 129
Eugenisch 174
Europäische Gemeinschaftsstudie 76
Exogene Faktoren 135
- Hirnschäden 143
- Ursache 30, 135, 143
Experimentelle Mutationsforschung am Säugetier 158
Expressivität 4, 160, 162
Extremitätenfehlbildung 30, 107
Extremitäten-Mißbildungen 30, 107

Fallotsche Tetralogie 108, 112
- - mit Pulmonalatresie 112
Faktor-VIII-Aktivität 49, 65f.
Faktor VIII-Antigenität 49
Faktor VII-Mangel 44
Familienbefund 12f.
Fanconi-Anämie 126
Fehlbildung 99, 101, 127
-, angeborene 74, 99, 101, 127
-, multiple 100
- des Abdomens 115
-, Extremitäten 102
- der Harnwege 115
- der Hände 20
-, Herz 101, 115
- bei Kindern diabetischer Mütter 137
- mit multifaktoriellem Erbgang 109
- der Niere 115
Fehlgeburten 96

Fetale Bluttransfusionen 128
Fetoskopie 126 f.
Fibroblastenkultur 8, 40, 74
Fibrome 131
Fibrose des Hodens, tubuläre 92
„Flache Pfanne" 112
Flecken, typische weiße 140
Fluoreszenz 87
Folsäure 109
Fragile Stelle 141
Freie Trisomie eines Kindes 122
Frischzellen 76
Fruchtwasserentnahme 120
Fruchtwasserleakage 128
Frühentwicklung 159
Frühgeburt 128
Fukosidose 125
Furchungsteilung, erste 98
Fusionen, zentrische 82

Gaumenspalte, isolierte 7
Galaktosämie 44, 125
Galactosamin-6-Sulfat-Sulfatase 10
Galaktokinase-Mangel 125
Gardner-Syndrom 132
Gastroschisis 115
Gaumenspalte, isolierte 110
Geburtenreihenfolge 14
Gefährdung des Feten 121
– der Mutter 120
Geisteskrankheiten 139 f, 145
Geistliche Verwandtschaft 150
Gene, deletäre 174
Generelle Teratogene 164
Genitaltrakt, Anomalie des 97
Genetische Beratung, Indikation 171, 181
– –, psychologische Hindernisse 171
– –, Tumorfamilien 132
– Disposition 103, 133 f.
– Heterogenität 133, 173
– Krankheiten, Frühtherapie 115
– Risiko 105
Genhäufigkeit 3
Genkoppelung 17, 72 f., 126
Genmutation 63
Gentechnologie 74
Gerinnungsfaktoren 44
Gerinnungsstörungen 128

Geschlecht, phänotypisch 94
Geschlechtschromosomen 17, 82
Geschlechtschromosomenkomplement 98
Geschlechtsbestimmung, genotypisch 47 f.
Geschlechtsentwicklung, Störungen 74, 91, 94
Geschlechtsgebundene Erbgänge 47 f.
Geschlechtsdiagnostik 122
Geschlechtshormone 77
Gesichtsspalten 110
Gespaltene Uvula 111
Giemsa-Bänderung 83, 87
Glomustumor 132
Glucosamin-6-Sulfat-Sulfatase 11
Glucose-6-Phosphat-Dehydrogenasemangel 51, 125
Glykogenspeicherkrankheit Typ II (Pompe) 44, 125
G_{M1}-Gangliosidose 125
G_{M2}-Gangliosidose 125
Gonadendysgenesie, reine 94
Gonadendysgenesien 94
Granulozytenkerne 92
Gruppe 0 (Blutgruppe) 134
Guanin 73
Gynäkologische Untersuchung 97

Hämoglobinopathie 44, 128
Hämophilie 44, 48 f.
Hämophilie A 48 f., 63 f., 128
Hämophilie B 49
Häufigkeit Erbkranker 174
Halbvettern 1. Grades 154
Halluzinogene 163
Handfurchen 100
Hardy-Weinberg-Gesetz 3, 39, 152 f.
Hebephrenie 146
Heparansulfat 10, 11
Heparansulfat-Sulfatase 11
Hepatitis-Viren 170
Heritabilität 107
Herzfehler, angeboren 111 f.
Herzinfarkt 135
Heterogenie 8, 24, 39, 45, 46
Heterogenität des Diabetes mellitus 137
heterologe Insemination 180
Heterozygote, Ehen 43
Heterozygoten-Nachweis, Prinzipien 43 f.

Heterozygotenstatus 65
Heterozygotentests 39 f., 65, 155
Heterozygotenwahrscheinlichkeit 40
Heuschnupfen 7, 138
Hirnentwicklung, Störung 40
Histidinämie 126
HLA-System 136
HLA-Typen 73, 137
Hörstörungen 46
Holt-Oram-Syndrom 107
Homocystinurie 126
Homozygotie, autosomal-rezessives
  Gen 97
HPRT-Defekt 44
Hüftgelenkdysplasie 121
Hüftgelenksluxation 1, 2, 5, 6, 7, 28, 29,
  112
–, empirische Erbprognose 6
–, Zwillingsuntersuchungen 5
Humangenetische Beratung 120
Hurler'sche Krankheit 1, 2, 3, 4, 7, 8, 10
Hunter-Syndrom, autosomal 10
–, mild 10
–, schwer 10
Hurler/Scheie-Compound 10
Hydrozephalus 102, 115
21-Hydroxylasemangel 73
Hyperammonämie 125
Hypercholesterinämie 23, 135
Hyperlysinämie 126
Hyperphenylalaninämie 39
Hypertension 134
Hypertrophische Pylorusstenose,
  Wiederholungsrisiko 112
Hypo-alpha-lipoproteinämie 44
Hyperlipoproteinämie Typ II 125
Hypoplasien der Finger 19, 22
Hypoplastisches Linksherzsyndrom 108

I-cell disease 125
Idiotie, mongoloide 84
Immunologische Verfahren 126
Incontinentia pigmenti (Bloch-
  Sulzberger) 52
Indikation, Chromosomenuntersu-
  chung 76
– zur genetischen Beratung 171
Infarkttodesfälle 134
Infektionen 164

Influenza-Viren 170
Inkompatibilität zwischen Mutter und
  Kind 156
Innenohr-Schwerhörigkeit 27
Insemination, heterologe 180
Insulinabhängiger Diabetes 135 f.
Interphalangealgelenke 19
Inzesttabu 150
Inzestverbindungen 140
Involutions-Depressionen 148
Inzuchtkoeffizient 153 f.
Ionisierende Strahlen 163
Inversionen 98
Isochromosom 21 90
IQ 139 f.
Iriskolobom 101
Irreguläre Antikörper 115

Jugendliche Diabetikerinnen 138
Juveniler Diabetes 136

Kammerseptation 101
Karyotyp 83
–, 46, XX 99
–, 46, XX, +t (13q 21q) 99
–, 46, XX, −13 99
–, 45, XX, +t (Dq Gq) 99
–, 45, XX, −G 99
–, 45, XX, −D 99
–, 45, XX 99
–, 45, X 99
–, 46, XX, 5p− 99
–, 46, XY, 1q+ 99
–, 47, XY, +21 99
–, 47, XY, +G 99
–, 46, XY 99
–, 46, XX 99
–, balanciert 84
–, normal 87
–, unbalanciert 95, 98
–, XO 94
–, XX 94
–, XO/XY 94
–, XO/XXX 94
–, XXY 92
Kastration 179
Katatonie 146
Katzenschrei-Syndrom 97

195

Keimzellen, weiblich 82
Keimzellbildung 96
Keimzellentwicklung 63
Keimzell-Mutation 132
Keratansulfat 10, 11
Kernformen, Schizophrenie 146
Kinder schizophrener Frauen 146
Kleiner Hirnschädel 143
Klinefelter-Syndrom 90 f.
–, falsches 92
Klumpfuß 121
Knochenmark 74
Kombination zweier Heterozygoter 180
Kongenitale Angio-Kardiopathien 113
– Nephrose 117
Konstitutionelles Kinderekzem 138
Konzeptionsverhütende Mittel 178
Korrelation des Erkrankungsalters zwischen Verwandten 72
Krampfleiden 143
Krankheitswert einer Anomalie 9, 21
Kreatin-Phosphokinase (CPK) 44, 50, 65 f.
Krebsfamilien 131, 133

langfristige Eugenik 129
Leberbiopsie (bei PKU) 41
leichter Schwachsinn 139
Leiden ohne einfachen Erbgang 131
Leiomyom 132
Lesch-Nyhan-Syndrom 44, 50, 63, 65, 126
Lesch-Nyhan-Syndrom, Enzymbestimmung in Fibroblasten 65
Letalfaktoren 97
Letalfaktoren, autosomal-rezessiv 98
Letale Hemizygotie X-chromosomal dominanter Defekte 97
Leukodystrophie, Metachromatische 125
Lipom 132
Lippen-Kiefer-Gaumenspalte 7, 101, 109 f.
LSD 163
Lumbale Myelomeningozele 117
Lymphozytenkulturen 74
Lysosomaler Mangel an saurer Phosphatase 126

Magen-Ca 133
Makroorchidismus mit Marker X-Chromosom 141
Mangelgeburt 100
Manifestation 19, 20, 23
Manifestationsalter 23
Manifestationswahrscheinlichkeit 4
Manisch-Depressive 148
Mannosidose 125
Marfan-Syndrom 27, 100
Marker X-Chromosom 141 f.
Maroteaux-Lamy-Syndrom 11
Maroteaux-Lamy-Syndrom, schwere und milde Form 11
Masern-Virus 170
Maturity-Onset Diabetes of the Young, MODY˙ 135
Mediane Spalten 110
Megalureter 102
Meiose 98
Mendel'scher Erbgang 106, 139
Mendel'sche Regeln 103
Mendel'sche Rückkreuzung 47
Meningozele 108
Metachromatische Leukodystrophie 125
Methylmalonsäureazidurie 126
Mikrosymptome 16, 39
Mikrosymptome für Erkennung von Genträgern 111
Mikrozephalie 142 f., 166
Mikrozephalus 102, 115
Minipille 138
Mißbildungen 98
– der Extremitäten 30
–, nicht erbliche 12
– Ohne einfachen Erbgang 99 f.
Mißbildungserzeugung durch Infektionskrankheiten 167
Mißbildungshäufigkeit 137
Mißbildungssyndrome chromosomal bedingt 159
Monosomien 160
Monosomie 13 96
Monosomie 14 96
Morbus Bourneville-Pringle 140
Morbus Fabry 125
M. Gaucher 125
M. Krabbe 125
Morbus Menkes 126
M. Niemann-Pick 125

M. Refsum 125
M. Wolman 125
Morquio A 10
Morquio B 10
Mosaik 79, 92, 122
–, Trisomie 21 79
MPS I H (Hurler) 125
MPS I S (Scheie) 125
MPS II (Hunter) 125
MPS III A (Sanfilippo A) 125
MPS III B (Sanfilippo B) 125
MPS IV (Morquio) 125
MPS VI (Maroteaux-Lamy) 125
Mucolipidosis Typ II/III 125
Mucolipidosis Typ IV 125
Mucopolysaccharidosen 8, 125
Mütterliches Alter 75 f., 121
– Todesfall 121
multifaktorische Krankheiten 74
Multifaktorielle Vererbung mit Schwellenwert-Effekt 103, 134
– System 135, 155
Muskeldystrophie Typ Duchenne 44, 50, 62 f.
Muskelatrophien, Allan, Herndon und Dudley angeborene Form mit Hypotonie und gestörter motorischer Entwicklung 141
Mutagener Effekt 161
Mutagene Noxen 158 f.
– Wirkung, Phasenspezifität 163
Mutationen 160
–, rezessive 160
–, spontane 87
–, X-chromosomal 97
Mutationsbelastung 130
Mutationsforschung bei der Maus 63
Mutationsrate 25, 27, 61 f.
– in männlichen Keimzellen (υ) 61 f.
– in weiblichen Keimzellen (μ) 61 f.
–, Verdoppelung 162
Mutationswahrscheinlichkeit 162
Myelomeningozele 101, 108, 117
Myositis ossificans 26
Myotonie 27

N-Acetyl-α-D-Glucosaminidase 10
Nebengene 103
Neumutanten 30 f., 140

Neumutationen 24 f., 49, 84, 98
–, autosomal-dominante 97
Neuralrohrdefekte 117, 124
Neurofibrom 132
Neurofibromatose 23, 27
Neurotische Fehlentwicklung 148
Neutronenstrahlung 166
Nomenklatur, Karyotypen 98 f.
Nondisjunction 80 f., 92
–, erste meiotische Teilung 80
–, zweite meiotische Teilung 80
–, Reifungsteilungen 94

offener Ductus 108
– Neuralrohrdefekt, Diagnose 123
Omphalozele 115, 117
Onkel-Nichten-Ehen 150, 154
Oozytenbestrahlung 160
Operative Sterilisierung 178 f.
Operative Unfruchtbarmachung 178
Oro-fazio-digitales (OFD-)Syndrom 52
Orotsäureazidurie 126
Osteogenesis imperfecta 27
Osteom 131
Ovulationshemmer 114, 138, 178

Pätau-Syndrom 95 f.
Papillarleistenmuster 100
Penetranz 4, 19, 23, 24 f., 113, 135, 160 f.
Periphere Tumoren 115
Peutz-Jeghers-Syndrom 132
Phasenspezifität der mutagenen Wirkung 163
Phänokopie 24, 29 f.
Phenylalanin 40 f.
Phenylalanin-Hydroxylase 44
Phenylketonurie 37 f., 151 f.
Pocken 170
Polyposis coli 132
Polyposis, Intestinum 131
Porenzaphie 102
Postmeiotische Bestrahlung 159
Pränatale Chromosomenanalyse 163
Pränatale Diagnostik 129 f., 141, 176
– –, biochemische Krankheiten 124
– –, Hilfsmethode der genetischen Beratung 176
– –, Indikation durch Amniozentese 121

Pränatale Diagnostik, Sichelzellen-
  Anämie 74
– – Stoffwechsel-Defekte 73
– –, Spaltbildung 111
Prästerile Phase 159
Präventivmaßnahmen 138
Präventivmedizin 131
Pronucleus (Vorkern)-Stadium 160
Propionazidämie 126
Prothrombinmangel 44
Pseudocholinesterase 44
Pseudotruncus aortalis 112
Psychiater, psychoanalytisch geschulte 145
Psychische Reaktionen 179
Psychologische Aspekte der Beratung 9
Psychologische + soziale Aspekte 170
Psychosen, bipolare 148
Pulmonalatresie 108
Pulmonalstenose 108
Punktmutationen 101, 130
–, dominant 159 ff.
–, rezessiv 159 ff.
Pylorusstenose 102 f.

Rachischisis 108
Randformen 146
Rauchen 134
Refraktionsanomalien 138
Reifungsteilungen 76
Reizleitungsstörung 107
Renpenning-Syndrom 141
Reparatursystem der Zelle 160
Restriktions-Endonukleasen 73
Restriktions-Fragmente 73
Retinoblastom 26 f., 53, 54, 132
–, doppelseitig 33 f.
–, Lichtkoagulation 32
–, Röntgenbestrahlung 32
Rh-System 156
Rhesus-faktor 121
Rheumatismus, akuter 138
Risiko, a priori 53 f.
–, schwere Mißbildungen 106
–, theoretisches 53 f.
Risiko-Rechnung 53 f.
Risikoziffern 98, 107, 137
–, empirische 72
Robertsonsche Translokationen, Typ
  D/D 96

Röntgenstrahlen, teratogene
  Wirkung 166 f.
Röntgenuntersuchung 117
Röteln(Rubeoln)-Erkrankung 167
Röteln-Infektionen 168
Röteln-Serologie 115
Rötelnspezifische Antikörper, Immuno-
  globulin-M-Fraktion 169
Rubeolenembryopathie 46, 101, 107

Sanfilippo-Syndrom A 10
Sanfilippo-Syndrom B 10
Sanfilippo-Syndrom C 10
Screening, AFP 117
Selektion, natürliche 20
Seltene Fehlbildungen 112
– Syndrome, Diagnose 173
Semisterilität 161
Septumdefekt 107
Sex-Chromatin 92
Sexualhormone 108
Sichelzellanämie 44, 126
Sichelzellanämie, Diagnose 126
Sichelzellen-Anämie, pränatale
  Diagnostik 74
Skelettfehlbildungen 115
Skleren, blaue 27
Sly-Syndrom 11
Somatische Mutation 24, 29, 30
Spätschwangerschaft 115
Spalthand und Spaltfuß 29
Spina bifida 108, 115, 123
Spina bifida aperta 109
Spina bifida occulta 109
Spinnenfingrigkeit 27
Spurenelemente 109
Submuköse Spalte 111
Sulfo-iduronid-Sulfatase 10
Syndaktylie 52
Systemerkrankungen 29

Scheie-Syndrom 10
Schizophrene 146
Schizophrener Formenkreis 145
Schizophrenie, Kinder zweier
  schizophrener Eltern 147
Schlußstörungen des Neuralrohres 108
Schwachsinn 139 f.

Schwachsinn, X-chromosomal
  rezessiver 140
–, X-chromosomal rezessiver Erbgang 142
Schwachsinnige 179
–, Geschäftsfähigkeit 180
–, leicht 144
Schwachsinnsformen, chromosomal
  bedingt 140
–, idiopathisch 140
–, stoffwechselbedingt 140
Schwangerschaften von Epileptikerinnen 165
Schwangerschaftsabbruch 127, 167
–, Indikation 170
Schwangerschaftsalter 124
Schwellenwert 103
Schwerer Schwachsinn 140
Schwerhörigkeit, Wiederholungsrisiko 46

Stammbaum 14, 15, 172
Sterile Phase 159
Sterilisierung 145, 179 f.
–, operativ 114
–, Schwachsinniger 145
Störung der Sprachentwicklung,
  auffallende 141
Stoffwechsel-Erkrankungen, rezessive 43
Stoffwechselkontrolle 137
Stoffwechselstörungen, X-chromosomal
  erbliche 141
Strahlen 164
Strahlendosis, absolut 161
Strahlenwirkung 158 f.
Strahlenexposition,
  Mutter + Embryo 167 f.
–, Präimplantationsphase 166
Strahlenschädigung, Fetus 181
Streptomycin-Therapie 46
Strukturanomalien, Chromosomen 76

Tangier-Krankheit 44
Taubheit, Wiederholungsrisiko 46
Taubstummheit 45
Teratogene 107
–, generelle 164
–, spezielle 164
Teratogener Effekt 161

teratogene Schäden 76
– Wirkungen 164
Terminationsperiode 101
Thalidomid 164
Thalidomid-Embryopathie 30, 101
Therapiemöglichkeiten 5
Thymin 73
Totgeburten 15, 95
Toxoplasmose 102
Translokationen 82, 84 f., 95 f.
Translokationstrisomie 13 96
Translokationstrisomie 14 96
Translokation, 21/21 87, 90
–, 21/22 90
–, balancierte 79 f.
–, balanciert 13/14 96
–, D/G 79, 87, 90
–, familiäre 84
–, G/G 79, 87
–, reziproke 82, 96
–, reziproke balancierte 96
–, Robertson'sche 82, 96
Transposition der großen Gefäße 108
Tricuspidalatresie 108
Trisomie 13 97
– 21, freie 76 f.
– 21, Mosaik 79, 90
Trisomien 80 f., 92
–, Autosomen 13 und 18 82, 91
Trisomie-Syndrome 95
Tubenligatur 178 f.
Tuberöse Sklerose 140
Tumorviren 134
Turner-Syndrom 94
Tyrosin 40 f.

Überernährung 134
Überwachung der Schwangeren 137
Ultraschall 117, 124
Ultraschalluntersuchung 115, 123, 128
Umwelt-Mutagene 158
Unipolare Psychosen 148
Unterbindung der Samenleiter 178
Untersuchung des Fruchtwassers 117
UV-Bestrahlung 133

Väterliches Alter 122
Vasektomie 179

Veitstanz, erblicher 26
Ventrikelseptumdefekt 108, 112
Verdoppelungsdosen 161
Vererbung, autosomal-dominant 111
–, autosomal-rezessiv 111
–, multifaktoriell 104 f.
Versand von Fruchtwasser oder
 Zellkulturen 124
Verwandtenehen, Abortrate 98
–, Bedeutung 157
–, Typen 154 f.
Verwandtenehe, Risiko 150 f.
Verzweigtketten-Ketonurie 126
Vettern 1. Grades 154
Vettern 1. Grades mit
 Generationsverschiebung 154 f.
Vettern 2. Grades 154 f.
Vetternehe 151 f.
–, Vorteil 156
Vierfingerfurche 100
Vikariierende Sterilisation 178
Viruskrankheit 101
Vitamine 109
Vitamin D-resistente Rachitis mit
 Hypophosphatämie 51
Vorgeburtliche Diagnostik 72 f., 95 f.,
 114 f., 181
Vorgeburtliche Diagnostik,
 Therapeutische Bestrahlung 160
Vorhofseptumdefekt 107 f.
Vorkern-(Pronucleus)-Stadium 160

Wahrscheinlichkeit, bedingte 54 f.
Wiederholungsrisiko 106, 110 f.

–, isolierte Gaumenspalte 110
–, Lippen-Kiefer-Gaumenspalte 110
– nach einer Schwangerschaft mit Trisomie eines Feten 122

X-Chromosom 47 f., 141
X-chromosomal-dominante
 Vererbung 50 f.
X-chromosomaler Erbgang 47 f.
X-chromosomal rezessives Erbleiden 12,
 48 f., 60
Xeroderma-ähnliche Erkrankungen 133
Xeroderma Pigmentosum 126, 132 f.
XYY-Typ 94

Y-bodies 92
Y-Chromosom 47 f.
Y-chromosomaler Erbgang 47

Zahnanomalien 111
Zelleigene Reparatursysteme 163
Zwillingsuntersuchungen 136
Zygoten, trisome 82
Zyklusanomalien 138
Zytomegalie-Virus 170
Zytostatika 163 f.
Zwergwuchs 23
Zwillinge, diskordante eineiige 145
–, eineiige 5
–, zweieiige 5
Zwillingschwangerschaft 115
Zwillingsuntersuchungen 5

Titel des Buches: **Heidelberger Taschenbücher, Band 42, Fuhrmann/Vogel: Genetische Familienberatung, 3. Auflage**

Was können wir bei der nächsten Auflage besser machen?

Zur inhaltlichen und formalen Verbesserung unserer Lehrbücher bitten wir um Ihre Mithilfe. Wir würden uns deshalb freuen, wenn Sie uns die nachstehenden Fragen beantworten könnten.

---

1. Finden Sie ein Kapitel besonders gut dargestellt? Wenn ja, welches und warum? ....
   ....
   ....

2. Welches Kapitel hat Ihnen am wenigsten gefallen. Warum? ....
   ....
   ....

3. Bringen Sie bitte dort ein X an, wo Sie es für angebracht halten.

	Vorteilhaft	Angemessen	Nicht angemessen
Preis des Buches	....	....	....
Umfang	....	....	....
Papier	....	....	....
Aufmachung	....	....	....
Abbildungen	....	....	....
Tabellen und Schemata	....	....	....
Register	....	....	....

	Sehr wenige	Wenige	Viele	Sehr viele
Druckfehler	....	....	....	....
Sachfehler	....	....	....	....

4. Spezielle Vorschläge zur Verbesserung dieses Textes (u. a. auch zur Vermeidung von Druck- und Sachfehlern) ....
   ....
   ....
   ....
   ....
   ....
   ....

   bitte wenden!

5. Bitte teilen Sie uns mit, auf welchen Fachgebieten Ihrer Meinung nach moderne Lehrbücher fehlen. Dazu folgende kurze Charakterisierung unserer eigenen Werke:

Fragensammlungen = Examensfragen zur Vorbereitung auf Prüfungen
Basistexte = vermitteln nach der neuen Approbationsordnung das für das Examen wichtige Stoffgebiet
Kurzlehrbücher = zur Vertiefung des Basiswissens gedacht; für den sorgfältigen Studenten
Lehrbücher = Umfassende Darstellungen eines Fachgebietes; zum Nachschlagen spezieller Informationen

Fachgebiet	Fragensammlungen	Basistexte	Kurzlehrbücher	Lehrbücher

Bei Rücksendung werden Sie automatisch in unsere Adressenliste aufgenommen.

Name ....
Adresse ....
....

Fachstudium ....
Semester ....
Ärztliche Vorprüfung ....
Datum / Unterschrift ....

Wir danken Ihnen für die Beantwortung der Fragen und bitten um Einsendung des Blattes an:

Frau M. Kalow
Springer-Verlag
Tiergartenstraße 17
6900 Heidelberg 1

F. Vogel, A. G. Motulsky

Human Genetics

Problems and Approaches

1979. 451 figures, 210 tables.
XXVIII, 700 pages
Cloth DM 98,–; approx. US $ 45.70
ISBN 3-540-09459-8

Contents: Introduction. – History of Human Genetics. – Human Chromosomes. – Formal Genetics of Man. – Gene Action. – Mutation. – Population Genetics. – Human Evolution. – Genetics and Human Behavior. – Practical Applications of Human Genetics and the Biological Future of Mankind. – Appendices. – References. – Author Index. – Subject Index.

This comprehensive text examines the principles and problems of human genetics in the light of biological, medical and social sciences. In addition to tracing its historical development, the authors discuss the various branches of human genetics and their relation to the field as a whole. They critically assess research approaches and methods, highlighting controversial problems in the application of genetic principles to medicine and the behavioral sciences. An extensive bibliography is also included. The book is intended for those students of medicine, biology, anthropology, psychology, and statistics who want a critical assessment of modern human genetics, for researchers and university instructors active in this specialty, and for physicians who are interested in the many ways in which the field of human genetics influences all areas of medicine.

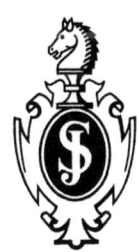

Springer-Verlag
Berlin
Heidelberg
New York

H. Zankl

Humangenetik

Fragen und Antworten

1980. 6 Abbildungen.
VI, 132 Seiten
DM 13,80; approx. US $ 6.50
(HTB 207)
ISBN 3-540-10125-X

Springer-Verlag
Berlin
Heidelberg
New York

Inhaltsübersicht: Biochemische Grundlagen der Humangenetik. – Chromosomen des Menschen. – Chromosomenaberrationen. – Formale Genetik (Mendelsche Erbgänge). – Multifaktorielle (polygene) Vererbung. – Zwillinge in der humangenetischen Forschung. – Mutationen beim Menschen. – Populationsgenetik. – Enzymdefekte und deren Folgen. – Genetische Beratung. – Möglichkeiten des genetischen Abstammungsnachweises. – Sachverzeichnis.

Dieses Büchlein stellt kein Lehrbuch im eigentlichen Sinn dar, sondern soll den Medizinstudenten helfen, sich möglichst optimal auf die humangenetischen Fragen vorzubereiten, die im 1. Abschnitt der ärztlichen Prüfung gestellt werden. Es erschien daher sinnvoll, auch den Text für die direkte Prüfungsvorbereitung an solchen Fragen zu orientieren.
Die etwa 150 hier zusammengetragenen Fragen stammen zum größten Teil aus vorangegangenen Prüfungen und machen deutlich auf welche Gebiete besonderer Wert gelegt wird. Jede Frage wurde möglichst umfassend beantwortet, sodaß dem Studenten klar wird, warum eine bestimmte Antwort richtig ist und er auch andere Fragen zum gleichen Themenkomplex beantworten kann. Soweit notwendig wird auf Unklarheiten und bewußte Fallen in der Fragenformulierung hingewiesen, um den Blick der Studenten für solche Prüfungserschwernisse zu schärfen.

MIX
Papier aus verantwortungsvollen Quellen
Paper from responsible sources
FSC® C105338

If you have any concerns about our products,
you can contact us on
ProductSafety@springernature.com

In case Publisher is established outside the EU,
the EU authorized representative is:
**Springer Nature Customer Service Center GmbH
Europaplatz 3, 69115 Heidelberg, Germany**

Printed by Libri Plureos GmbH
in Hamburg, Germany